医用放射防护学

主　编　章龙珍　郑骏年　徐　凯
副主编　姚元虎　唐天友　王建设　辛　勇　吴　阳
秘　书　陈　洁
编　委（以姓氏笔画为序）

丁　昕	徐州医科大学附属医院	范雪梅	徐州医科大学附属医院
王　侠	徐州医科大学附属医院	郑骏年	徐州医科大学附属医院
王　勃	徐州医科大学附属医院	段　锐	徐州医科大学附属医院
王　强	徐州市肿瘤医院	侯　鑫	徐州医科大学附属医院
王建设	徐州医科大学附属医院	侯先存	徐州医科大学附属医院
任少阳	徐州医科大学附属医院	姚元虎	徐州医科大学附属医院
任园园	徐州医科大学附属医院	顾玉明	徐州医科大学附属医院
刘肖肖	徐州医科大学附属医院	晁晶晶	徐州医科大学附属医院
刘桂红	徐州医科大学附属医院	徐　凯	徐州医科大学附属医院
杨春华	徐州医科大学附属医院	徐西凤	徐州医科大学附属医院
李　亮	徐州医科大学附属医院	徐钰梅	徐州医科大学附属医院
李连涛	徐州医科大学附属医院	唐天友	徐州医科大学附属医院
李智勇	徐州医科大学附属医院	黄　龙	徐州医科大学附属医院
吴　阳	徐州医科大学附属医院	曹远东	江苏省人民医院
吴小进	徐州市第一人民医院	章龙珍	徐州医科大学附属医院
邱　慧	徐州医科大学附属医院	渠德宝	徐州医科大学附属医院
何　侠	江苏省肿瘤医院	蒋晓东	连云港市第一人民医院
辛　勇	徐州医科大学附属医院	蒋爱军	徐州医科大学附属医院
张鑫君	徐州医科大学附属医院	温　鑫	徐州医科大学附属医院
陈　洁	徐州医科大学附属医院	解　昕	徐州医科大学附属医院
陈　勇	徐州医科大学附属医院		

科学出版社

北　京

内 容 简 介

本书内容包括放射防护的核物理和生物学基础，放射防护目的和基本原则，医用放射源和射线装置，放射诊断、放射治疗、核医学及介入放射学中的放射防护，放射防护标准，辐射剂量的监测和职业防护的监督，放射病诊断标准及处理原则等。本书系统阐述了医用放射防护学的基本理论和基本技能，内容深入浅出，重点突出，可读性较强。

本书是供高等学校医学影像专业、肿瘤放射治疗医学专业和核医学专业方向的成教班、本科及研究生使用的教材。亦可供放射卫生防护工作人员和放射性职业工作人员参考。

图书在版编目（CIP）数据

医用放射防护学 / 章龙珍，郑骏年，徐凯主编. —北京：科学出版社，2022.11
ISBN 978-7-03-072961-3

Ⅰ. ①医… Ⅱ. ①章… ②郑… ③徐… Ⅲ. ①放射医学－辐射防护－高等学校－教材 Ⅳ. ①R14

中国版本图书馆 CIP 数据核字（2022）第 153449 号

责任编辑：朱 华 / 责任校对：宁辉彩
责任印制：赵 博 / 封面设计：陈 敬

科 学 出 版 社 出版
北京东黄城根北街 16 号
邮政编码：100717
http://www.sciencep.com
北京凌奇印刷有限责任公司印刷
科学出版社发行 各地新华书店经销
*
2022 年 11 月第 一 版 开本：787×1092 1/16
2024 年 11 月第三次印刷 印张：13
字数：385 000
定价：59.80 元

主 编 简 介

章龙珍：医学博士，二级教授，主任医师，博士生导师，江苏省省级临床重点专科——徐州医科大学附属医院肿瘤放射治疗科学科带头人、科主任。学会任职及社会兼职：中国抗癌协会神经胶质瘤分会委员、江苏省医学会放射肿瘤学分会副主任委员、江苏省医师协会肿瘤多学科医师分会副主任委员、苏北五市放射肿瘤学联盟委员会主任委员、徐州市医学会放射肿瘤治疗学分会委员会主任委员。参编教材3部；主持国家自然科学基金4项，以第一作者/通讯作者发表SCI论文50余篇；获江苏省医学新技术引进一等奖3项、二等奖1项，江苏省科学技术奖三等奖2项，江苏医学科技奖二等奖2项，江苏省教育教学与研究成果奖二等奖1项，江苏肿瘤医学科学技术奖1项；入选江苏省"科教强卫"放射肿瘤学创新团队带头人、江苏省"六大人才高峰"高层次人才、徐州市医学领军人才、徐州市优秀人才等。

章龙珍博士从事肿瘤放疗工作30余年，在肿瘤放射治疗与防护方面积累了丰富的临床经验，擅长头颈部、胸部、腹部肿瘤的精准放疗及免疫靶向放疗。现阶段开展的新技术有：精通功能及分子影像引导下的生物调强放疗技术、屏蔽海马区改善患者认知功能的全脑放疗技术、PET/MRI预测可切除直肠癌新辅助放化疗后病理学完全缓解的临床技术、保护甲状腺功能的头颈部肿瘤调强放疗技术、整体推量调强放疗技术、低剂量率脉冲式调强放疗技术、肿瘤基因靶向增敏放疗技术、保乳术后大分割调强放疗技术、肿瘤放疗联合免疫治疗技术、个体化非常规分割放疗技术等。

郑骏年：医学博士，二级教授，主任医师，博士生导师，国家重点研发计划首席科学家。现任徐州医科大学校长、江苏省肿瘤生物治疗国家地方联合工程实验室主任、江苏省肿瘤生物治疗研究所所长、江苏省肿瘤生物治疗协同创新中心主任、江苏省"十三五科教强卫工程"医学重点学科带头人。学会任职及社会兼职：兼任江苏省卫生标准化技术委员会副主任委员、江苏省医学会常务理事、中国医药生物技术协会理事等。享受国务院政府特殊津贴，获江苏省有突出贡献中青年专家、江苏省"333 工程"第二层次培养对象、江苏省医学领军人才、江苏省高校科技创新团队带头人、江苏省"六大人才高峰"高层次人才、江苏省"青蓝工程"人才、江苏省劳动模范、江苏省教育系统优秀共产党员、中国肿瘤防治领域杰出科技工作者等。

先后主持国家科技部重点研发计划专项 1 项、国家自然科学基金 7 项、省部级课题 12 项，2012、2015 年两次获得江苏省临床重点项目（200 万/项）；主持江苏省肿瘤生物治疗协同创新中心项目获连续 7 年滚动资助（1000 万/年）；主持获得省部级奖 9 项。以通讯作者发表 SCI 论文 172 篇，最高影响因子 21.552，平均影响因子 4.54。申请国家发明专利 13 项，授权 8 项，其中 2 项获得江苏省百佳专利。从事免疫细胞治疗肿瘤研发应用 10 余年，开展治疗白血病、淋巴瘤、骨髓瘤的 CD19 CAR-T，达到国际先进水平。成功完成全国首例白血病人源化 CD19、CD22 CAR-T 治疗，完成国际首例 CD19、CD20 CAR-T 序贯疗法治愈淋巴瘤。在美国 NIH 注册国际临床试验 10 项。

徐凯：主任医师，医学博士，二级教授，博士生导师，享受政府特殊津贴，江苏省省级临床重点专科医学影像学科带头人。主要研究方向：中枢神经系统病变的影像学诊断。现任中国医师协会放射医师分会委员，中华医学会数字医学分会委员；中华医学会放射学分会神经学组委员；江苏省医学会数字医学分会前任主任委员；曾获得省科技进步奖 2 项，市科技进步奖 7 项，江苏医学奖 2 项，省卫生厅新技术引进奖 10 项，省教学成果奖 1 项；先后主持国家自然科学基金项目、省级或市级科研课题 18 项；主编、参编专著、教材 20 余部，以第一作者或通讯作者发表论文 300 多篇（其中 SCI 论文 70 余篇）。

前　言

　　1895 年德国物理学家威廉·康拉德·伦琴（Wilhelm Conrad Röntgen）发现了 X 射线、1896 年法国物理学家安东尼·亨利·贝克勒尔（Antoine Henri Becquerel）发现了天然放射性，随后放射线被应用在医学领域。放射医学经历了 120 余年的发展历程，随着医用辐射设备在医学领域的广泛应用，X 线诊断学、临床核医学、放射治疗学，这三大分支学科得以蓬勃发展，无疑为人类疾病的诊治带来巨大利益。但电离辐射是一把双刃剑，其在诊疗过程中存在着许多潜在风险，可给生物机体带来不同程度的损害。如何在发挥医用电离辐射有效作用的同时，对其不利的方面进行有效规避，这就是医用放射防护学不断深入研究的课题。

　　医用放射防护学是研究电离辐射在医学应用过程中，对可能接受电离辐射的放射工作人员、患者和公众，实施合理、科学的预防措施与对策的学科，是放射防护学的重要组成部分。该学科的主要任务为以国际放射防护委员会及我国发布的相关放射防护标准体系为准则，积极探讨和推动降低医用电离辐射损害合理的防护措施和新技术，最大限度地预防和降低医用电离辐射对人体的危害，进而实现放射防护的最终目的，即防止有害确定性效应的发生，并将随机性效应的发生率降低到可接受的水平，确保放射工作人员、患者、公众及其后代的健康和安全。

　　《医用放射防护学》自 2012 年在教学实践中使用以来，受到许多高等院校师生、同行专家和相关读者的欢迎。随着临床放射诊疗技术的发展和临床应用，专家和编委们针对如何更好地融合发展，适应新形势下不同临床专业课程设置的需求，同时也为提升教材建设质量和水平等对本教材提出了宝贵意见和建议。为此，我们针对以前的教案进行了认真修订完善，使教材内容更适应现代高等医学教育，编者们还密切关注国内外放射防护的新进展、新理论、新实践、新成果，将其与放射防护的最新标准、法律、法规融入教材中。

　　本书以徐州医科大学附属医院为核心的一线专业教师及临床专家共同编写。全书根据新时期科学发展对医学影像和预防医学专业人才的要求，从新的视角全面介绍放射防护学基础理论和临床诊疗中的辐射防护知识。本书从放射防护的核物理基础和生物学基础理论出发，阐述放疗防护的目的、基本原则，进而延伸到最新放射防护体系，并对放射诊断学、核医学、放射治疗学、介入放射学等医学应用中具体的防护措施进行详解。使读者能够将理论与实践相结合，更好地掌握医用放射防护学。全书着力体现现场教学的模式，更适合课堂教学和学生阅读理解。例如，在各章的前面部分用三个层次（掌握内容、熟悉内容和了解内容）来介绍本章的教学基本要求；每章的后面都备有相应的思考题，便于学生消化理解和复习应用。本书是医学影像专业、核医学、预防医学专业的成教班、本科及研究生专业必修课程教材，也可以作为临床医学和生物工程或者生物技术等专业的选修课程教材及医护人员和生物医学技术人员的参考用书。

　　本书在编写过程中得到徐州医科大学和各位专家、教授、同行的大力支持和帮助，在此一并致谢！由于编者水平所限，书中难免有不足之处，恳请读者、同行及有关专家批评指正。

章龙珍

2022 年 4 月

目　　录

第一章　放射防护的核物理基础

【教学大纲】
　　掌握内容：①X、γ射线与物质相互作用的主要类型；②中子与物质的相互作用类型；③照射量（率）、吸收剂量（率）、比释动能、当量剂量、有效剂量和剂量当量的基本定义及物理意义；④常用电离辐射量的基本计算方法。
　　熟悉内容：①核衰变与核衰变的规律；②X、γ射线与物质相互作用的其他类型；③带电粒子与物质的相互作用的类型；④辐射量及其单位的应用类别和发展过程；⑤照射的分类。
　　了解内容：①原子的壳层结构；②放射性核素概念。

第一节　原子基本结构

　　自然界的物质都是由分子组成的，而分子是由原子组成的，原子是元素的最小单元。在 19 世纪中期，人们还将原子看成物质最终的、不能再分的最小单位。到了 19 世纪末期，由于 X 射线、放射性电子的发现，才否定了以前的错误看法，认识到原子有一个复杂的结构。1911 年，英国物理学家欧内斯特·卢瑟福（Ernest Rutherford）提出了原子核式结构模型（图 1-1），即原子由原子核和绕核运动的核外电子组成，情况与行星绕太阳运动相似，故也称此模型为行星模型。现在研究认为，原子直径只有 10^{-8}cm 左右，原子核的直径为 10^{-13}～10^{-12}cm。原子的质量也很小，其质量几乎全集中在原子核上。国际上规定，以一种碳原子（6 个质子和 6 个中子的碳原子，质量为 1.993×10^{-23}g）质量的 1/12 作为标准，其他原子的质量与它相比所得的数值，就是该原子的原子量。例如，一个氢原子的质量只有 1.6733×10^{-24}g，原子量为 1。

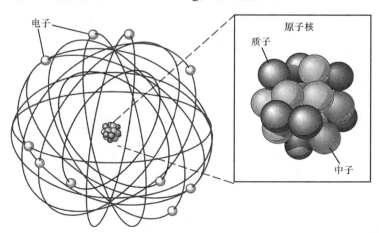

电子
原子核
质子
中子

图 1-1　原子核式结构模型

一、原子的结构

　　所有的物质都是由原子组成的，这是我们在高中化学课刚开始时学到的东西之一。尽管如此，早在一百年前科学家们还在争论原子到底是什么样子的。图 1-2 给出了提出原子结构的几个关键理论和模型及它们的发展历史。

1896 年，法国物理学家亨利·贝克勒尔（Henri Becquerel）在研究各种物质的磷光时，发现天然放射性现象，从而改变了原子是物质不可分割最小单位的认识。1897 年，英国物理学家约瑟夫·约翰·汤姆逊（Joseph John Thomson）在研究稀薄气体放电的实验中，证明了电子的存在，测定了电子的荷质比。1911 年，卢瑟福根据 α 粒子散射实验现象提出原子核式结构模型（图 1-1），他把原子想象成一个微型太阳系，电子围绕着一个巨大的原子核运行，原子基本上是空的，原子核只占原子的一小部分。当卢瑟福提出他的模型时，中子还没有被发现，这个模型的核心只有质子。原子核只占整个原子体积的极小部分，却集中了原子所带的全部正电荷和几乎全部质量，带负电荷的电子在核外空间绕核高速旋转。在它的周围有带负电荷的电子，不同种类元素，其原子的核外电子数是不同的，电子按一定轨道围绕原子核不停地运动。原子核带的正电荷是基本电荷（4.8×10^{-10} 静电单位）的整数倍，这个倍数称原子核的电荷数。任何元素的原子核的电荷数都等于它的原子序数。而核外电子数目也等于原子序数，所以整个原子是电中性的。例如，最简单的氢原子，原子序数是 1，它的原子核带的正电荷是一个基本电荷，而核外有一个电子绕核运动。

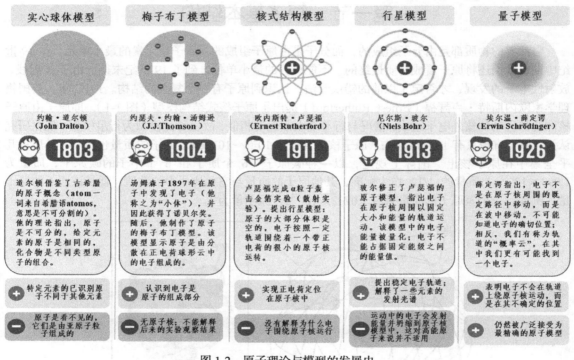

图 1-2　原子理论与模型的发展史
⊕代表：积极作用；⊖代表：理论不足（缺陷）

二、原子核的组成

1919 年，卢瑟福做了用 α 粒子轰击氮核的实验，发现了质子（proton），并且为质子命名。原子是由带正电荷的原子核和围绕原子核运转的带负电荷的电子构成，原子的质量几乎全部集中在原子核上。起初，人们认为原子核的质量（按照卢瑟福和玻尔的原子模型理论）应该等于它含有的带正电荷的质子数。可是一些科学家在研究中发现，原子核的正电荷数与它的质量居然不相等！也就是说，原子核除去含有带正电荷的质子外，还应该含有其他的粒子。那么，那种"其他的粒子"是什么呢？1932 年，詹姆斯·查德威克（James Chadwick）用云室测定这种粒子的质量，结果发现，这种粒子的质量和质子一样，而且不带电荷，他称这种粒子为"中子"（neutron），他也据此获 1935 年诺贝尔物理学奖。

中子被发现后，德国物理学家沃纳·卡尔·海森堡（Werner Karl Heisenberg）在 1932 年提出：

原子核是由质子和中子组成的，并得到实验支持。质子和中子统称为核子（nucleon），锂原子结构如图1-3所示。质子就是氢原子核，它带有+1个基本电荷，与电子所带电荷数值相等，符号相反。中子不带电荷。质子和中子的质量差不多相等。原子内质子和中子数目的总和称为原子的质量数，用 A 表示；原子核的质子数即核电荷数，称为原子序数，用 Z 表示；原子核内中子数即为 $A-Z$。由原子核的符号可以看出原子核中含有的质子和中子数。质子数相同的一类原子称为元素（element）。取 X 代表某元素，用 $_Z^A X_N$ 表示元素原子核的组成。例如，$_1^1 H$ 表示元素由氢原子组成，其原子序数为1，质量数为1，没有中子；$_{92}^{235} U$ 表示该元素是由铀原子组成，其原子序数为92，质量数为235，中子数为143。

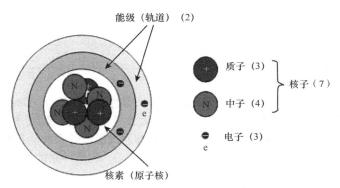

图1-3 原子结构示意图（锂原子 $_3^7 Li$）

三、原子的壳层结构

原子内带正电的密实部分集中于一个很小的核，带负电的电子分布于核外，中性原子的核外电子数等于原子序数 Z。

1913年，尼尔斯·亨利克·戴维·玻尔（Niels Henrik David Bohr）在卢瑟福原子模型基础上加上普朗克的量子概念后建立了玻尔理论（玻尔原子模型）：玻尔假定，氢原子核外电子是处在一定的线性轨道上绕核运行的，正如太阳系的行星绕太阳运行一样。氢原子的核外电子在轨道上运行时具有一定的、不变的能量，不会释放能量，这种状态被称为定态。能量最低的定态称为基态，能量高于基态的定态称为激发态。玻尔理论成功地解释了原子的稳定性、大小及氢原子光谱的规律性。然而，这个理论并不完善，它只能解释氢原子及类氢原子（如锂离子等）的光谱，在解决其他原子的光谱时就遇到了困难。

埃尔温·薛定谔（Erwin Schrödinger）等在此基础上建立了量子力学，量子力学成功地解释了多电子原子系统的电子分布和元素周期表等问题，与玻尔理论（旧量子论）相比，量子力学更正确、更完善地反映了微观体系的本质和它们的运动规律。

按照量子力学，原子内的电子可处于各种可能的定态，电子的运动状态由 n、l、ml、ms 4个量子数描述（φ）。主量子数 n 确定原子中电子的能量；角量子数 l 确定电子轨道的角动量；磁量子数 ml 确定轨道角动量在外磁场方向上的分量；自旋磁量子数 ms 确定自旋角动量在外磁场方向上的分量。把原子中具有相同 n 值量子数的电子集合，称为一个壳层。在同一个壳层中，具有不同轨道角动量量子数的电子集合，称为次壳层。电子壳层按主量子数 n=1，2，3，4，5，6，7 的数值分别称为 K、L、M、N、O、P、Q 层。原子内的电子按一定的壳层排列，每一壳层内的电子都有相同的主量子数，每一个新的周期是从电子填充新的主壳层开始，元素的物理、化学性质取决于原子最外层的电子即价电子的数目。原子内每个电子都有一定的轨道，几条轨道又形成一个壳层。其中，最靠近核的是 K 壳层，向外依次是 L 壳层、M 壳层、N 壳层等。各层所容许的电子数有一定限度，越向外的壳层上所容许的电子数越多。K 层最多只能有 2 个电子，L 层可有 8 个电子，M 层可有 18 个电子，N 层可有 32 个电子（表 1-1）。

表 1-1　原子的壳层和子壳层所能容纳的电子数

n	l	0 s	1 p	2 d	3 f	4 g	5 h	6 i	N_n
1	K	2							2
2	L	2	6						8
3	M	2	6	10					18
4	N	2	6	10	14				32
5	O	2	6	10	14	18			50
6	P	2	6	10	14	18	22		72
7	Q	2	6	10	14	18	22	26	98

注：n 表示主量子数；N_n 表示每个电子层的电子数；l 表示角量子数；s，p，…，i 表示电子亚层

电子在原子内某一轨道上，具有严格确定的能量，称为能级（energy level）。因此，也可以说电子处于某一能级上。同一层的电子能量相近，所以大致处于同一能级上。K 壳层轨道上的电子能量最低，越是靠外层的轨道上，电子能量越高。电子能够通过吸收外来的能量从低能级升到高能级，使原子处于激发态，这一过程称为原子的激发（excitation）。如果外来的能量足够大，使电子脱离原子，产生自由电子和带正电的离子（原子核），即形成离子对，这种作用称为电离（ionization）。处于高能级的电子能够"跳回"低能级，同时把多余的能量以电磁辐射（光子）的形式释放出来。

第二节　放射性核素与核衰变

一、放射性核素

核素（nuclide）是指核内具有特定数目质子、质量数 A（或中子数 N）及一定能量状态的一类原子。同位素（isotope）的定义为原子核内具有相同数量的质子，即原子序数相同，但中子数不同的一类原子，它们的化学性质相同，在元素周期表上占据一个位置。自然界有 50 多种天然放射性核素，但其含量较少，提取困难。目前，广泛应用的各种放射性同位素几乎都是由反应堆和加速器生产的。例如，天然存在的元素钾由几种类型的原子组成，其原子序数为 19，而中子数则可能为 20（即 ^{39}K）、21（即 ^{40}K）或 22（即 ^{41}K），它们都是钾元素的各个同位素，其某些性质可能是不同的，因此，又称为某一核素。例如，^{1}H、^{2}H 和 ^{3}H 都是氢的同位素，但它们是不同的核素。某元素中各同位素天然含量的原子数百分比称为同位素丰度。

在原子核内两核子间存在着万有引力位能、质子间存在着静电势能、质子与中子间存在着磁作用势能。原子核内核子之间存在着的这种短程的引力称为核力（nuclear force），它存在于中子与中子、质子与质子、中子与质子之间，此外，在质子与质子之间还存在库仑斥力，它起着破坏原子核结合的作用。因此，原子核是否稳定取决核力和库仑斥力二者的平衡，即取决于核内中子和质子数是否保持恰当的比例。一般来说，N/Z=1～1.5 时，核力和库仑斥力之间保持平衡，原子核处于稳定状态，若没有外来因素（如高能粒子的轰击），核素不会自发地发生原子核内结构或能级的变化，这类原子核称为稳定性原子核；相应的核素称为稳定核素（stable nuclide）。若某些核素原子核的中子与质子的比例遭到破坏，库仑斥力大于核力，此时原子核处于不稳定状态，会自发地衰变而转变为另一种核素，同时发射出各种射线，这类原子核称为不稳定的原子核；相应的核素称为不稳定核素或放射性核素（radioactive nuclide）。核素的原子核能自发地衰变，放出 α、β、γ 等射线，这种由天然或人工的放射性物质放出各种射线的现象称为放射性。放射性核素分为天然放射性核素和人工放射性核素两种。到目前为止，已发现的放射性核素近 2000 种，其中绝大部分是人工放射性

核素。理论分析原子核稳定性与其结合能有关，但实验表明其还与核内质子和中子之间的比例有着密切的关系。对于较轻的核 $A<20$，结合能随着质量数 A 的增加而增加。对于 $A=40\sim100$，原子核的结合能最大。对于 $A>120$ 的重核区，结合能明显开始减小。

放射性原子核自发地进行核结构或核能级变化并伴有射线的发射，这就是放射性衰变过程。

具有一定能量的粒子轰击某核素的原子核而使其转变为另一种原子核的过程称为核反应（nuclear reaction）。这个过程可用方程式表示为

$$X+a\rightarrow Y+b \tag{1-1}$$

式中，X 为靶原子核；a 为入射粒子；Y 为生成核；b 为出射粒子。

核反应过程可简写为 $X(a,b)Y$，如 $^{11}_{5}B(p,n)^{11}_{6}C$。

1919 年，卢瑟福利用天然放射性核素放出的 α 粒子轰出氮核，第一次实现了原子核反应。通过核反应获得中子、人工放射性核素、核裂变、超铀元素等，还能产生介子、光子等基本粒子；还能得到核能、放射性核素。

二、核衰变和核衰变规律

（一）核衰变

1896 年，贝克勒尔在研究铀矿物的荧光现象时，发现铀矿物能发射出穿透力很强的不可见射线，它能使附近的照相底片感光。这一发现改变了原子是物质不可分割的最小单位的认识。天然放射性核素能自发地产生射线。核反应后的产物更多的是不稳定的核素。

放射性核素的原子核能自发地进行核结构或核能级变化，并伴有射线发射的过程称为核衰变（nuclear decay），或称为放射性衰变（radioactive decay）。如果放射性核素是由核反应产生的则称为人工放射性核素，以区别于自然界中存在的天然放射性核素。在核衰变过程中，会从核内放出 α 粒子、β 粒子、γ 光子、β⁺粒子等一种或几种射线。

1. α 衰变　放射性核素的原子核自发地释放出 α 粒子而变成另一种核素的原子核的过程。α 射线是由高速运动的氦原子核（又称 α 粒子）组成的，所以它在磁场中的偏转方向与正离子流相同。α 粒子实际上就是氦原子核（$^4_2$He），它的质量数为 4，由两个中子和两个质子组成，带两个单位正电荷。作为 α 衰变的放射性核素都是高原子序数。放射性核素经 α 衰变以后，它的质量数 A 降低 4 个单元，原子序数 Z 降低 2 个单元。若令 X 代表母体，Y 代表子核，则 α 衰变可用下式表示：

$$^{A}_{Z}X \rightarrow ^{A-4}_{Z-2}Y+^{4}_{2}He+Q$$
$$^{226}_{88}Ra \rightarrow ^{222}_{86}Rn+^{4}_{2}He+ 4.87MeV \tag{1-2}$$

式中，Q 代表衰变能，主要分配给 α 粒子和伴生的 γ 光子，α 粒子的能谱是不连续的，系单能线谱。

α 粒子特性及应用：① α 粒子质量大，运动较慢，因此其电离能力强。② α 粒子射程短，贯穿本领小，它在空气中的射程只有几厘米，一张纸就能挡住它通过。③ α 粒子对人体不存在外照射危害，但如果 α 粒子进入人体内的重要器官，就会对该器官造成严重损伤，因此，α 粒子作为一种体内危害应该受到重视。④在放射治疗中用特快中子（大于 20MeV）和负 π 介子照射人体组织时，在组织中可产生 α 粒子，对杀伤癌细胞起到重要作用。

2. β 衰变　原子核自发地放射出 β 粒子或俘获一个轨道电子而发生的转变。放出电子的衰变过程称为 β⁻衰变；放出正电子的衰变过程称为 β⁺衰变；原子核从核外电子壳层中俘获一个轨道电子的衰变过程称为轨道电子俘获。在 β⁻衰变中，原子核内一个中子变成一个质子，同时放出 β⁻粒子和反中微子。β 粒子实际是高速电子，β 射线是高速运动的电子流。放射性锶（^{90}Sr、^{89}Sr）、放射性碘（^{131}I、^{129}I、^{125}I）和氚（^{3}H）均为重要的 β 辐射体。β 衰变有 3 种形式，即 β⁺衰变、β⁻衰变和轨道电子俘获（EC）。其表达式分别为

$$^{A}_{Z}X \rightarrow ^{A}_{Z-1}Y +\beta^{+} \tag{1-3}$$
$$^{A}_{Z}X \rightarrow ^{A}_{Z+1}Y +\beta^{-} \tag{1-4}$$

$$^A_Z X + e^- \rightarrow ^A_{Z-1}Y + \nu \text{（中微子）} \tag{1-5}$$

β粒子的特性及应用：①β粒子的质量小，带负电荷，在介质中容易发生偏移，形成曲折径迹，因此，β射线具有一定的电离能力，但电离作用较小，贯穿本领较大，其穿透能力比α射线强得多，能穿透人体的皮肤角质层而损伤组织，它在空气中的射程因能量的不同而有较大的差异，一般为几米至十几米。②通常，β射线被认为是一种轻微的外照射危害因素，用几厘米的铝层就能完全屏蔽β射线，β射线源进入人体后的危害比α射线小。③直线加速器产生的电子流，其能量为几兆到十几兆电子伏（高能电子），其最大的电离作用主要在组织深部。而一些能量较低的辐射源如 ^{90}Sr 辐射源放出 0.53MeV 的 β粒子则在浅层（1～2mm 的深度）引起最大的电离作用。

3.γ衰变　原子核由激发态向基态或由高能态向低能态跃迁时，完成γ射线的衰变过程。经过α、β衰变的子核经常处于激发态，核反应所形成的原子核情况也是如此，激发态是不稳定的，它要从较高激发态回到较低激发态或基态，这时往往把多余的能量以γ光子的形式发射出去，原子核通过放射γ射线由高能态自发地向低能态跃迁，称为γ衰变。所以γ光子通常是紧随着α粒子或β粒子一起产生的。发生γ衰变后质子数和质量数都不变，只是能量状态发生改变。大多数子核处在激发态的时间很短（一般为 10^{-13}s），因此很难把子核的γ衰变从母核的α或β衰变中分离开来，并测出其各自的半衰期。但是，有些子核在激发态停留的时间较长，可把γ衰变的半衰期测出来。这种半衰期较长的激发态核素或亚稳态核素就是其基态核素的同质异能素。同质异能素是纯γ衰变的放射性核素。

γ光子特性及应用：①γ射线是波长很短的电磁波，所以它在磁场中不发生偏转。它具有间接电离作用，电离能力较弱，但具有很强的贯穿能力，故又称贯穿辐射。它在真空中传播速度为 3×10^8m/s，在空气中的射程通常为几百米。② γ射线具有很强的贯穿能力，即使在离开γ放射源较远的地方也可能受到照射。为了防止或减少危害，在绝大多数情况下，都需要对γ射线进行屏蔽防护。相对地，在内照射情况下，γ射线在体内的危害不如α和β射线大。

原子核由高能态自发地向低能态或基态的跃迁，除发射γ光子外，也可以通过发射核外电子的方式来完成，即跃迁时可以把核的激发能直接交给原子的壳层电子而发射出来，这一过程称为内转换，此时不发射γ射线。

放射性核素通过上述衰变方式不断向稳定核素转化，有些核素还兼有几种衰变方式，各有不同概率。针对不同衰变方式，在临床应用及防护上也有所不同，总结如表 1-2 所示。

表 1-2　放射性核素衰变方式、类型、特点及作用

衰变方式	类型	特点				作用
		实质	射程	屏蔽	能谱	
α衰变	α粒子	氦原子核	+	纸	不连续，单一	电离强 贯穿弱
β⁻衰变	β⁻粒子 $\bar\nu$（反中微子）	高速电子	++	铝板	连续能谱	电离弱 贯穿强
β⁺衰变	β⁺粒子 ν（中微子）	高速正电子	++	铝板	连续能谱	电离弱 贯穿强
电子俘获	特征X射线 俄歇电子 内转换	捕获 轨道电子	++	铝板		电离弱 贯穿强
γ跃迁	γ射线	光子流	++++	铅板	单一	电离弱 贯穿强

（二）原子核衰变的基本规律

1. 衰变规律与半衰期　在无外界影响下，原子核自发地发生转变的现象称为原子核的衰变，又称放射性衰变。就单个原子核来说，核衰变是偶然无规律的。但对含有大量放射性原子核的群体进行研究发现，其衰变遵循一种普遍的衰减规律，即各种放射性核素的群体总放射性核素的数目 N 都随时间 t 按指数规律衰减。实际上，衰变是一个统计的过程，大量的相同的放射性原子核会先后发生衰变，总的效果是随着时间的推移，放射源中的原子核数目按一定的规律减少。这与环境的温度、压力和湿度等因素无关。

若设某放射性核素在 t 时刻有 N 个原子核，经过 dt 时间有 dN 个核衰变，则：

$$\frac{-dN}{dt} \propto N \qquad \frac{dN}{dt} = -\lambda N \qquad\qquad (1-6)$$

式中，当 $t=0$ 时核数为 N_0，经过 t 时间衰变后，剩下的核数为 N_t，将上式积分得

$$N_t = N_0 e^{-\lambda t} \qquad\qquad (1-7)$$

由式（1-7）可知，放射性核素衰变随时间增长呈负指数规律递减，这一规律即为放射性核素衰变规律。式（1-6）中 λ 为衰变常数（decay constant），是放射性核素衰变的特征参数，表征单位时间原子核发生衰变的速率。不同放射性核素的衰变速率不一样，λ 值越大，衰变速率越快，它不受外界因素的影响。

衰变常数 λ 与时间有关，因此还可采用物理半衰期来表示核素衰变的快慢，物理半衰期（physical half-life，$T_{1/2}$）指放射性核素的原子核数目因衰变而减少到原来的一半所需要的时间，$T_{1/2}$ 和 λ 的关系为

$$T_{1/2} = \frac{0.693}{\lambda} \qquad\qquad (1-8)$$

不同核素的 $T_{1/2}$ 值差别很大。例如，^{232}Th 的 $T_{1/2}$ 为 1.40×10^{10} 年，而 ^{203}Po 的 $T_{1/2}$ 只有 0.612h。物理半衰期是一种放射性核素的基本特征之一。

核医学与辐射防护中还用生物半排期和有效半减期。生物半排期（T_b）指生物体内的放射性核素由于生物代谢从体内排除到原来的一半所需要的时间。有效半减期（T_e）指在没有再一次摄入的情况下，人或动物体内的放射性核素由于生物代谢和放射性衰变的共同作用，活度减少到原来的一半所需要的时间。

2. 放射性活度（radioactivity，A）　是指在一定的时间（dt）内处于特定能态的一定量的放射性核素发生自发衰变（dN）的期望值。

$$A = dN/dt \qquad\qquad (1-9)$$

式中，dN 是在时间间隔 dt 内该核素自发核从该能态跃迁数目的期望值。也就是放射性核素在单位时间内发生衰变的原子核数目，用符号 A 表示；在实际工作中样品的活度可通过仪器测得。

放射性活度的国际单位制（SI）单位为 Bq，Bq 表示每秒内核衰变的次数，1Bq 表示每秒有 1 次衰变。即 $1Bq=1s^{-1}$。

旧的单位为居里（Ci），$1Ci=3.7 \times 10^{10}Bq$。

在使用放射性核素的工作中，由于衰变的存在，常要依据式（1-7）衰变规律公式进行活度校正：

$$A_t = A_0 e^{-0.693\frac{t}{T_{1/2}}} \qquad\qquad (1-10)$$

式中，A_t 为现在的核素放射性活度，A_0 为原来的（初始的）核素放射性活度，$T_{1/2}$ 为该核素的物理半衰期，t 为衰变间隔的时间。

3. 放射性比活度与放射性浓度　单位质量中所含的放射性活度称为比活度或比放射性。一般以 Bq/kg 或 Bq/mol 为单位。单位容积物质中所含放射性活度称为放射性浓度，以 Bq/ml 或 Bq/L 为单位。

第三节　射线与物质的相互作用

原子的核外电子因与外界相互作用获得足够的能量，挣脱原子核对它的束缚，造成原子的电离。由带电粒子通过碰撞直接引起的物质的原子或分子的电离称为直接电离（direct ionization）；由不

带电粒子通过它们与物质相互作用产生带电粒子引起的原子的电离，称为间接电离（indirect ionization）。由带电粒子、不带电粒子或两者混合组成的辐射称为电离辐射（ionizing radiation）。电离辐射与物质的相互作用是辐射剂量学的基础。本节主要讨论带电粒子（α粒子、β粒子、质子）和 X（γ）射线与物质的相互作用过程。

一、带电粒子与物质相互作用

带电粒子与物质相互作用的主要方式：①带电粒子与核外电子发生非弹性碰撞。②带电粒子与原子核发生非弹性碰撞。③带电粒子与原子核发生弹性碰撞。④带电粒子与原子核发生核反应。

（一）带电粒子与核外电子发生非弹性碰撞

当带电粒子从靶物质的原子近旁经过时，入射粒子与轨道电子之间的库仑斥力使轨道电子受到吸引或排斥，从而获得一部分能量。轨道电子获得足够的能量会引起原子电离，原子成为正离子，轨道电子成为自由电子。若轨道电子获得的能量不足以电离，则可以引起原子激发，使电子从低能级跃迁到高能级。处于激发态的原子很不稳定，跃迁到高能级的电子会自发跃迁到低能级而使原子回到基态，同时放出特征 X 射线或俄歇电子。如果电离出来的电子具有足够的动能，能进一步引起物质电离，那么称它们为次级电子或 δ 电子，由次级电子引起的电离称为次级电离。

碰撞损失或电离损失是指带电粒子因与核外电子的非弹性碰撞，导致物质原子电离和激发而损失的能量。描述电离（碰撞）损失的两个物理量：线性碰撞阻止本领（linear collision stopping power）[用符号 S_{col} 或 $\left(\dfrac{dE}{dl}\right)_{col}$ 表示]和质量碰撞阻止本领（mass collision stopping power）[用符号 $\left(\dfrac{S}{\rho}\right)_{col}$ 或 $\dfrac{1}{\rho}\left(\dfrac{dE}{dl}\right)_{col}$ 表示]。线性碰撞阻止本领是指入射带电粒子在靶物质中穿行单位长度路程（dl）时电离损失的能量（dE），其 SI 单位是 J/m，还常用到 MeV/cm 这一单位。质量碰撞阻止本领是线性碰撞阻止本领除以靶物质的密度（ρ），其 SI 单位为（$J \cdot m^2$）/kg，还常用到（$MeV \cdot cm^2$）/g 这一单位。

对于重带电粒子：

（1）电离损失与重带电粒子的能量成反比，这是因为带电粒子速度越慢，与轨道电子相互作用的时间越长，轨道电子获得的能量就越大。

（2）电离损失与物质的每克电子数成正比。

（3）电离损失与重带电粒子的电荷数的平方成正比。

对于电子：

（1）电子的电离损失也与物质的每克电子数成正比。

（2）电子的电离损失与能量的关系较复杂：低能时，电离损失近似与电子能量成反比；高能时，电离损失随能量缓慢增加。

（二）带电粒子与原子核发生非弹性碰撞

当带电粒子从原子核附近掠过时，在原子核库仑斥力作用下，运动方向和速度发生变化，此时带电粒子的一部分动能就变成具连续能谱的 X 射线辐射出来，这种辐射称为韧致辐射。用线性辐射阻止本领[S_{rad} 或 $\left(\dfrac{dE}{dl}\right)_{rad}$]和质量辐射阻止本领[$\left(\dfrac{S}{\rho}\right)_{rad}$ 或 $\dfrac{1}{\rho}\left(\dfrac{dE}{dl}\right)_{rad}$]来描述单位长度和单位质量厚度的辐射能量损失。辐射损失与入射粒子及靶物质部分物理量之间的关系由式（1-11）表示：

$$\left(\frac{S}{\rho}\right)_{rad} \propto \frac{z^2 Z^2}{m^2} NE \qquad (1-11)$$

下角标 rad 表示辐射损失；

m 表示带电粒子静止质量；

N 表示单位质量靶物质中的原子数；

E 表示带电子粒子的能量；

z 表示入射粒子电荷数；

Z 表示靶物质的原子序数。

最终得出 3 点结论：

（1）辐射损失与入射带电粒子质量的平方成反比。

（2）辐射损失与 Z^2 成正比，说明重元素物质中的轫致辐射损失比轻元素物质大。

（3）辐射损失与粒子的能量成正比，这与电离损失的情况不同。

（三）带电粒子与原子核发生弹性碰撞

当带电粒子与靶物质原子核库仑场发生相互作用时，尽管带电粒子的运动方向和速度发生变化，但不辐射光子，也不激发原子核，它满足动能和动量守恒定律，属弹性碰撞，也称弹性散射。碰撞发生后，绝大部分能量由散射粒子带走。重带电粒子由于质量比较大，与原子核发生弹性碰撞时运动方向改变小，散射现象不明显，因此它在物质中的径迹比较直。轻带电粒子由于质量很小，与原子核发生弹性碰撞时，运动方向改变可以很大，而且还会与轨道电子发生弹性碰撞。经多次散射后，电子的运动方向偏离原来方向，最后的散射角可以大于 90°，甚至可能是 180°，因此，它在物质中的径迹很曲折。

弹性散射发生的概率与带电粒子的种类和能量有关。只有当带电粒子的能量很低，其速度比玻尔轨道电子速度 v_0 小很多时，才会有明显的弹性碰撞过程。与速度 v_0 对应的 α 粒子、质子和电子的能量分别 0.1MeV、0.025MeV、0.0135keV。通常 α 粒子、质子的能量比上述能量高很多，因此对重带电粒子，发生弹性碰撞的概率很小。对于能量为 10～100keV 的电子，发生弹性碰撞的概率也仅有 5%。当能量高出这个范围时，发生弹性碰撞的概率进一步减小。

（四）带电粒子与原子核发生核反应

当一个重带电粒子具有足够高的能量（约 100MeV），并且与原子核的碰撞距离小于原子核的半径时，如果有一个或数个核子被入射粒子击中，那么它们将会在一个内部级联过程中离开原子核，其飞行方向主要倾向于粒子的入射方向。当发生核反应时，入射粒子的一部分动能被中子和 γ 射线带走，而不是以原子激发和电离的形式被局部吸收，这将影响吸收剂量的空间分布。对于质子束，如果在计算剂量时未考虑核反应，那么计算值将会偏高 1%～2%。100MeV 的质子束照射厚度为 2.5cm 的石墨，石墨的实际吸收剂量比不考虑核反应时平均偏低 2.5%。因为 2.5% 是通过假设转移给中子和 γ 射线的能量均被带离了石墨。对于电子束，核反应的贡献相对于轫致辐射的贡献完全可以忽略。

其他一些作用方式有湮没辐射、切连科夫辐射。

二、X 射线、γ 射线与物质相互作用

X 射线由两种原子核外的物理过程产生：①高速电子在到达被作用物质的靶核附近时，或者在原子核强库仑斥力的作用下，突然受阻，其动能以电磁辐射的形式放出。②把内壳层某一能级上的电子击出原子，然后外壳层某一能级上的电子去填补内壳层留下的空位，放出能量等于这两个能级之差的光子。通常，X 射线是由射线装置产生的，γ 射线来自放射性核素的衰变。X 射线与 γ 射线的本质是一样的，同属电磁辐射。无线电波、微波、红外线、可见光、紫外线、X 射线、γ 射线等都是电磁辐射，因为频率（波长或能量）不同而有各自专门的名称（表 1-3）。但只有 X 射线和 γ 射线能引起物质的电离，属电离辐射。

表 1-3　电磁辐射谱

电磁波名称	波长（真空中）	频率（Hz）	能量
无线电波	1m～10km	$3\times10^4～3\times10^8$	$10^{-10}eV～3\times10^{-8}eV$
微波	1mm～100cm	$3\times10^8～3\times10^{11}$	$10^{-6}eV～3\times10^{-3}eV$
红外线	0.8μm～1mm	$3\times10^{11}～3.7\times10^{14}$	$10^{-3}eV～1.55eV$

续表

电磁波名称	波长（真空中）	频率（Hz）	能量
可见光	380nm～800mm	3.7×10^{14}～7.9×10^{14}	1.55eV～3.26eV
紫外线	10nm～380nm	7.9×10^{14}～3×10^{16}	3.26eV～124eV
X射线	1fm～10nm	3×10^{16}～3×10^{24}	0.1eV～10GeV
γ射线	0.1pm～0.1nm	3×10^{18}～3×10^{21}	10keV～10MeV

X射线、γ射线通过物质时主要发生光电效应、康普顿效应和电子对效应3种作用过程。

（一）光电效应

入射光子与原子的内层轨道电子发生作用时，光子被吸收，而打出电子，该电子的动能近似等于被吸收的光子的能量。这种作用过程称为光电效应（photoelectric effect）。发生光电效应的概率依赖于入射光子能量和吸收物质的原子序数。光子的能量 E_{γ} 越低，物质的原子序数 Z 越大，发生光电效应的概率 μ_{t} 就越大，有 $\mu_{t}\propto NZ^{4\sim5}/E_{\gamma}^{3.5}$ 关系。其中 N 为每立方厘米吸收物质中的原子数。$E_{\gamma}^{3.5}$ 上标3.5是指光子能量的3.5次方（$Z^{4\sim5}$ 的上标4～5是原子序数的函数，低原子序数近似为4，高原子序数近似为5）。因此，用高原子序数物质屏蔽低能γ光子。

（二）康普顿效应

光子和原子中的一个电子发生弹性碰撞时，光子仅将其一部分能量传给电子使其脱离原子而运动，此电子称为康普顿电子或反冲电子；光子本身能量减少，改变运动方向射出，称为康普顿散射光子。入射光子被电子所散射，这种效应称为康普顿效应（Compton effect）。

康普顿效应一般发生在束缚最松的外层电子上。这种过程的概率 μ_{σ} 随着原子序数 Z 的变化较小，而近似与物质的密度 ρ 成正比，与光子的能量 E_{γ} 成反比。

$$\mu_{\sigma}\propto\frac{NZ}{E_{\gamma}}\approx\frac{\rho}{2E_{\gamma}} \tag{1-12}$$

光子与电子发生康普顿散射时，康普顿散射光子的角分布可在 0°～180°变化，随着入射光子能量的增加，散射光子趋于前方；对于反冲电子，其出射角总是小于 90°，随入射光子能量的增加，反冲电子也是越朝前向散射。

（三）电子对效应

当入射光子的能量大于 1.02MeV 时，光子受原子核的影响转变为正、负电子对，此过程称为电子对效应（electron pair effect），这种作用过程也称为电子对形成。形成的正电子慢化后，最终会与物质中大量存在的自由电子相复合而转变为各约 0.511MeV 的两个光子，称为湮没辐射。这种过程发生的概率 μ_{K} 随原子序数 Z 和光子能量 E_{γ} 的增加而增大，有 $\mu_{K}\propto(NZ^{2}/1n)E_{\gamma}$ 关系。

一束 X、γ射线射入一定厚度的物质后，通过上述 3 种效应而被散射或吸收（图1-4），就发生作用的光子来说，在 3 种效应中究竟发生哪种效应与光子的能量 E 及物质的原子序数 Z 有关。低能光子在高原子序数物质中，光电效应是主要的。例如，$E<50$keV 的光子在铝（$Z=13$）中及 $E<0.5$MeV 的光子在铅（$Z=82$）中就是如此。在低原子序数物质中，光电效应就不重要了。在中等能量（1MeV$<E<$5MeV）基本上任何原子序数的物质中，康普顿效应都是主要的。在低原子序数物质中，更大能量范围内也以康普顿效应为主。高能光子（$E>$5MeV）在高原子序数中，形成电子对效应是主要的。而在低原子序数中，只有光子能量极高时，此效应才是重要的。

医学临床中最常用 X、γ射线来进行诊断和治疗。在考虑对它们的防护时，许多材料都可用来防御 X、γ射线。如果在同样面积上各种材料的重量相同，其防护效能对康普顿效应来说是相似的，而重元素制作而成的防护材料，因密度大，所以厚度可以相对小一些就能达到同样的屏蔽效果。又因为重元素对低能光子的光电效应和对高能光子的形成电子对效应比轻元素要强得多，所以吸收X、γ射线的效能高一些。由于上述原因，常用重元素材料来防御X、γ射线。但有时由于其他考虑，也用土、水泥和水等材料进行防护。

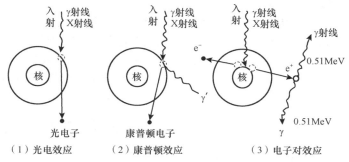

图 1-4　X、γ射线与物质的相互作用

X、γ射线与物质发生 3 种效应后的共同结果是产生了次级电子，次级电子再按照前面介绍过的 β 粒子与物质相互作用的种种方式，继续与物质发生作用，主要将它们的能量消耗于引起电离和激发上。X、γ射线在物质中的减弱，是指因上述 3 种效应而引起入射光子数的减少。

三、X、γ射线与物质相互作用的其他过程

（一）相干散射

相干散射（coherent scattering）又称瑞利散射，是入射光子和束缚较牢固的内壳层轨道电子发生的弹性散射。在此过程中，一个束缚电子吸收入射光子而跃迁到高能级，随即又放出一个能量约等于入射光子能量的散射光子。束缚电子未脱离原子，故反冲体是整个原子，从而光子的能量损失可忽略不计。相干散射是 X 光子与物质相互作用中唯一不产生电离的过程。在整个诊断 X 射线的能量范围内都有相干散射产生，但所占比例很小。

（二）光核反应

光核反应（photonuclear reaction）是光子与原子核作用而发生的核反应，是一个光子从原子核内击出数量不等的中子、质子和 γ 光子的作用过程。对于不同物质，只有当光子能量大于该物质发生核反应的阈能时，光核反应才能发生。其实际发生率不足主要作用过程的 5%。光核反应在诊断 X 线能量范围内不可能发生。但是应注意到，某些核素在进行光核反应时，不但产生中子，而且反应产物是放射性核素。

四、中子与物质的相互作用

中子是不带电的粒子，所以它不能像带电粒子那样，通过静电引力与核外电子发生作用，而只是在与原子核发生碰撞时，才能把它的能量传递给受碰撞的原子核。中子与 γ 光子一样，都是通过产生带电的次级粒子引起电离作用的。但 γ 光子一般是与核外电子发生作用，这同中子只与原子核发生作用是不同的。中子与物质的相互作用可分为散射与核反应两大类。散射包括弹性散射和非弹性散射，核反应包括辐射俘获、放出带电粒子和核裂变等。

经过核反应的作用过程后生成的新核大多数具有放射性。原子核受中子照射由稳定的核变为放射性核的这一过程称为中子活化。受中子照射而产生的放射性称为感生放射性。目前所使用的人工放射性核素，除一部分由裂变产物分离提取外，其他主要是通过中子活化得到。

通常将中子按能量粗略划分为以下几类：

（1）热中子：指与周围介质达到热平衡的中子，在常温（20.4℃）下热中子的平均能量为

0.025eV；现将能量为 0.5eV 以下的中子都划归于热中子。

（2）中能中子：能量为 0.5eV～10keV 的中子。

（3）快中子：能量为 10keV～10MeV 或 10keV～15MeV 的中子。

（4）特快中子：能量在 10MeV 或 15MeV 以上的中子。

在实际辐射防护工作中，大多数情况是快中子与轻物质发生弹性碰撞，与重物质相比，轻物质能使中子损失较多的能量，所以对中子进行屏蔽时原则上是先用轻材料使中子慢化，然后加一层能吸收热中子的材料（如含锂、硼的材料），最后加一层重材料（如铅）吸收中子在慢化和吸收过程中产生的 γ 射线。另外，当快中子与氢核碰撞时，交给反冲质子的能量可以达到中子能量的一半，因此含氢多的物质，像水和石蜡，价格低廉，容易获得，效果又好，也是屏蔽中子最好的材料。

五、粒子输运和蒙特卡罗方法

粒子与物质相互作用时服从统计学规律，发生作用的位置、作用的形式，如对 X（γ）光子而言，可能是光电效应、康普顿效应或电子对效应，发生作用后粒子可能被吸收或散射、散射粒子的运动方向和能量、两次作用位置间的距离等参数均是随机变量。

蒙特卡罗方法（Monte Carlo method）是以概率统计理论为基础的一种数值计算方法，可以模拟粒子与物质相互作用的全过程，通过模拟 10 万甚至 100 万个粒子的输运过程，就可以精确计算出粒子束与物质相互作用的宏观特征，如注量分布、吸收剂量分布。

蒙特卡罗方法的优点是可以处理粒子输运的各种复杂情况，尤其是一些难以进行实验测量的情况。目前，其在肿瘤放射物理学中的主要应用有：

（1）外照射射线源模拟。

（2）剂量仪响应模拟。

（3）外照射时体模内辐射场模拟。

（4）外照射治疗计划应用：验证算法，提供配置数据（如计算笔形束的剂量分布）。

（5）腔内放疗源周围辐射场模拟。

第四节　辐射量与单位

为了描述电离辐射的特征，研究辐射引起的各种生物效应，必须统一和定义各种辐射量及其单位。国际辐射单位和测量委员会（International Commission on Radiation Units and Measurements，ICRU）和国际放射防护委员会（International Commission on Radiological Protection，ICRP）是国际上选择和定义辐射量及其单位的权威组织，主要为临床放射学、放射生物学及放射防护学等领域提出电离辐射量和单位的定义。本小节以 ICRU 报告为基础，介绍常用的辐射量和单位。

一、描述电离辐射常用辐射量

（一）照射量和照射量率

一束 X 射线或 γ 射线在穿过空气时与空气发生相互作用而产生次级电子，这些次级电子在使空气电离而产生离子对的过程中，最后全部损失了本身的能量。照射量是直接度量 X 或 γ 光子对空气电离能力的量，它可以间接反映 X 或 γ 辐射场的强弱，是度量辐射场的一种物理量。

照射量（exposure，X）是表示在单位质量元空气中，与原子相互作用释放出来的全部电子（负电子和正电子），被完全阻止于空气中时，形成同一种符号的离子总电荷的绝对值，用符号 X 表示；即在空气中的某点上，X 或 γ 射线在质量为 dm 的小体积元中，与原子相互作用释出的所有次级电子，在空气中完全被阻止所产生的正、负离子中某一种符号的总电荷 dQ 与该质量 dm 之比，其表达式为

$$X = \frac{\mathrm{d}Q}{\mathrm{d}m} \tag{1-13}$$

照射量的 SI 单位为库仑/千克（C/kg）。原用单位名称是伦琴，符号为 R。

$$1R = 2.58 \times 10^{-4} \mathrm{C/kg}$$

照射量只对空气而言，仅适用于能量为 10keV～3MeV 的 X 或 γ 射线，只用于描述 X 或 γ 射线在空气中产生电离的能力，而不能直接用来描述物质吸收的辐射能量。

照射量率（exposure rate）是单位时间内的照射量，用 $\dot{X}$ 表示，即

$$\dot{X} = \frac{\mathrm{d}X}{\mathrm{d}t} \tag{1-14}$$

其 SI 单位为库仑/（千克·秒）[C/（kg·s）]，专用单位为伦琴/分（R/min）、毫伦琴/小时（mR/h）等。

（二）比释动能和比释动能率

不带电的电离粒子的能量授予物质的过程有两个阶段：第一阶段，不带电的电离粒子与物质相互作用，释放出次级带电电离粒子，并且将其能量转移给次级的带电粒子；第二阶段，次级带电粒子通过电离、激发，将由不带电的电离粒子那里得到的能量授予物质，物质吸收的能量即用"吸收剂量"表示。而为了表示第一阶段的结果，引进了比释动能（kinetic energy released in material，kerma，K）。根据其定义，比释动能只适用于不带电的电离粒子的电离辐射。

K 的定义为

$$K = \frac{\mathrm{d}E_{\mathrm{tr}}}{\mathrm{d}m} \tag{1-15}$$

式（1-15）中，$\mathrm{d}E_{\mathrm{tr}}$ 是不带电电离粒子在质量为 $\mathrm{d}m$ 的某一物质内释出的全部带电电离粒子的初始动能的总和。即不带电的电离辐射在无限小体积内释放出的所有带电的电离粒子的初始动能之和的平均值 $\mathrm{d}E_{\mathrm{tr}}$ 除以该体积内物质的质量 $\mathrm{d}m$ 而得到的商。

比释动能的 SI 单位是 J/kg，称为戈瑞（Gray），单位符号是 Gy。1Gy=1J/kg。比释动能的原用单位是拉德（rad），现已基本不用，1rad=0.01Gy。

照射量是量度 X、γ 射线对空气这一特定介质的辐射量，而比释动能适用于任何物质，它也是一个与无限小体积相联系的辐射量，因此，在受不带电电离粒子照射的物质中，每一点上都有其特定的比释动能值。所以，给出比释动能数值时，必须同时指出与该比释动能相关的物质和所在的位置。在很宽的光子能量范围内，空气比释动能和组织比释动能相差不到 10%，故有时可以认为它们的大小相等。1R 的 100kV 的 X 射线，在某点处产生的空气比释动能约为 8.7mGy，产生的组织比释动能约为 9.5mGy。

间接电离辐射在单位时间内在物质中产生的比释动能定义为比释动能率（kerma rate，$\dot{K}$），其 SI 单位为 J/（kg·s）或 Gy/s。

辐射源的参考空气比释动能率（reference air kerma rate）是在空气中距源 1m 的参考距离处对空气衰减和散射修正后的比释动能率，用 1m 处的 μGy/h 表示。

（三）吸收剂量和吸收剂量率

电离辐射照射物体时，将全部或部分能量传给受照射物体，或者说，受照射物体吸收电离辐射的全部或部分能量。电离辐射在物体中所引起的效应，特别是生物效应，是一个很复杂的过程，但归根到底，是由于物体吸收了电离辐射的能量，其效应的大小与吸收能量的多少有着密切的关系。为了表示物体内某一点上吸收能量的多少，引进了吸收剂量（absorbed dose，D）的概念，定义为

$$D = \frac{\mathrm{d}\bar{\varepsilon}}{\mathrm{d}m} \tag{1-16}$$

式（1-16）中，$\mathrm{d}\bar{\varepsilon}$ 是电离辐射授予某一体积单元中物质的平均能量，可以理解为离开质量为 $\mathrm{d}m$ 的体积单元内的全部带电粒子和不带电粒子能量的总和与进入该体积单元的全部带电粒子和不带

电粒子能量的总和之差；dm 是这个体积的物质的质量。吸收剂量是描述辐射与物质相互作用的基本量。

吸收剂量的 SI 单位是焦耳/千克（J/kg），其专用名称为戈瑞，单位的符号是 Gy。1Gy=1J/kg。

吸收剂量的原专用单位是拉德（rad）。1rad=100erg/g=0.01J/kg。

吸收剂量较小时，常用毫戈瑞（mGy，10^{-3}Gy）或微戈瑞（μGy，10^{-6}Gy）表示。

单位时间内物质的吸收剂量称为吸收剂量率（absorbed dose rate），用符号 $\dot{D}$ 表示，即

$$\dot{D} = \frac{dD}{dt} \tag{1-17}$$

式（1-17）中，$\dot{D}$ 的 SI 单位是 Gy/s（戈瑞/秒）。实际防护测量中，单位常用 mGy/h（毫戈瑞/小时）或 μGy/h（微戈瑞/小时）表示。

吸收剂量适用于任何介质中的任何辐射类型。因此，在提到吸收剂量时，应指明是什么物质里的吸收剂量，如空气中的、肌肉中的、某种特定材料中的。

（四）照射量、吸收剂量、比释动能三者的关系

1. 照射量与吸收剂量的关系　照射量与吸收剂量是两个意义完全不同的辐射量。照射量只能作为 X 或 γ 射线辐射场的量度，描述电离辐射在空气中的电离本领；而吸收剂量则是可以用于任何类型的电离辐射，反映被照介质吸收辐射能量的程度。但是，两个不同的量，在一定条件下可以相互换算。在实际工作中，对于 X 或 γ 射线通常是用电离室先测得照射量后再换算为吸收剂量。同时，还常常需要确定生物组织中的剂量，要将测得的空气中的照射量换算为各种生物介质中的吸收剂量。

在电子平衡条件下，1 R（伦琴）的 X 或 γ 射线照射空气时，被空气吸收的能量为 8.73×10^{-3} J/kg，因此，在相同的空气中照射量与吸收剂量的关系为

$$D_a = 8.73 \times 10^{-3} X \tag{1-18}$$

式（1-18）中，D_a 为空气中某点的吸收剂量（Gy），X 为空气中同一点 X 或 γ 射线的照射量（R）。

理论研究表明，若两种物质，如物质 m 和空气 a，在同样条件下受到 X 或 γ 射线的照射，则它们的吸收剂量（D）与质能吸收系数（μ_{en}/ρ）成正比，即

$$\frac{D_m}{D_a} = \frac{(\mu_{en}/\rho)_m}{(\mu_{en}/\rho)_a} \tag{1-19}$$

由以上两式得

$$D_m = 8.73 \times 10^{-3} \cdot \frac{(\mu_{en}/\rho)_m}{(\mu_{en}/\rho)_a} \cdot X = f \cdot X \tag{1-20}$$

式（1-20）中，D_m 为处于空气中同一点所求物质 m 中的吸收剂量（Gy）；μ_{en}/ρ 为给定能量光子在空气中的质能吸收系数（mass energy absorption coefficient），它表示 X、γ 射线在物质中穿行单位质量厚度时，其能量真正被物质吸收的份额；f 值是由以 R 为单位表示的照射量换算为以 Gy 为单位的吸收剂量的一个系数。表 1-4 中给出了水、软组织、肌肉和骨骼对不同光子能量的值。

表 1-4　水、软组织、肌肉和骨骼对不同光子能量的值 f

光子能量（MeV）	f（Gy/R）			
	水	软组织	肌肉	骨骼
0.01	0.911	0.840	0.921	3.46
0.015	0.900	0.829	0.921	3.85
0.02	0.892	0.821	0.919	4.07
0.03	0.884	0.817	0.918	4.24

光子能量	f（Gy/R）			
（MeV）	水	软组织	肌肉	骨骼
0.04	0.887	0.827	0.922	4.03
0.05	0.900	0.849	0.929	3.52
0.06	0.916	0.877	0.937	2.90
0.08	0.942	0.918	0.949	1.94
0.1	0.956	0.940	0.956	1.45
0.15	0.967	0.956	0.960	1.06
0.2	0.969	0.959	0.961	0.978
0.3	0.970	0.961	0.962	0.941
0.4	0.971	0.961	0.962	0.933
0.5	0.971	0.962	0.962	0.930
0.6	0.971	0.961	0.962	0.928
0.8	0.971	0.962	0.962	0.927
1	0.971	0.962	0.962	0.927
1.5	0.971	0.962	0.962	0.962
2	0.971	0.961	0.962	0.927
3	0.968	0.958	0.959	0.931
4	0.965	0.955	0.956	0.937
5	0.966	0.951	0.952	0.942
6	0.958	0.947	0.948	0.947
8	0.951	0.940	0.941	0.957
10	0.945	0.933	0.935	0.965

由表 1-4 可见，水和肌肉的 f 值相近，低能光子在照射量相同的情况下，骨的吸收剂量是肌肉的 4～5 倍。而当光子能量超过 0.200MeV 以后，给予相同的照射量，各种物质的吸收剂量则相当接近。

2. 吸收剂量和比释动能的关系　在电子平衡的条件下，间接致电离辐射在质量为 dm 的物质中交给带电粒子的能量 dE_{tr} 等于该体积单元内物质所吸收的能量 dE_{en}，即

$$D = \frac{dE_{en}}{dm} = \frac{dE_{tr}}{dm} = K \tag{1-21}$$

式（1-21）说明，在电子平衡的条件下，不考虑带电粒子由于韧致辐射而损耗的能量，此时吸收剂量等于比释动能。但是，带电粒子的部分能量有可能转变为韧致辐射而离开质量单元 dm，这个时候虽然带电粒子平衡仍旧存在，但吸收剂量会小于比释动能，此时两者的关系为

$$D = K（1-g） \tag{1-22}$$

式（1-22）中，g 是带电粒子能量转化为韧致辐射的份额，除高能电子外，一般韧致辐射所占份额都比较小，可忽略不计。

3. 照射量、吸收剂量和比释动能的区别　照射量、吸收剂量和比释动能三者概念完全不同，在相同的条件下又存在着一定的相关性，主要体现在辐射剂量学含义和适用范围上，具体见表 1-5。

表 1-5　照射量、吸收剂量和比释动能三者的区别对照表

参量	照射量	比释动能	吸收剂量
辐射剂量学含义	表征 X 或 γ 射线在考查体积内用于电离空气的能量	表征非带电粒子在考查体积内交给带电粒子的能量	表征任何辐射在考查体积内被物质吸收的能量
适用介质	空气	任何介质	任何介质
适用辐射类型	X 或 γ 射线	非带电粒子辐射	任何辐射

二、放射防护中常用的量

（一）当量剂量

放射防护工作中，常常要求把放射所致的效应与放射照射的估计值相互联系起来，对于生物体来说，相同的吸收剂量未必产生同样程度的生物效应，因为生物效应与受照的辐射类型、剂量与剂量率大小、生物种类、照射条件和个体生理差异等因素有关。用中子和 γ 射线分别照射同一组织，即使吸收剂量都是 1Gy，它们产生的生物效应的严重程度和发生概率也是不同的。

在 ICRP 的第 60 号出版物《国际放射防护委员会 1990 年建议书》中定义了一个新物理量——当量剂量（equivalent dose, $H_{T,R}$），它是严格意义上的吸收剂量，是描述辐射防护剂量学的基本量，它的定义为辐射 R 在器官或组织 T 中产生的当量剂量是器官或组织 T 中的平均吸收剂量与辐射权重因子的乘积。

$$H_{T,R} = D_{T,R} \cdot W_R \qquad (1-23)$$

式（1-23）中，$D_{T,R}$ 是辐射 R 在器官或组织 T 内产生的平均吸收剂量，W_R 是与入射到人体或者滞留于人体内的放射性核素发出的第 R 类辐射相对应的辐射权重因数（radiation weighting factor）。在放射防护上，用当量剂量表示辐射所致的对机体有害效应发生的概率或危害程度。

W_R 与射线的种类和能量有关，是依据辐射到组织的辐射类型、能量的不同，对组织吸收剂量进行加权的一个因数，经该因数修正后的吸收剂量（即当量剂量 H_T），当辐射场是由具有不同 W_R 值的多种类型辐射组成时，计算公式为 $H_T = \sum_R W_R \cdot D_{T,R}$ 如若数值相等，则无论造成照射的辐射是何种类型和能量如何，它们对该组织诱发的随机性效应的概率大致相近。W_R 没有量纲，所以当量剂量与吸收剂量的量纲相同，都是 J/kg。

当量剂量 $H_{T,R}$ 的 SI 单位是 J/kg，专用单位为希沃特（Sievert, Sv）。表 1-6 给出的是 ICRP 在 2007 年发布的第 103 号出版物《国际放射防护委员会 2007 建议书》给出的辐射权重因数。

表 1-6　辐射权重因数 W_R

射线种类	能量	W_R
光子	所有能量	1
电子及 μ 介子	所有能量	1
中子	<1MeV	$2.5 + 18.2\exp[-(\ln E_n)^2/6]$
	1～50 MeV	$5.0 + 17.0\exp[-(\ln 2E_n)^2/6]$
	>50MeV	$2.5 + 3.25\exp[-(0.04\ln E_n)^2/6]$
质子和带电 π 介子		2
α 粒子，裂变碎片，重核		20

第 103 号出版物与第 60 号出版物相比，对几种基本辐射粒子的 W_R 数值进行了重新标定，主要区别在于中子能量以连续分布计算。

（二）有效剂量

放射防护关心的是长期小剂量、低剂量率的慢性照射。这种照射条件下，对于健康的有害效应，主要是辐射诱发基因突变和染色体畸变引起的严重遗传疾病和辐射诱发的各种致死癌症。人体在受到任何照射时，几乎总是不止涉及一个器官或组织，为了评价照射对有关器官或组织带来的危害，放射防护引进了有效剂量（effective dose, E）的概念，它的定义为人体各组织或器官的当量剂量乘以相应的组织权重因数的和。

$$E = \sum_T W_T H_T = \sum_T W_T \cdot \sum_R W_R H_{T,R} \qquad (1-24)$$

式（1-24）中，H_T 是器官或组织 T 所受的当量剂量；W_T 是组织或器官 T 的组织权重因数。从式（1-24）可见，有效剂量就是加权后的当量剂量。

不同器官或组织对发生辐射随机性效应的敏感性不同，即使受照相同的剂量当量，其产生的生物学效应也可能完全不同。经该因子修正后的组织当量剂量，如若数值相等，则无论受照的是何种组织，人体因此而蒙受的随机性健康危害大致相近。

很明显，辐射权重因数 W_R 与组织无关，而组织权重因数 W_T 与射线种类无关。有效剂量的单位和剂量当量的单位一样，是 J/kg，或 Sv、雷姆（rem）。表 1-7 是 ICRP 在 2007 年公布的第 103 号出版物《国际放射防护委员会 2007 建议书》给出的组织权重因数。

表 1-7　组织权重因数 W_T

组织或器官	组织权重因数 W_T	组织或器官	组织权重因数 W_T
乳腺	0.12	肝	0.04
（红）骨髓	0.12	食管	0.04
结肠	0.12	甲状腺	0.04
肺	0.12	唾液腺	0.01
胃	0.12	骨表面	0.01
其余组织或器官*	0.12	皮肤	0.01
性腺	0.08	脑	0.01
膀胱	0.04		

*表中其余组织或器官中包括肾上腺、胸腔外区、小肠、肾、肌肉、胰、脾、胸腺、胆囊、心脏、淋巴结、口腔黏膜、前列腺和子宫

根据组织权重因数的数值，可以将组织和器官分为 4 个类型，分别为乳腺、（红）骨髓、结肠、肺、胃、其余组织或器官（0.12）；性腺（0.08）；膀胱、肝、食管、甲状腺（0.04）；唾液腺、骨表面、皮肤和脑（0.01），全身累计组织权重因数之和为 1。

（三）待积剂量

放射性物质进入人体内造成内照射，它对人体组织产生的剂量，在时间上是分散的，随着放射性物质的衰变，剂量是陆续释放出的，随时间的延续而改变。这些进入机体的放射性核素滞留在体内期间所产生的总剂量称为待积吸收剂量。待积吸收剂量（committed absorbed dose，D_τ）为

$$D(\tau) = \int_{t_0}^{\tau} \dot{D}(\tau) \mathrm{d}t \tag{1-25}$$

式（1-25）中，t_0 是摄入放射性物质的时刻；$\dot{D}(\tau)\mathrm{d}t$ 是 t 时刻的吸收剂量率；τ 是摄入放射性物质后，过去的时间。进行积分的时间 τ 以年为单位。未对 τ 加以规定时，对于成年人 τ 取 50 年，这与放射性职业性工作人员的终身工作时间是相对应的；对儿童的摄入则要算到 70 岁。

1. 待积当量剂量[committed equivalent dose，$H_T(\tau)$]　是个人在单次摄入放射性物质之后，某一特定组织中接受的当量剂量率在时间 τ 内的积分：

$$H_T(\tau) = \int_{t_0}^{t_0+\tau} \dot{H}_T(\tau) \mathrm{d}t \tag{1-26}$$

式（1-26）中，t_0 是摄入放射性物质的时刻；$\dot{H}_T(\tau)$ 是 $t_0+\tau$ 时刻器官或组织 T 的当量剂量率；τ 是摄入放射性物质后，过去的时间，即进行积分的时间期限。可见，待积当量剂量 H_{T50} 是单次摄入的放射性物质在其后的 50 年内对所关心的器官和组织造成的总剂量。待积当量剂量的 SI 单位是 Sv。

2. 待积有效剂量　对单次摄入放射性物质后产生的待积器官或组织当量剂量乘以组织权重因子进行求和，所得即为待积有效剂量[committed effective dose，$E(\tau)$]：

$$E(\tau) = \sum_T W_T \cdot H_T(\tau) \tag{1-27}$$

式（1-27）中，$H_T(\tau)$是积分至τ时间后组织 T 的待积当量剂量，W_T是组织权重因数。

待积有效剂量的 SI 单位是 Sv。

（四）剂量当量

剂量当量是 ICRU 所使用的一个量，用以定义周围剂量当量、定向剂量当量和个人剂量当量。

剂量当量（dose equivalent，H）的定义是，组织中某点处的剂量当量是D、Q的乘积，再乘以适当的修正因子N后的吸收剂量称为剂量当量，即

$$H = D \cdot Q \cdot N \tag{1-28}$$

式（1-28）中，D是该处吸收剂量，Q是辐射品质因数，N是其他修正因子。

Q是与辐射品质有关的修正因数，它依赖于传能线密度（linear energy transfer，LET），可通过它来反映不同类型辐射诱发损伤的概率或严重程度。辐射品质因数Q值如表 1-8 所示。

修正因数N是对吸收剂量D的空间分布（全身照射、局部照射、均匀照射、非均匀照射）和时间分布（吸收剂量、吸收剂量率的分次给予）等所做出的那些修正因数的乘积，目前 ICRP 建议$N=1$。

表 1-8　不同种类辐射品质因数 Q

辐射种类	品质因数	辐射种类	品质因数
X 射线、γ 射线、电子或正电子	1	质子	10
中子，能量<10keV	3	α 粒子	20
中子，能量>10keV	10	裂变碎片、反冲核	20

在外照射情况下，为了使个人监测和环境监测结果与人体受到的剂量当量联系起来，ICRU 建议在个人剂量监测中使用个人剂量当量（personal dose equivalent）：人体某一指定点下面适当深度d处的软组织内剂量当量$H_p(d)$。这一剂量适用于强贯穿辐射，推荐深度d=0.07mm。

（五）集体当量剂量和集体有效剂量

以上所介绍的辐射量都是针对个人所受的照射剂量，但并非每个受到照射的人都会发生随机性效应，为了评定在某个给定的辐射实践中受照人数和他们所接受的剂量所带来的总影响，需要引入集体剂量（collective dose）的概念。对于受到特定辐射源或辐射实践照射的人群，地理位置、生活习俗等原因使每个成员的受照水平不全都一样，因而群体中每个成员的剂量当量在零至某个最大值之间有一定分布。

集体剂量是群体所受的总辐射剂量的一种表示，定义为受某一辐射源照射的群体的成员数与他们所受的平均辐射剂量的乘积。集体剂量用人·希沃特（man·Sv）表示。集体剂量又分为集体当量剂量和集体有效剂量。

1. 集体当量剂量（collective equivalent dose，S）　某一群体的组织或器官的集体当量剂量公式如下：

$$S = \sum_i \bar{H}_{T,i} N_i \tag{1-29}$$

式（1-29）中，$\bar{H}_{T,i}$是接受辐射照射的群体中某组（i）内N_i个成员每人的全身或任一特定器官或组织的平均当量剂量。集体当量剂量S实际就是受照群体每个成员的当量剂量的总和。

2. 集体有效剂量（collective effective dose，S_E）　集体有效剂量是对于一个给定的辐射源受照群体所受的总有效剂量，公式为

$$S_E = \sum_i E_i N_i \tag{1-30}$$

式（1-30）中，E_i是群体中某组（i）中成员的平均有效剂量；N_i是该分组的成员数。

三、常用辐射剂量之间的关系

X 或 γ 射线照射空气形成辐射场，采用照射量（X）来评价 X 或 γ 射线辐射场的强弱；来自辐射源或辐射场的辐射粒子作用于靶物质，其能量被靶组织吸收称为吸收剂量（D），吸收剂量与照射量的概念不同；比释动能（K）实际是 X 或 γ 射线等非带电粒子吸收剂量的一种特殊描述；由于不同辐射粒子造成的损伤效应不同，引入了当量剂量（$H_{T,R}$）的概念；不同的生物体或组织对同一辐射的敏感性存在差异，又出现了有效剂量（E）；待积剂量指放射性物质进入体内的剂量积分估算。放射性物质进入体内要用待积当量剂量 $H_T(\tau)$ 或待积有效剂量 E_τ 进行评价，这些电离辐射量之间的关系见图 1-5。

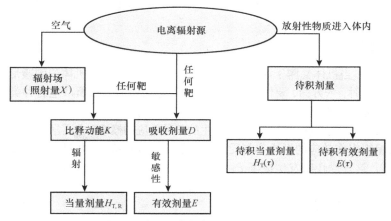

图 1-5　常用电离辐射量间的相互关系

四、与辐射相关的一些术语

（一）放射源

放射源（radioactive source）简称源，是指发射电离辐射的装置或释放的放射性物质。例如，发射氡的物质是存在于环境中的源；γ 辐照消毒装置是食品辐照保鲜实践中的源；X 线机是放射诊断实践中的源；核电厂是核能和发电实践中的源。在我国电离辐射防护标准中，位于同一场所或厂址的复杂设施或多个装置均可视为一个单一的源。对于放射性核素源依据密封与否，可分为密封源和非密封源。

放射治疗中使用的源分为 3 类：各种放射性核素产生的 α、β、γ 射线；X 线机和各类加速器产生的 X 射线；加速器产生的电子束、质子束、中子束等。

（二）照射

放射源的存在必然引起对周围的照射。照射是指遭受辐照的行为或状态。对机体的照射可以是外照射，也可以是内照射。就照射方式来说，照射可以分为正常照射或潜在照射；就照射对象来说，可以分为职业照射、医疗照射和公众照射；在干预情况下，它还可以分为应急照射和慢性照射。各类放射源在临床上主要分为以下两种照射方式：

1. 体外照射　也称为远距离照射，是指放射源距离体表一定距离的照射。其又可分为固定源-皮距、固定源-轴距和旋转照射 3 种方式。放射线经过皮肤和部分正常组织后集中照射在身体的某一部位，目前这种照射方法在临床中最为常用。

2. 体内照射　也称为近距离照射，其与体外照射的区别是，将放射源置于被治疗的组织内或放入人体的天然腔内如鼻咽、食管、气管、子宫颈等部位进行照射。体内照射包括五大类照射技术：腔内、管内、组织间插植、术中和敷贴治疗。例如，将放射性核素（^{32}P、^{198}Au 等）注入胸腔、腹腔内进行照射；宫颈癌体内照射部分现多用后装治疗机进行治疗。

（三）照射途径

照射途径（exposure pathways）是指放射性物质能够到达或辐照人体的途径。辐射或放射性物质可以通过多种途径作用于人体。例如，在天然环境中可能的途径是放射性物质在地面沉积，而后转移到动植物体内，再由食物转入人体内产生作用。对个人来说，可能受到一个或多个辐射源的照射。

（四）放射性污染和去污

放射性污染（radioactive contamination）是指存在于某种物体、人体的内部或其表面上及其他场所的不应有的、可能有害的放射性物质。去污（decontamination）则是用物理或化学方法去除或减少放射性污染。

（五）危险和危害

1. 危险（risk）　当机体暴露于源所产生的电离辐射时，将会对机体的健康形成损害效应。在考虑辐射的生物效应时，一方面，要估计机体在接受给定的辐射剂量所产生各种类型损害效应的概率；另一方面，要考虑到损害效应的严重程度。

危险是指个体受到一定剂量辐射照射时所发生的某种效应的概率。它通常用危险度来定量地描述。

如果器官或组织损伤效应的发生率与受到的辐射剂量大小有关，并且不存在发生损伤的剂量阈值（随机性效应），这种操作的发生概率 P_T 与该器官或组织的当量剂量 $H_{T,R}$ 呈线性无阈关系，即

$$P_T = r_T \cdot H_{T,R} \tag{1-31}$$

式（1-31）中，r_T 是比例常数。

$$r_T = \frac{P_T}{H_{T,R}} \tag{1-32}$$

可见，r_T 就是与器官或组织单位当量剂量相应的随机性效应的发生概率，把 r_T 称作器官或组织 T 的危险度，单位为 Sv^{-1}。危险度是一个用于表示与正常照射和潜在照射有关的危害、危险、损害的可能性或伤害后果等多属性的量。它论述诸如可能产生特定有害后果的概率及此类后果的程度和特性。因为不同的器官或组织对辐射的敏感程度不全相同，所以与不同的器官或组织对应的危险度 r_T 有不同的数值，ICRP 根据各种器官或组织对辐射的敏感性、该器官或组织蒙受损伤时被诊断和治疗的可能程度，对人体的有关器官或组织给出了一份供放射防护使用的危险度表。因此，辐射效应的危险度是对放射的健康危害给予定量表示的一种量度（表 1-9）。

表 1-9　辐射效应的危险度 r_T（供放射防护用）

受照组织或器官	辐射效应	r_T（Sv^{-1}）
性腺	最初两代的严重遗传疾病	4×10^{-3}
（红）骨髓	白血病	2×10^{-3}
骨表面	骨的恶性肿瘤	5×10^{-4}
肺	肺癌	2×10^{-3}
甲状腺	甲状腺癌	5×10^{-4}
乳腺	乳腺癌	2.5×10^{-4}
皮肤	皮肤癌	1×10^{-4}
（估算群体危害时用）其余组织或器官*	其他癌症（每一个单个器官或组织的危险度为总额的 1/5）	5×10^{-3}
	致死癌症	1.25×10^{-2}
全身均匀照射	遗传疾病　　个人（最初两代）	4×10^{-3}
	群体（全部后代）	8×10^{-3}

*其余组织中不包括手、前臂、足、踝、皮肤和晶状体；胃肠道受照时，胃、小肠、上部大肠、下部大肠分别作为单独的器官

2. 危害（detriment）　是因受到某一辐射源的照射，受照组及其后代最终所经受的总的损害的量度。它是辐射效应出现的概率与严重程度的乘积。当某一辐射对人群健康产生影响时，对于由 N 名成员组成的一个组，平均每人遭受 i 种效应的概率用 P_i 表示，效应的严重程度用权重因子 g_i 表示，则该成员的健康受到的电离辐射危害 G 由式（1-33）定义：

$$G=N \cdot \sum P_i \cdot g_i \qquad\qquad（1\text{-}33）$$

危害是指对健康的危害，它是一个结合损伤的概率、严重程度和显现时间的复杂概念，只用于表述危害的估计和超额的相对危险等。当需要表示可能性大小时，就用"概率"一词。

（六）关键人群组

个体常受到的照射水平取决于许多因素，如生活习惯、环境条件和生物学特征（如年龄、身材、代谢等）等。在评价公众中个人所受照射时，通常在群体中选出上述诸因素差异较小、人数不多的具有某些特征的人作为一组，即对于某一给定的辐射源和给定的照射途径，受照射相当均匀，并能代表因该给定辐射源和该给定照射途径所受有效剂量或当量剂量最高的个人的一组公众成员，这样的组称为关键人群组（critical group）。

关键人群组代表群体中预期受到最高剂量当量的那些个体。如果关键人群组受到的剂量当量低于对公众中个人所规定的剂量当量限值，则认为群体在有关实践中受到的照射在可以接受的水平范围内。关键人群组与关键核素和关键途径相关。

【思考题】

一、名词解释

1. 康普顿效应
2. 激发

二、单项选择题

1. 下列哪种射线的穿透能力弱（　　　）

　　A. α 射线　　　　　B. β 射线　　　　　　C. γ 射线　　　　　D. X 射线

2. 下列不属于 X 射线物理特性的是（　　　）

　　A. 穿透作用　　　B. 荧光作用　　　　C. 热作用　　　D. 电离作用　　E. 感光作用

3. 下列描述正确的是（　　　）

　　A. X 射线与物质的作用都是和原子发生作用

　　B. X 射线与物质的作用都是和核外电子发生作用

　　C. X 射线与物质的作用都是和中子发生作用

　　D. X 射线与物质的作用都是和质子发生作用

4. X 射线在物质中可能与原子的电子、原子核、带电粒子的电场及介子场发生相互作用，作用的结果不可能发生（　　　）

　　A. 光合作用　　　　B. 弹性散射　　　　　C. 非弹性散射　　　　　D. 光子的吸收

5. 下列有关 X 射线描述不正确的是（　　　）

　　A. X 射线的能量越大穿透力越强

　　B. 距离越大穿透力越强

　　C. 物质材料的密度越大穿透力越弱

　　D. 物质的原子序数越大穿透力越弱

6. 将一个 X 射线源放置在水中，测量其辐射场强弱的辐射特征量应是哪一个（　　　）

　　A. 照射量　　　　B. 比释动能　　　　C. 当量剂量　　　　D. 照射率

7. 在对普通 X 线机的 X 射线进行吸收剂量校准时，照射量校准因子与空气比释动能校准因子之比

为（　　）

    A. 33.97J/C   B.33.97eV   C. 0.029eV   D. 0.029C/J

8. 吸收剂量的符号是（　　）

    A. X B. K C. D D. H

三、多项选择题

1. 根据在核内中子数和质子数不同的比例，可以把原子分成哪些类型（　　）

    A.具有相同的质子数和中子数，只是能量状态不同——同质异能素

    B.具有相同的质子数、不同的中子数的原子——同位素

    C.具有相同的核子数、不同的质子数的原子——同量异位素

    D.具有相同的中子数、不同的质子数的原子——同中子异核素

2. 具有一定能量的带电粒子射入靶物质中，与物质原子发生作用，作用的主要方式有（　　）

    A.与核外电子发生非弹性碰撞

    B.与原子核发生弹性碰撞

    C.与原子核发生非弹性碰撞

    D.与原子核发生核反应

3. 光电效应产生的次级粒子（　　）

    A. 光电子   B. 正离子   C. 俄歇电子   D. 负离子

四、简答题

1. 非带电粒子与物质的相互作用主要有哪几种方式，各自的特点是什么？

2. 带电粒子与物质的相互作用主要有哪几种方式，各自的特点是什么？

3. 吸收剂量、比释动能、照射量三者之间有什么联系与区别？

4. 当量剂量和有效剂量的区别是什么？

5. 当量剂量和剂量当量在哪些方面具有本质区别？

第二章　放射防护的生物学基础

【教学大纲】
掌握内容：①电离辐射对生物体作用的基本原理；②辐射生物学效应分类和影响因素。
熟悉内容：①电离辐射的分子生物学效应；②电离辐射对细胞的生物效应。
了解内容：正常组织器官的辐射效应。

放射生物学主要研究放射线对生物体的作用，观察不同放射线照射后的各种生物效应以及不同内、外因素对生物效应的影响。众所周知，放射防护的发展与放射生物学有着极为密切的关系，可以说，电离辐射生物学效应是制订放射防护方针与标准的主要依据之一。对于放射防护来说，一个重要方面是要知道使人体产生放射损伤的条件（如多大的剂量等），而这正是放射生物学的任务。为了学好放射防护学，在这里有必要为大家介绍一些放射防护所需的最基本的放射生物学知识。

第一节　电离辐射生物学效应基础

人类一直受到天然电离辐射源的照射，近年来，也受到人工电离辐射源的照射。虽然射线对人体会造成损伤，但人体有很强的自我修复能力，在正常的环境条件下，受照公众很难察觉到辐射所致的损伤；对于放射性工作人员的职业照射，在辐射防护剂量限值的范围内，其损伤也是轻微的、可修复的。因此，我们既要注意放射防护，尽可能降低辐射带来的危害；也不必有恐慌心理，以免影响正常工作和生活。

电离辐射生物学效应（biological effect of ionizing radiation）是指在一定条件下，射线作用于生物机体，机体吸收辐射能量引发的各种变化及其转归。可在分子、细胞、器官及整体水平上引发一系列复杂的物理、化学和生物变化，引起生物体产生各种生物学效应的过程。轻者对生命活动无影响或仅引起某种功能性反应，重者造成可逆性或不可逆性损伤，严重者可导致死亡，其中放射损伤是一种严重的病理性电离辐射生物学效应。

一、电离辐射生物学效应的发展阶段

电离辐射导致机体产生生物学效应过程大致可分为物理阶段、化学阶段和生物阶段，具体如图 2-1 所示。目前，将从机体吸收辐射能量到产生生物学效应的过程及机制归纳为放射生物效应时间标尺（the time-scale of effects in radiation biology），即不同水平生物效应发生的时间、顺序和过程。此过程非常复杂，有射线能量的吸收和传递、分子的激发和电离、自由基的产生、化学键的断裂等变化，以及引起细胞、组织、器官和系统的相互关联的变化等。同时，变化过程时间差异非常大，可以从 10^{-13} 秒延伸至数年或更长。

（一）物理阶段

物理阶段（physical stage）主要指带电粒子和构成组织细胞的原子之间的相互作用，使生物分子或原子被电离（辐射粒子运行使原子轨道的一个或多个电子被击出）或激发（原子吸收能量和其电子移动到更高轨道），从而导致级联电离事件，是辐射对 DNA 的直接伤害阶段。该阶段持续时间非常短，一个高速电子穿过 DNA 分子大约只需要用 10^{-18}s，而穿过一个哺乳动物细胞则只用 10^{-14}s 左右。

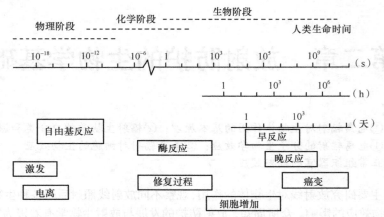

图 2-1　生物系统受照射后放射生物效应的时间标尺

高速电子与轨道电子相互作用,将原子中的一些电子逐出(电离),并使原子或分子内的其他电子进入更高的能量水平(激发)。如果能量足够,这些次级电子可以激发或电离它们邻近的其他原子,从而导致级联电离事件。电离辐射与非电离辐射的主要区别在于单个能量包的大小,而不是射线所含的总能量。X射线被生物物质吸收,则能量就会以分散、不连续的能量包形式,非均匀性地在组织的细胞中沉积。而非电离辐射能量的吸收是均匀的,需要很大的能量才能使生物体受到损伤。当X射线能量超过124eV(波长小于10cm)时,就会使生物物质发生电离。

（二）化学阶段

化学阶段(chemical phase)主要指机体接受能量后,受损伤的原子和分子与其他细胞成分发生快速化学反应的时期,主要表现为电离和激发导致化学键的断裂和自由基(free radical)的形成(即破损的分子)。该阶段以直接作用和间接作用两种方式对细胞分子发生反应,造成有机分子的损伤。化学阶段的重要特征就是和体内各种清除反应之间的竞争。自由基反应通常在放射线照射后约1ms内全部完成。

（三）生物阶段

生物阶段(biological phase)包括所有的继发过程。开始于残存化学损伤作用的酶反应,轻者经过机体的代偿、修复,大部分被修复可以继续存活,小部分在细胞损伤的基础上引起器官、组织的辐射生物学效应,极小部分不能修复的损伤造成细胞死亡。

由于干细胞的杀灭及丢失,正常组织在受照后的数周或数月内会出现损伤,如皮肤或黏膜破损等。在后续的一段时间内,正常组织或肿瘤会出现代偿性的细胞增殖,表现出晚期反应,如各类软组织或脏器的纤维化、中枢神经损伤等。更晚的放射性损伤可表现为辐射致继发肿瘤。因此,该阶段可观察到的电离辐射效应可持续数小时至若干年。

二、电离辐射对生物体作用的基本原理

电离辐射作用于机体,从开始照射到产生各种不同类型和不同程度的损伤,在生物体内经历一系列事件,一般认为放射线对生物机体的作用分为原发作用和继发作用。

（一）辐射的原发作用

辐射的原发作用(primary effect of radiation)是指在放射线作用下机体最早发生的变化,主要表现为电离辐射对生物大分子的损伤。在电离辐射对生物大分子的损伤机制中,既有射线对细胞内生物大分子的直接作用;也有辐射作用于细胞内水分子,引起水分子的电离和激发,产生许多活性

产物（如自由基），后者引起生物大分子损伤的间接作用。辐射作用于水分子和生物大分子，均可引起电离作用和激发作用。

1. 电离作用 生物体中的分子被高能粒子或光子流撞击时，其轨道电子被击出，产生自由电子和带正电的离子，即形成离子对的过程称为电离作用。

2. 激发作用 当电离辐射与生物体大分子相互作用，其能量不足以将分子的轨道电子击出时，可使电子跃迁到较高级的轨道上，使分子处于激发状态，这一过程称为激发作用。被激发的分子很不稳定，容易向邻近分子或原子释放能量，在辐射生物效应中其作用较弱，通常可以忽略不计。

3. 水的电离和激发作用（ionization and excitation of water） 生物体由各种物质的分子组成，除生物大分子（核酸、蛋白质）和无机分子外，水分占生物体重 70% 左右，细胞内 80% 的是水。因此，电离辐射作用于机体生物大分子的同时，也作用于机体内水分子。水分子的电离和激发简式为

$$H_2O \xrightarrow{\text{激发}} H_2O^* \longrightarrow H\cdot + \cdot OH$$

式中，H_2O^* 代表被激发的水分子，$H\cdot$ 代表氢自由基，$\cdot OH$ 代表羟自由基。

间接作用与细胞中的水辐解产物——活性氧（reactive oxygen species，ROS）的形成有关，ROS 基团最广为人知的成员是超氧自由基（O_2^-）、过氧化物自由基（$HO_2\cdot$）、过氧化氢（H_2O_2）、羟自由基（$\cdot OH$）、单线态氧（$^1O_2$）等。每 100eV 的吸收电离辐射能量平均产生 2.4 个 OH·、2.8 个溶剂化电子、0.4 个氢原子、0.8 个 H_2O_2 分子、0.4 个 H_2 分子和更少的其他化合物。

水的电离分解过程包括 3 个阶段（图 2-2）：

（1）物理阶段：发生在初始物质电离辐射相互作用后约 1fs，包括能量吸收过程。该阶段会形成电离水分子（H_2O^+）、激发水分子（H_2O^*）和亚激发电子（e^-）。

（2）物理-化学阶段（$10^{-15} \sim 10^{-12}$s）：发生了许多过程，包括离子-分子反应（$H_2O^+ + H_2O \rightarrow H_3O^+ + \cdot OH$）、离解（$H_2O^* \rightarrow \cdot OH + H\cdot$）、激发态的自电离、亚激发电子的融合（$e^- \rightarrow e^-_{aq}$）、孔隙扩散等。

（3）化学阶段（$10^{-12} \sim 10^{-6}$s）：物种在轨道中反应，然后在溶液中扩散。因此，它们可以相互作用，也可以与周围的分子（溶质中）发生反应。由于自由基的扩散和随后的化学反应，粒子的轨迹会扩大。

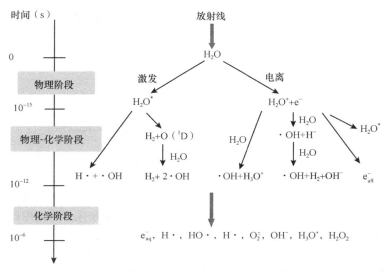

图 2-2 水的电离分解 3 个阶段的主要反应

电离和激发过程中都产生自由基。自由基是指能独立存在的，具有一个或多个不配对轨道电子，能与其他具有不配对电子的原子或分子形成化学键的电子、分子、基团或离子。自由基最大特性是

化学不稳定性和高反应活性，可使分子结构破裂造成生物大分子的损伤；同时寿命很短，·OH 平均寿命为 $10^{-9}\sim10^{-8}s$，生物分子自由基平均寿命也多为 $10^{-6}\sim10^{-4}s$。电离辐射对机体作用的重要后果之一是产生自由基。

自由基有以下特点：

（1）自由基性质活泼，易与其他分子发生反应。它比电离作用产生的离子（如 H_2O^+）要稳定得多，寿命也较长，故危害较大。

（2）小分子的自由基可在介质中扩散，并从与其相遇的分子中获取所需电子，这是小分子自由基与距其产生部位较远的分子发生反应的一种方式。

（3）自由基影响其他分子的另一种方式是将"多余"的电子传给邻近的分子，后者又将其传给另外的分子，接受此电子后变成自由基，这种链式反应可依次在一群分子中发生。

（4）自由基除给出电子外，也可以从其邻近分子中夺取电子，使后者变成自由基，也可发生链式反应，引起细胞功能的变化，导致损伤性后果。

4. 直接作用　在生物机体内，直接作用（direct effect）是指任何形式的电离辐射作用于有生物活性的大分子，如核酸、蛋白质和酶等，使其发生电离、激发或化学键的断裂而造成分子结构和性质的改变，从而引起细胞功能和代谢障碍。辐射主要可直接引起 DNA 的断裂、裂解、合成障碍等，如图 2-3 所示。此外，某些酶也可受辐射作用而降低、丧失活性。电离辐射也可直接破坏生物膜系的分子结构，如核膜、线粒体膜等，干扰细胞器的正常功能。高传能线密度辐射（如中子或 α 粒子辐射）主要是直接作用。

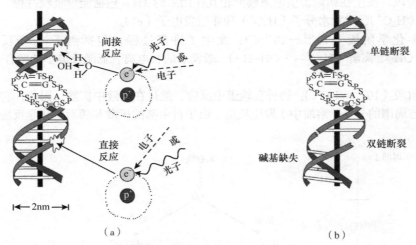

图 2-3　电离辐射对 DNA 的作用
（a）电离辐射的直接作用和间接作用；（b）辐射导致 DNA 损伤的类型

5. 间接作用　在生物机体内，间接作用（indirect effect）主要是指辐射通过与细胞内的其他原子或分子（特别是水）相互作用，产生一系列自由基，这些自由基达到并损害关键靶 DNA，引起生物大分子的损伤。常见的自由基有 H·、·OH、e^-_{aq}、H_2O_2 等，这些自由基再与生物分子发生物理-化学变化生成生物分子自由基，称次级自由基。如图 2-4 所示，间接作用是通过辐射产生的入射光子与水分子相互作用产生的活性氧（ROS）来介导的，ROS 导致 DNA 损伤。由于细胞内生物大分子存在于含大量水分子的环境中，故间接作用在引起生物大分子损伤中具有重要意义。据统计，X 射线对哺乳动物细胞 DNA 的损伤，约 2/3 是由·OH 所致。低传能线密度辐射主要以间接作用为主。

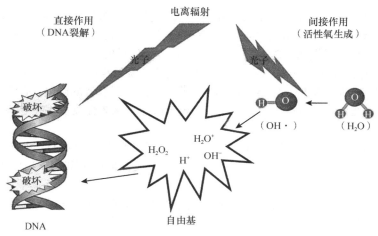

图 2-4　电离辐射的直接作用和通过自由基介导的间接作用

（二）辐射的继发作用

辐射的继发作用（secondary effects of radiation）是指机体吸收辐射能量导致出现明显症状之后的一系列变化。其机制较复杂，主要包括以下几方面：

1. 神经体液失调　研究显示，神经系统的功能状态对辐射的继发作用有较大影响。例如，神经系统营养功能障碍可影响病理过程的发生发展；体液作为形成氧化剂的主要介质，参与整个致病过程。

2. 细胞膜和血管壁的通透性改变　通过射线的直接作用或间接作用，损伤局部血管内皮引起血管通透性改变，进而影响血液向组织和细胞供应营养致使损伤发展。

3. 毒血症　受照后细胞或组织中会产生有毒的活性物质，这些物质导致进一步放射损伤。

机体接受电离辐射后会引起原发损伤，并通过神经体液的作用引起继发损伤；另外，机体也有修复、再生和代偿能力；其预后取决于损伤和修复的综合结果。此外，在损伤修复过程中由于 DNA 改变，有可能出现远期效应，如致癌效应。总之，放射生物学效应是一个非常复杂的综合调控过程，对其进行研究有重要的临床意义。

第二节　电离辐射的分子生物学效应

电离辐射诱导的机体损伤与修复是以细胞及细胞内生物大分子的损伤与修复为基础的复杂生物学过程，其中放射性 DNA 损伤与修复和细胞损伤与修复是两大重点。当然，蛋白质和酶的辐射效应及一些重要代谢的紊乱也不能忽视。

一、电离辐射对 DNA 的生物效应

脱氧核糖核酸（deoxyribonucleic acid，DNA）是引起一系列放射生物学效应（包括细胞死亡、突变和致癌作用）的关键靶分子。DNA 是电离辐射作用的靶分子，在细胞辐射损伤中起重要作用。电离辐射对 DNA 结构的影响比较复杂，其放射分解产物也是多样的，因此，要了解其放射生物学效应，必须从带电粒子的作用及化学基团产物所引起的 DNA 断裂开始。

（一）DNA 的辐射损伤

DNA 是细胞繁殖遗传的重要物质基础，是引起细胞生化、生理改变的关键性物质。大量的实验支持 DNA 是电离辐射作用的靶分子，在细胞辐射损伤中起重要作用。细胞中射线致 DNA 损伤

的同时，在一定范围内也伴随着 DNA 的修复。此外，射线对 DNA 的复制有明显的抑制作用，但对细胞的其他重要生命过程，如蛋白质生物合成等，不及对 DNA 复制那样作用直接。射线对 DNA 的影响可概括为 DNA 分子损伤、DNA 合成抑制和 DNA 降解增强。

1. DNA 链的损伤（DNA strand lesion）　　DNA 是双螺旋结构的大分子，由两条多核苷酸长链组成。其结构一旦被破坏，即使是很微小的损伤，若得不到及时有效的修复，必将引起遗传信息的错误表达。DNA 损伤是复制过程中发生的 DNA 核苷酸序列永久性改变，并导致遗传特征改变的现象。

（1）DNA 损伤的原因：外界环境和生物体内部的因素都经常会导致 DNA 分子的损伤或改变。目前认为，导致 DNA 损伤的原因有 3 类：DNA 分子的自发性损伤、物理因素引起的 DNA 损伤和化学因素引起的 DNA 损伤。

1）DNA 分子自发性损伤：是由 DNA 复制中的错误和碱基的自发性化学变化造成 DNA 的损伤。

2）物理因素引起的 DNA 损伤：射线引起的 DNA 损伤是最引人注意的，常是源于紫外线引起的 DNA 损伤和电离辐射引起的 DNA 损伤。

3）化学因素引起的 DNA 损伤：化学因素对 DNA 损伤的认识最早来自对化学武器杀伤力的研究，以后对癌症化疗、化学致癌作用的研究使人们更重视突变剂或致癌剂对 DNA 的作用。包括烷化剂对 DNA 的损伤和碱基类似物对 DNA 的损伤。

（2）电离辐射引起 DNA 损伤的类型：电离辐射损伤 DNA 有直接和间接的效应，DNA 分子的放射损伤与细胞功能障碍、突变、癌变、染色体畸变及细胞死亡均有密切关系。DNA 损伤和修复的类型，总结具体见图 2-5，其中，电离辐射引起 DNA 分子损伤的形式主要有以下 4 种。

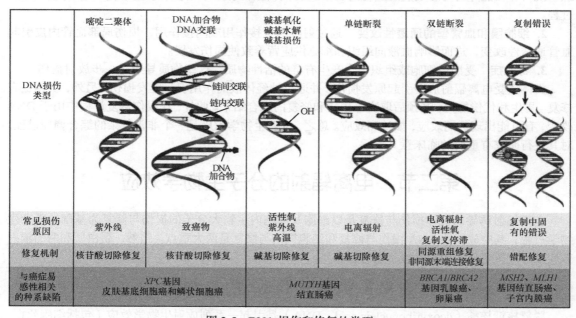

图 2-5　DNA 损伤和修复的类型

1）DNA 链断裂（DNA strand breaks）：链断裂是电离辐射所致 DNA 损伤中较常见的重要形式。其包括单链断裂（single strand break，SSB）和双链断裂（double strand break，DSB）两种形式。前者是指 DNA 双螺旋结构中一条链断裂，而后者是指两条互补链的断裂之间距离不大于 4 个碱基对。DNA 链断裂可导致 DNA 解聚、分子量变小。完整的 DNA 出现单链断裂对细胞杀灭几乎没作用，因为它们很容易以对侧的互补链为模板使损伤得到修复，但如果是错误修复则可能产生突变。双链断裂难以修复，是细胞死亡的重要原因。

电离辐射引起 DNA 链断裂的特点：

A. DNA 分子受照射后单链和双链断裂数随受照射剂量的增加而增多，而射线所致细胞内 DNA 的双链断裂生成率远比单链断裂少得多，双链断裂为单链断裂的 1/20～1/10。

B. 高传能线密度辐射或高剂量率低传能线密度辐射均易造成双链断裂，随着传能线密度的升高，单链断裂减少而双链断裂增多。

C. 氧效应使 DNA 链断裂增加。

D. DNA 链断裂发生部位：4 种碱基的辐射敏感性依次为 T＞C＞A＞G。

2）碱基变化（DNA base change）：①碱基环被破坏；②碱基脱落丢失；③点突变（point mutation）；④形成嘧啶二聚体等。

点突变指只有一个碱基对发生改变。广义点突变可以是碱基替换，单碱基插入或碱基缺失；狭义点突变也称作单碱基替换（base substitution）。碱基替换又分为转换（transition）和颠换（transversion）两类。点突变可能对蛋白质功能有广泛的影响（图 2-6），产生不同的效应：①同义突变（synonymous mutation）或沉默突变（silent mutation）；②错义突变（missense mutation）；③无义突变（nonsense mutation）；④移码突变（frameshift mutation）。

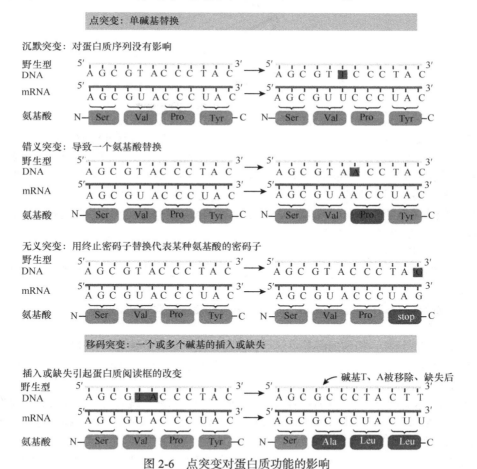

图 2-6　点突变对蛋白质功能的影响

Ser，丝氨酸；Val，缬氨酸；Pro，脯氨酸；Tyr，酪氨酸；Ala，丙氨酸；Leu，亮氨酸；stop 表示停止

3）DNA 交联（DNA cross-linkage）：电离辐射作用于机体后，可通过自由基的作用产生 DNA-DNA 交联和 DNA-蛋白质交联（图 2-7）。其形成过程是在 DNA 大分子内部两条多核苷酸链中对角的鸟嘌呤，经射线作用而发生交联，导致 DNA 正常分子结构被破坏，从而干扰或破坏了

DNA 的复制和转录功能。

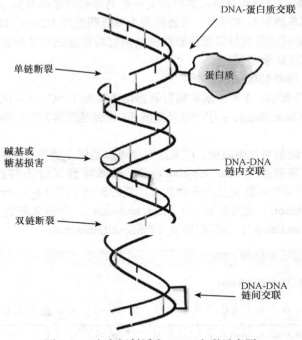

图 2-7　电离辐射诱发 DNA 交联示意图

4）DNA 二级和三级结构的变化：DNA 双螺旋结构靠氢键、碱基堆积力和离子键 3 种力量保持其稳定性。在电离辐射作用下，DNA 大分子发生变性和降解。DNA 变性是指双螺旋结构解开，氢键断裂出现增色效应，旋光性和黏度降低，浮力明显升高，酸碱滴定曲线改变，同时失去生物活性。DNA 降解比变性更为剧烈，伴随核苷酸链内共价键的断裂，分子量降低。

2. DNA 损伤的修复（repair of DNA damage）　DNA 损伤修复类型取决于 DNA 损伤的性质和细胞内如何检测到这种基因组异常。

（1）DNA 损伤修复类型

1）DNA 单链断裂的修复：在哺乳动物细胞中很快被修复，其重接是依靠细胞内原有 DNA 连接酶进行的。

2）DNA 双链断裂的修复：哺乳动物细胞大多数都能进行双链断裂的修复，重接是依靠连接和重组两种过程完成的。

3）碱基损伤的修复：损伤的碱基虽然可被修复，但只是部分修复，并非完全修复。

4）DNA 修复合成：该合成起始于损伤后即刻，并随时间延长而增加，但与细胞周期没有关系，称为 DNA 期外合成或程序外 DNA 合成。

（2）DNA 损伤修复机制：电离辐射引起的 DNA 损伤修复，既有化学修复过程，又有酶修复过程。一种 DNA 修复途径可处理多种类型的 DNA 损伤，而一种类型的 DNA 损伤也涉及多种修复途径，如图 2-5 所示。

1）光复活修复（photoreactivation repair）：又称光逆转。这是在可见光（波长 380～780nm）照射下由光复活酶识别并作用于二聚体，利用光所提供的能量使环丁酰环打开而完成的修复过程。这种修复功能虽然普遍存在，但主要是低等生物的一种修复方式，随着生物的进化，它所起的作用也随之削弱。

2）切除修复（excision repair）：是经专一性酶的作用，切除 DNA 单链损伤部位，以互补链为模板修复成完整无误的 DNA 链的一种修复过程。它是机体细胞 DNA 损伤修复最为普遍的方式，在机体保持遗传稳定性中起着非常重要的作用，基本步骤包括识别、切除、修补和连接。

切除修复具有以下特点：第一，修复准确、无误而有效，最具有生物学意义；第二，机体细胞和细菌系统中普遍具有这种修复系统和修复能力；第三，对辐射、化学诱变剂、致癌剂等所致各种形式的 DNA 损伤均具有广泛的修复能力。

3）重组修复（recombination repair）：被电离辐射作用切断的 DNA 双链，在细胞 DNA 复制之后进行修复，其修复过程借助 DNA 链间的重组来实现的，故称为重组修复。修复发生在复制之后，故又称复制后修复。

4）SOS 修复（SOS repair）：是细胞 DNA 分子受到较大范围的严重损伤，并且复制功能受到抑制时，诱发产生的一种错误倾向修复或诱发突变修复。这种修复虽然消除了细胞的致死性损伤，但嵌入的错位的核苷酸序列，可导致突变的发生，造成生物遗传远期后果较为复杂。这是在射线或化学物质引起 DNA 分子严重损伤时，细胞处于危急状态下为保障细胞生命而发生的一种修复功能，故以国际紧急呼救信号 SOS 命名。

各种因素所引起的 DNA 损伤可通过上述各种修复功能进行修复。若修复功能有缺陷，可出现两种后果：一是细胞死亡；二是基因突变，并由此进而转化为生殖细胞的遗传性疾病和体细胞的癌变。在放射防护研究中应注意：一是要考虑对 DNA 分子的直接保护；二是保护与 DNA 修复有关的酶及细胞膜结构；三是要给细胞创造有利于受照射后修复的条件，以达到提高细胞存活率和降低突变率的目的。

（二）DNA 代谢的改变

1. DNA 合成抑制（DNA synthesis inhibition） 是一个非常敏感的辐射生物效应指标，受 0.01Gy 照射即可观察到抑制现象。射线对 DNA 复制过程的影响，是一个相当复杂的生物化学过程，目前对其合成抑制的原因尚不完全清楚。其可能的原因：照射后 DNA 合成抑制与合成 DNA 所需的 4 种脱氧核苷酸形成障碍、酶活力受抑制、DNA 模板损伤、启动和调控 DNA 合成的复制子减少及能量供应障碍等有关。

2. DNA 分解代谢增强（enhancement of DNA catabolism） 在 DNA 合成抑制的同时分解代谢增强，其突出表现为 DNA 酶活性增高。原因可能是射线破坏了溶酶体和细胞核的膜结构，使 DNA 酶释放并与 DNA 接触，从而导致 DNA 分解，细胞和组织中 DNA 降解产物堆积和从尿中的排泄量增多。主要代谢产物是脱氧聚核苷酸、脱氧胞嘧啶核苷、胸腺尿嘧啶核苷及 β-氨基异丁酸。其中，应用于实际检测的 β-氨基异丁酸是胸腺嘧啶的代谢产物，在急性放射损伤时尿中排泄量显著增多，可高于正常值数倍至 10 倍。该种效应与照射剂量间存在着线性关系。

二、电离辐射对细胞膜的生物效应

除了染色体 DNA 是细胞死亡的主要靶分子外，核膜也可能是辐射致细胞死亡的作用部位。实际上这两种观点并不互相排斥，因为一部分 DNA 在细胞周期的某些时相与核膜是紧密相连的。

（一）辐射对膜蛋白和膜脂质的影响

1. 辐射对膜蛋白的影响 细胞膜和细胞器膜的蛋白质含量可高达 50%～60%，大量的膜蛋白本身就是一些酶类和受体。所以膜的许多辐射效应与膜蛋白分子的放射损伤有关。电离辐射可使膜蛋白结构中的—S—S 键还原，—SH 基氧化，使肽键和氢键断裂，破坏蛋白质的结构，影响膜的正常功能。膜上的功能蛋白质有多种，主要是酶类和受体，这些酶放射后活性改变，必然会对膜蛋白产生明显的影响。

2. 辐射对膜脂质的影响 各类生物膜均具有其特有的脂质成分，但共同特点是都有含不饱和双键（—C=C—）的各种磷脂，即含有亚油酸、亚麻酸等一些多不饱和脂肪酸。这些物质对射线的作用很敏感，易被自由基氧化而形成脂质过氧化物。脂质过氧化作用可使膜中的蛋白质和酶分子发生聚合与交联，导致蛋白质和酶的化学结构改变和功能紊乱，甚至使线粒体破坏、DNA 合成和细胞分裂受抑制等。细胞膜中的脂质过氧化作用不仅与放射损伤有关，还与癌症等许多慢性疾病的发生及衰老等也有密切关系。总之电离辐射所致膜脂质过氧化作用是辐射损伤细胞膜的重要原因之一。实验证明，消除自由基可防止或减轻不饱和脂肪酸的脂质过氧化，从而减轻细胞的放射损伤。

（二）辐射对膜的理化性质、受体功能的影响

电离辐射对膜的表面电荷膜的通透性等理化性质的影响及对膜上各种受体功能的改变，可作为检测放射损伤的敏感指标之一。

1. 电离辐射对细胞膜理化性质的影响　电离辐射后，细胞膜的表面电荷可发生改变。通常，细胞膜表面带负电荷，其主要来源是暴露在膜表面上的唾液酸、透明质酸等。低剂量或中等剂量 γ 射线照射后，膜的超分子结构遭到破坏，致使带负电荷的基团被遮盖起来。膜表面电荷与细胞代谢、细胞识别、细胞增殖都密切相关，细胞膜电位的下降与细胞死亡率存在相关性。总之，电离辐射作用可使细胞膜表面电荷发生改变，特别是照射后短时间内，膜电荷的减少具有明显的剂量-效应关系。

电离辐射对细胞膜的通透性亦存在影响。例如，大鼠再生肝细胞受 0.5~1.5Gy X 射线照射后 1h 可观察到核膜和线粒体膜的损伤，其损伤程度随剂量增大而加重；致死剂量照射后核膜中的膜孔数目减少，较低剂量照射后即可观察到鼠肝线粒体膨胀，这些说明线粒体膜的结构已经发生了改变，线粒体膜结构的损伤必然会影响细胞的能量代谢。

2. 辐射对膜受体功能的影响　给予淋巴细胞 0.5~25Cy γ 射线照射，可以观察到 B 淋巴细胞受照 24h 后，细胞表面免疫球蛋白受体的减少与照射剂量成正比，即 B 淋巴细胞表面抗原抗体复合物帽形成作用被抑制。此抑制作用可能与微管结构的直接损伤有关。B 淋巴细胞受照 1Gy 后，B 淋巴细胞表面抗原抗体复合物帽形成的细胞数减少 50%，并随剂量的增加而逐渐减少，照射至 25Gy 时约减少 70%。同时，照射后 T 淋巴细胞表面的理化性质也迅速改变，0.5~25Gy 照射 2h 后，可见 E-玫瑰花环的形成被抑制 10%~80%，这说明 T 淋巴细胞在受照射后早期就已有膜受体功能的改变。

总之，电离辐射细胞膜时可发生一系列损伤性变化。机体的放射损伤效应，是细胞损伤的综合反映，而细胞损伤又是许多结构破坏和代谢失调相互作用、相互加强的结果。

三、电离辐射对细胞的辐射效应

电离辐射所致人体的急性和慢性损伤、近期和远期效应，都以辐射对细胞的损伤作用为基础。辐射对细胞的损伤效应不仅与细胞类型有关，而且与受照细胞所处的周期时相有关。因此，即使是同一类型细胞群体的细胞，其辐射敏感性也有明显差异。例如，核分裂期的细胞比间期细胞对辐射更为敏感，而休眠期（G_0）细胞具有明显的抗辐射能力。理解电离辐射对细胞的损伤作用，是认识整体辐射生物效应的重要基础。

（一）细胞的辐射敏感性

不同物种之间，同一物种不同组织细胞，同一组织细胞不同生长状态和细胞不同周期之间都存在辐射敏感性（radiosensitivity）的差别。有学者在研究大鼠睾丸的辐射效应时发现，分裂的细胞（生精细胞）受辐射的影响比不分裂细胞（间质细胞）要大，从而得出一种组织细胞的放射敏感性与其细胞的分裂活动成正比，与其分化程度成反比的结论。这些差异多与物种的进化程度、组织细胞的分化程度及遗传背景等因素有关。随着对一些遗传性疾病，如毛细血管扩张性共济失调综合征（ataxia-telangiectasia）和染色体断裂综合征（chromosome breakage syndrome）等的研究发现了患者细胞辐射敏感性增高现象，使人们在分子水平研究细胞辐射敏感性机制有了较好的模型。目前为止，致细胞辐射敏感性机制的研究多集中在遗传疾病、DNA 损伤修复和细胞周期调节与细胞辐射敏感

性的关系3个方面。并据此将人体各种器官、组织、细胞划分为放射敏感性不同的类别：

（1）高度敏感的有淋巴组织、胸腺、骨髓、胃肠上皮、性腺和胚胎组织等。

（2）中度敏感的有感觉器官、内皮细胞、皮肤上皮、唾液腺和肾、肝、肺的上皮细胞等。

（3）轻度敏感的有中枢神经系统、内分泌腺、心脏等。

（4）不敏感的有肌肉组织、软骨组织、骨组织和结缔组织等。

（二）细胞周期各时相的辐射效应

1. 细胞周期（cell cycle）　是指细胞从一次分裂完成开始到下一次分裂结束所经历的全过程，分为间期与分裂期两个阶段（图2-8）。间期又分为三期，即DNA合成前期（G_1期）、DNA合成期（S期）与DNA合成后期（G_2期）；分裂期即细胞分裂期（M期）。

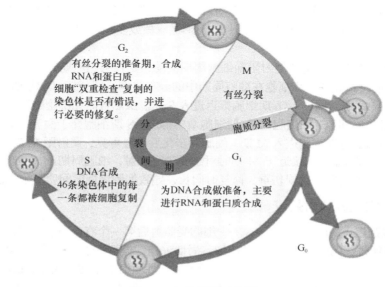

图2-8　细胞周期时相图

（1）DNA合成前期（G_1期）：从有丝分裂到DNA复制前的一段时期，此期主要合成RNA和核糖体。该期特点是物质代谢活跃，迅速合成RNA和蛋白质，细胞体积显著增大。这一期的主要意义在于为S期的DNA复制做好物质和能量的准备。

（2）DNA合成期（S期）：在此期，除了合成DNA外，同时还要合成组蛋白。DNA复制所需要的酶都在这一时期合成。

（3）DNA合成后期（G_2期）：是有丝分裂的准备期。在这一时期，DNA合成终止，合成大量RNA及蛋白质，包括微管蛋白和促成熟因子等。

（4）有丝分裂期（M期）：需要经前、中、后、末期、是一个连续变化过程，由一个母细胞分裂成为两个子细胞。一般需要1～2h。

（5）休眠期（G_0期）：一些细胞处于真正休止状态，不参加周期活动，这些细胞称为静息细胞或G_0期细胞，这类细胞受某种刺激后仍能进入周期，继续进行有丝分裂，成为G_1期细胞。

研究发现，放射敏感性最高的时相是M期和G_2期。S后期的放射抗性最大（最不敏感），S早期次之，再次为G_1期。虽然不同时相的细胞辐射敏感性不同，但一定剂量以上的辐射对它们均有不同程度的损伤。处于或接近有丝分裂的细胞最敏感，即G_2期通常最敏感，大致与M期的敏感性相等。S期细胞较其他各期细胞敏感性最低，可能与此期细胞因复制使DNA倍增，DNA双链已经形成，单链被射线打断时，对侧链可作为模板进行修复有关。电离辐射对细胞周期进程的影响主要是杀伤细胞和阻断细胞周期内各时相的正常进展。

2. 辐射对细胞的损伤　处于 M 期的细胞对辐射很敏感，小剂量照射可使细胞即刻死亡或染色体畸变等，导致下一次细胞分裂时子代细胞死亡。间期细胞除 G_2 期细胞敏感外，其他细胞则因处在不同时相而敏感性不同，其损伤程度稍有差别。辐射对细胞的损伤可表现为以下形态学方面的病理改变：

（1）细胞核改变：包括细胞核肿胀、固缩、溶解、碎裂等变化。

（2）染色体畸变：在 G_1 期和 S 早期细胞，DNA 尚未合成，染色体也未复制，此时损伤表现为染色体畸变；S 晚期、G_2 期、M 中期，染色体已复制纵裂为两个染色单体，此时损伤表现为染色单体畸变。

（3）膜的改变：主要有核膜肿胀甚至核膜破裂。细胞器中线粒体对辐射最敏感，其形状大小改变、肿胀、膜嵴减少甚至破裂，从而影响细胞能量供应和氧化反应。

（4）细胞分裂与生长脱节：一定剂量照射后，有的细胞表现为 DNA、RNA 和蛋白质的合成未受明显影响，细胞核分裂，但细胞质不能分裂，而形成双核或多核细胞；或由于染色体黏滞性增加，相互粘连不能分离而形成巨核细胞。

3. 阻断细胞周期活动　电离辐射阻断细胞周期活动，延长细胞周期时间。影响程度取决于受照射时细胞所处的时相和各时相细胞在细胞周期中的分布比例。受照射后 G_2 期细胞推迟进入 M 期，S 期细胞推迟进入 G_2 期，同样，G_1 期细胞推迟进入 S 期。虽然各时相细胞受照射后均推迟进入下一期的细胞周期活动，但 G_2 期细胞比 G_1 期细胞敏感得多，S 期细胞介于两者之间。用相当小的剂量照射即可明显推迟 G_2 期细胞进入 M 期。细胞同步化后明显可见，照射距 M 期的间隔时间越长，细胞周期延长的时间越短。越接近于 M 期时对细胞进行照射，细胞周期延长的时间越长，说明对辐射敏感的 G_2 期细胞受照射后损伤重，修复时间长，导致细胞周期时间明显延长。

（三）细胞增殖的辐射效应

1. 细胞分裂延迟（cell division delay）　细胞受照射后第一个有丝分裂周期的进程发生变化，最终表现为分裂延迟。可逆的剂量依赖性的细胞周期进程延迟可见于各种哺乳动物细胞，延迟可出现在细胞周期的一段或几段。照射引起的最重要的可逆性阻滞发生在有丝分裂前的 G_2 期，受照射细胞由细胞进程的 G_1 期和 S 期移入 G_2 期。细胞因受照射剂量不同而延缓不同时间才进入 M 期，在细胞分裂之前被阻滞在靠近 G_2 期中部的某一特定点。阻滞在 G_2 期的时间取决于细胞受照射时所处的时相，多数细胞系都是在 S 晚期或 G_2 期照射者延迟时间最久。G_1 期照射者延迟时间最短暂。因此，G_1 期细胞可以"赶上"延迟的 G_2 期细胞，致使堆积于 G_2 期的细胞开始半同步分裂时突然上升到异常的水平。目前，对这种可逆性细胞分裂延迟的机制尚不清楚，只知道与细胞核受照射有关，而与胞质受照射无关，也不涉及特异蛋白质的合成抑制，细胞分裂延迟，使照射和细胞实际死亡之间有相当的时间延迟。故可从细胞水平解释为什么照射对肿瘤或正常组织的效应要经过一周或几周才能表现出来。

电离辐射可诱导有丝分裂障碍致细胞死亡。在一些研究放射治疗或放射联合免疫治疗肿瘤的实验中，常可以观察到有丝分裂障碍。大多数非造血系肿瘤细胞在受到电离辐射后会出现有丝分裂障碍。目前认为，有丝分裂障碍引起的细胞死亡是实体性肿瘤受到放射治疗后主要的细胞死亡机制。目前，已提出两种诱发有丝分裂障碍致细胞死亡的机制。

（1）DNA 损伤修复和细胞周期检查点缺陷。①在 *p53* 功能缺失的细胞中，G_1/M 检查点功能受抑制，细胞以未成熟的状态（携带不能修复的 DNA 损伤）进入有丝分裂；②*p53* 对 DNA 修复也非常重要，*p53* 受损的细胞不能完成 DNA 修复。上述两点共同作用最终导致细胞因有丝分裂障碍而死亡。

（2）中心体过度扩增。在正常的有丝分裂过程中，中心体是主要的微管组织中心，形成双极的有丝分裂纺锤体。中心体对有丝分裂过程中产生的纺锤体极数起关键作用，并且对子代细胞中准确地分离染色体也很重要。过度扩增的中心体可能会导致多极有丝分裂纺锤体，从而使染色体分离异常，产生含多核或双核的巨大细胞，已有数个研究证实放射线诱导的有丝分裂死亡与中心体的异常复制有关。有报道，中心体的过度扩增是 DNA 修复功能低下的结果。新复制出的中心体不扩增。

2. 细胞死亡（cell death）　细胞遭受一定剂量的电离辐射作用后可发生死亡。对于哺乳动物中大多数增殖的细胞，辐射可引起其增殖死亡。而另一类增殖能力很低的细胞，多数在遭受大剂量照射后，立即崩溃、溶解而发生间期死亡。

（1）增殖死亡（proliferative death）：指大多数分裂较快的哺乳动物细胞受中等剂量（10Gy以内）照射后死亡，其机制是有丝分裂抑制，故又称有丝分裂死亡（mitotic inhibition），即细胞受照射后经过 1 个或几个分裂周期以后，丧失了继续增殖的能力而死亡，也称延迟死亡。未死亡细胞能够分裂的次数取决于辐射剂量。接着在一次异常分裂当中或以后发生变性，或在一次表面上成功的分裂之后于 G_1 期出现变性。有许多细胞并不立即变性，继续合成核酸和蛋白质，但不进一步分裂，而是逐渐增大形成巨细胞，最终变性、破裂而死亡。增殖死亡的机制主要是由于 DNA 分子损伤后错误修复和染色体畸变等原因导致有丝分裂的障碍。一般认为，DNA的放射损伤在细胞进入 M 期才表现出来，并固定为染色体畸变，某些染色体畸变引起致死性突变导致细胞死亡。

（2）间期死亡（interphase death）：指细胞受大剂量（100Gy 以上）照射后，在有丝分裂间期立即死亡，故又称非有丝分裂死亡。大多数细胞受中等剂量照射后，间期死亡并不是一种重要的死亡方式，但小淋巴细胞、精原细胞、卵细胞很易被射线杀死于间期。细胞迅即发生可见的形态学异常变化，如细胞核肿胀、细胞变性等。细胞间期死亡的发展有一个逐渐增加的过程。细胞死亡数随照射后的时间推移而渐增。大多在照射后 24h 内达到顶点，几乎全部细胞死亡（图 2-9）。间期死亡的发生机制主要涉及细胞核结构、膜的损伤和 ATP 生成障碍 3个方面。

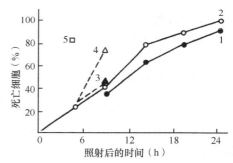

图 2-9　胸腺细胞体外照射后间期死亡的发展过程
1.0.8Gy；2.1.5Gy；3.10Gy；4.100Gy；5.200Gy

（3）凋亡（apoptosis）：也称固缩坏死或程序性细胞死亡。其作为辐射所引起的细胞死亡形式之一，高度依赖细胞类型。淋巴细胞更易于通过凋亡途径发生照射后快速死亡。大多数肿瘤细胞照射后丧失了再繁殖完整性，这是判断细胞死亡的重要标志。辐射诱导的凋亡大致分为以下 3 个阶段：

1）引发刺激：对于辐射诱导的凋亡而言，最初刺激如自由基等，通过作用于细胞表面受体，进而作用于 DNA 分子或其他非核靶点。

2）滞后阶段：在辐射和细胞凋亡之间存在的滞后阶段。

3）死亡反应：细胞开始发生一系列特征性生物形态改变及生物化学变化。

（4）自噬（autophagy）：是指细胞内受损、变性或衰老的蛋白质和细胞器被运输到溶酶体，溶酶体对其消化降解，以细胞质内自噬体的出现为标志的细胞自我消化过程，以双层膜结构包裹部分胞质和细胞器的自噬体为判断指标。自从发现射线可诱导肿瘤细胞自噬，对"放射线诱导的自噬是促进细胞生存还是导致细胞死亡"就存在争议。正常情况下，自噬是一种广泛存在于真核细胞内的自我保护机制，能实现细胞对自身代谢和能量的更新，维持细胞稳态，在调节细胞生存和死亡的过程中，也起着重要的作用。而一旦自噬功能紊乱，细胞也逐渐露出狰狞面容，肿瘤、神经退行性疾病等便接踵而来。

（5）坏死（necrosis）：是以酶溶性变化为特点的活体内局部组织细胞的死亡，通常被认为是无法控制的、不可逆的、混乱的细胞死亡形式。其特点是细胞肿胀，膜变形，细胞器击穿和溶酶体酶释放。在这些条件下，坏死细胞周围组织可能会发生感染、炎症或缺血。一定剂量辐射也可使细胞坏死。近期，一些研究表明细胞坏死是可调节的。目前尚不清楚放射线照射后细胞坏死调节机制，以及不同细胞类型发生放射线诱导细胞坏死发生的频率相异的机制。但是以上结果说明，作为辐射致细胞死亡机制之一，细胞坏死仍受细胞信号通路调节。

（6）衰老（senescence）：又称老化（aging），是细胞在正常条件下发生的细胞生理功能衰退和增殖能力减弱，以及细胞形态发生改变并趋向死亡的现象。主要表现为对外界环境变化的适应能力降低和维持细胞内稳态的能力降低。正常细胞随着端粒损耗会发生衰老。辐射会导致细胞产生活性氧，从而对 DNA、蛋白质、脂质的结构和功能造成损伤，引起代谢和功能的改变，最终导致细胞衰老或凋亡。

（四）细胞损伤的分类

电离辐射引起的细胞损伤大致分为 3 类：

1. 致死性损伤（lethal damage，LD） 用任何办法都不能使细胞修复的损伤。

2. 亚致死性损伤（sublethal damage，SLD） 照射后经过一段时间能完全被修复的损害。

3. 潜在致死性损伤（potentially lethal damage，PLD） 这是一种受照射后在一定条件下可以修复的损伤。

（五）细胞放射损伤的修复

1. 亚致死性损伤修复（sublethal damage repair，SLDR） 亚致死性损伤是指细胞接受辐射能量后引起的损伤不足以使细胞致死，如果损伤积累起来，就可以引起细胞死亡。但若给予足够的时间，则细胞有可能对这种损伤进行修复。

2. 潜在致死性损伤修复（potentially lethal damage repair，PLDR） 潜在致死性损伤是指照射后细胞暂未死亡，但如不进行干预，细胞将会发生死亡。假如改变受照射细胞所处状态。例如，若将其置于不利于细胞分裂的环境中，则受损伤细胞可得到修复而免于死亡。

3. 缓慢修复（slow repair） 毛细胞血管内皮对辐射的反应属缓慢修复。内皮细胞分裂缓慢，用刺激细胞增殖的方法观察到缓慢修复的过程，其半修复时间为 1 周，与潜在致死性损伤的修复类似，但时间长得多。

（六）机体组织的损伤修复

机体组织的损伤修复可发生在 3 个水平：组织水平、细胞水平、分子水平。

1. 组织水平的修复 是由未受损伤的正常细胞在组织中再植，形成新的细胞群体以替代由于辐射损伤而丧失了的细胞群体

2. 细胞水平的修复 发生于照射后第一次有丝分裂之前，表现为细胞存活率的增高。可由两种方式诱导：一是改变照射后细胞的环境条件；二是改变分割照射剂量。

3. 分子水平的修复 是通过细胞内酶系的作用使受损伤的 DNA 分子恢复完整性。分子修复可通过细胞内恢复过程反映于细胞水平的修复，并可由于细胞存活的提高最终反映于组织水平的修复。

第三节 辐射生物学效应分类和影响因素

机体受到电离辐射作用时，依据辐射的照射方式、照射范围、照射剂量率和效应出现时间等的不同，辐射所致生物学效应的种类也不同。同时，影响生物学效应的因素也较多。因此，本章节主要讲述辐射生物学效应的分类和影响因素。

一、辐射生物学效应分类

为深入研究辐射生物学效应的发生、发展规律，更有效地提供放射防护措施，在实际工作中，常对辐射生物学效应进行分类表述。

（一）按照射方式

1. 外照射效应（external irradiation effect）　辐射源由体外照射人体称外照射。外照射的生物学效应强。辐射源主要包括γ射线、中子、X射线等穿透力强的射线。

2. 内照射效应（internal irradiation effect）　放射性物质通过各种途径进入机体，以其辐射能产生生物学效应者称内照射。内照射的作用主要发生在放射性物质通过途径和沉积部位的组织器官，但其效应可波及全身。内照射的效应主要以射程短、电离强的α、β射线作用为主。

3. 混合照射效应（mixed irradiation effect）　兼有内、外照射的效应称为混合照射效应。混合照射效应较单一照射效应更显著。

（二）按照射范围

1. 局部照射效应（local irradiation effect）　当外照射的射线照射身体某一部位，引起局部组织产生效应时称局部照射效应。局部照射时身体各部位的辐射敏感性依次为腹部＞盆腔＞胸部＞头部＞四肢。

2. 全身照射效应（total body irradiation effect）　当全身均匀地或非均匀地受到照射而产生全身效应时称全身照射效应。照射剂量较小者为小剂量效应，照射剂量较大者（＞1Gy）可发展为急性放射病。大面积的胸腹部局部照射也可发生全身效应甚至急性放射病。根据照射剂量大小和不同敏感组织的反应程度，辐射所致全身损伤分为骨髓型（bone marrow type）、胃肠型（intestinal type）和脑型（central nervous system type）3种类型。

（三）按效应出现时间

1. 近期效应（short-term effect）　亦称早期效应（early effect），指照射后立即或数小时后出现的变化，如急性皮肤损伤、急性放射病等。近期效应又分为急性效应和慢性效应。

2. 远期效应（long-term effect）　亦称迟发效应（late effect），是指一次中等或大剂量X射线、γ射线、中子照射，或是长期小剂量累积作用，也可是放射性核素一次大量或多次小量侵入机体，在半年以后（通常是几年或几十年）出现的效应，其效应可表现于受照射本人，也可显现在其后代身上，如致癌效应、辐射性白内障、慢性放射病等。研究资料显示，远期损伤发生率在放射治疗10年后开始有所升高。

（四）按照射剂量率

1. 急性效应（acute radiation effect）　高剂量率照射，短时间内达到较大剂量，效应表现迅速。

2. 慢性效应（chronic radiation effect）　低剂量率长期照射，随着照射剂量增加，效应逐渐积累，经历较长时间表现出来。

（五）按效应发生的个体

1. 躯体效应（somatic effect）　受照射个体本身所发生的各种效应，是生物机体受到照射后产生的后果，因而不具有遗传性，受影响的只是受照射机体本身在放射防护中提及的辐射效应多为躯体效应。

2. 遗传效应（genetic effect）　电离辐射遗传效应主要是指辐射引起生殖细胞损伤，受损伤的精细胞或卵细胞发生基因突变，从而对胚胎或子代所致的影响，在子代表现出的效应。

生殖细胞发生突变会将突变的信息由细胞传给细胞，由亲代传给子代，这种遗传效应不仅出现在受照射的个体，还可影响到子孙后代，以致产生某种程度异常的后代或致死性疾病。生殖细胞内与遗传有密切关系的主要物质是基因或染色体。当细胞受一定剂量照射后，使 DNA 链上的基因位点或内部化学结构发生改变，即发生基因突变。基因突变后就按照新的位点及结构复制、传代而形成新型细胞，染色体突变是在染色体某片段上发生突变，导致染色体结构和数量的变化。成年人经低传能线密度辐射，一次全身照射 0.1～0.2Gy 可导致暂时性不育，6～8Gy 照射则可引起永久性不育。

电离辐射遗传效应的发生受生物种属，以及辐射性质、剂量、剂量率等多种因素的影响。高传能线密度辐射比低传能线密度辐射诱发基因突变率高，受照射剂量越大，基因突变越高，用 X、γ 射线照射，剂量率高，生殖性细胞诱发基因突变作用强。

（六）按效应的发生规律和照射剂量的关系

1. 确定性效应（deterministic effect） 旧称非随机性效应（nonstochastic effect），指效应的严重程度（不是发生率）与照射剂量的大小有关，效应的严重程度取决于细胞群中受损细胞的数量或百分率。它存在剂量阈值（threshold），剂量-效应曲线呈"S"形。主要的确定性效应有辐射致白内障、白细胞减少、皮肤放射损伤和辐射致不孕症等。表 2-1 列举了一些人体器官确定性效应及其剂量阈值。

表 2-1　一些人体器官确定性效应及其剂量阈值

器官	效应	单次吸收阈值（Sv）	长期吸收阈值（Sv/年）
睾丸	不育	3.5～6.0	2
卵巢	不育	2.5～6.0	>0.2
眼睛晶状体	可见混浊	0.5～2.0	>0.1
	白内障	5.0	>0.15
骨髓	造血功能障碍	0.5	>0.4

2. 随机性效应（stochastic effect） 指效应的发生率（不是严重程度）与照射剂量的大小有关，不存在阈值。遗传效应和辐射诱发癌变等属于随机性效应。这种效应在个别细胞损伤（主要是突变）时即可出现（图 2-10）。表 2-2 列出了辐射引发随机性效应的概率。

表 2-2　辐射引发随机性效应的概率（10^{-2}/Sv）

受照人群	癌症	遗传疾病	合计
全部	5.5	0.2	5.7
成年	4.1	0.1	4.2

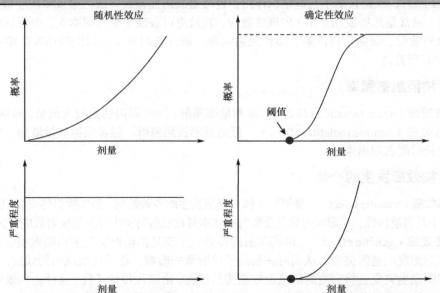

图 2-10　随机性效应和确定性效应各自的概率-剂量和严重程度-剂量关系曲线示意图

（七）电离辐射的旁效

电离辐射的旁效（bystander effect）是指受照细胞周围未受照的细胞也产生类似的辐射效应，如基因突变、细胞凋亡等，导致总体辐射效应高于常规理论预期的辐射损伤效应。

辐射生物学效应分类较多，但不同的效应分类之间有其内在联系，为方便理解及记忆，把部分内容总结在图 2-11 及表 2-3 中。

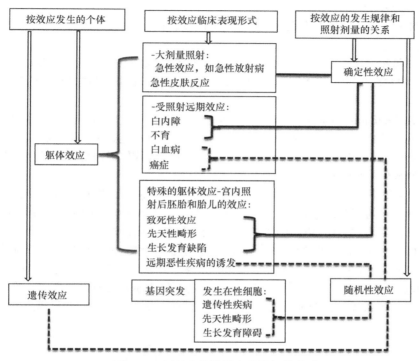

图 2-11　辐射生物学效应分类间的联系

表 2-3　不同生物学效应间的关联

按效应发生规律和照射剂量的关系分类	按效应出现时间分类	按效应发生的个体分类	效应的表现形式
确定性效应	近期效应	躯体效应	皮肤损伤 生育器官损伤 造血器官损伤 消化器官损伤 中枢神经损伤
随机性效应	远期效应		白内障 免疫系统受损 癌变
		遗传效应	遗传病

二、影响电离辐射生物学效应的因素

影响电离辐射生物学效应的因素包括与辐射相关的因素、与机体相关的因素和介质因素的影响。

（一）与辐射相关的因素

1. 辐射类型（radiation type）　不同种类的电离辐射产生的生物学效应不同，高传能线密度辐射在组织内能量分布密集，生物学效应相对较强。故在一定范围内，传能线密度越高，相对生物效能越大。

另外，从电离辐射的物理特性来看，不同种类射线其生物学特性有很大差别。例如：

（1）α粒子的电离密度大，但穿透能力很弱，外照射时对机体的效应意义不大。但发射α粒子的放射性核素进入体内，则对机体的损伤作用很大。

（2）β粒子的电离密度较α粒子小，但穿透力较α粒子大，外照射可引起皮肤损伤，内照射也可引起明显的生物学效应。

（3）高能X和γ射线穿透能力很强，其电离密度较、β粒子小，外照射可引起严重损伤，需要给予特殊的防护措施。

（4）快中子和各种高能重粒子也都具有很强的穿透力，在组织内其射程末端发生极高的电离密度，具有强大电离辐射的杀伤作用，利用此特性，在临床上可用于肿瘤的放射治疗。防护措施更为严格。

2. 辐射剂量（radiation dosage） 与生物学效应之间存在一定的相依关系。照射剂量大小是决定辐射生物效应强弱的首要因素，在一定范围内剂量越大，效应越显著，从辐射作用的远期效应来看，受照射剂量越大，后果也越严重。例如，日本受原子弹爆炸辐射作用后的幸存者中，离爆炸中心越近者发生肿瘤和白血病的概率就越高。

辐射剂量与生物学效应之间不都是线性关系。如图 2-12 所示，指数曲线反映病毒、细菌、某些低等原生物和植物的辐射效应规律。"S" 形曲线符合多细胞机体，特别是高等动物的规律。由 "S" 形曲线可见，当死亡率在 50%附近时，曲线有急剧的变化，即在此处剂量较小的变化，就引起较明显的死亡率改变。放射生物学中常用引起被照射机体死亡 50%时的剂量作为指标衡量机体的放射敏感性，称为半数致死剂量（median lethal dose，LD_{50}）。LD_{50} 数值越小，机体的放射敏感性越高。在 LD_{50} 后面还可加一个下标，如 $LD_{50/60}$，此下标表示死亡发生的平均日数。$LD_{50/60}$ 即表示在 60 天内引起50%机体死亡的辐射剂量。根据事故性照射及参照动物实验推算人的 $LD_{50/60}$ 为 3～4Gy。

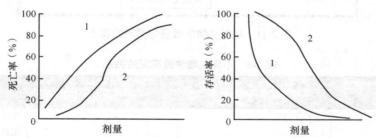

图 2-12 电离辐射引起的典型死亡曲线及存活曲线示意图
1. 指数曲线；2. "S" 形曲线

3. 辐射剂量率（radiation dose rate） 即单位时间内吸收的辐射剂量，通常以 Gy/d、Gy/h、Gy/min 或 Gy/s 表示。剂量率效应是指辐射剂量率对生物效应的影响。剂量率效应在近距离放疗中的影响比外照射更明显。临床实践表明，两种相同剂量分布的治疗计划可能由于剂量率的不同而产生完全不同的疗效，这表明剂量率的作用涉及复杂的放射生物学范畴。

低传能线密度辐射时，一般情况下剂量率越大，生物效应越显著。但当剂量率达到一定程度后，生物效应和剂量率之间失去比例关系。而且，剂量率对生物效应的影响随所观察的具体效应不同而异。要引起急性放射病，必须达到一定的剂量率阈值。每日 0.005～0.05Gy（0.5～5rad）的剂量率即使长期大量累积也不会引起急性放射病，只能引起慢性放射病。当剂量率达到每分钟 0.05～0.1Gy（5～10rad）或更高时，则有可能引起急性放射病，而且其严重度随剂量率增大而加重。小剂量辐射慢性作用时，剂量率对生物效应也有明显的影响；当累积剂量相同时，剂量率越高，远期效应（如白血病的发生率）越显著。在某些情况下，剂量率效应不明显。

　　近距离后装治疗时，照射可以按其剂量率效应的不同分为急速照射、慢速照射和迁延性照射。

　　（1）急速照射：是指剂量率在 2Gy/min 以上照射，在多数真核细胞系统中有生物学意义的照射剂量将在数分钟内给完，在照射过程中极少发生或不发生 DNA 单链断裂的修复，也看不见剂量率效应。

　　（2）慢速照射：是指剂量率低于 $2×10^{-3}$Gy/min，在多数真核细胞系统中，有生物学意义的照射剂量将需要数小时才能给完，DNA 单链断裂的修复大致是完全的。

　　（3）迁延性照射：是指剂量率低于 2Gy/min 但高于 $2×10^{-3}$Gy/min，在这个区域里，有生物学意义的照射剂量时间和 DNA 单链断裂的修复速率常数差不多，可以观察到剂量率效应，表现为剂量率变化时生物效应关系也随之变化。

　　4. 照射分割方式（method of irradiation segmentation）　分割照射使辐射生物学效应减轻。同等剂量照射，一次照射（single dose）比分次照射（fractionated dose）效应强；分割次数越多，各次照射间隔时间越长，生物学效应越小，这与放射损伤的修复有关。其基本原理是把一次剂量分成数次时可由于分次剂量之间亚致死性损伤的修复及在总治疗时间足够长的情况下由于干细胞的再群体化而保护正常组织（但如果总治疗时间太长也会同时降低肿瘤治疗效益）。与此同时，把一次剂量分成数次还可由于分次照射之间肿瘤细胞与氧的再氧合和肿瘤内细胞时相的再分布从而增加肿瘤对放射线的敏感性。

　　5. 辐射面积（radiation area）　当机体接受的其他辐射条件相同时，受照射面积越大损伤越严重。很显然，大面积照射机体所能耐受的剂量较低，并且患者出现生物学效应的时间很短。放射治疗中，针对局限于较小的面积肿瘤部位，给予高剂量，而对于周围的正常组织给予最大限度保护，从而降低对正常组织的损伤、对局部的肿瘤细胞达到最大程度的杀伤效果。而如果肿瘤较大，或者较弥散时，采取大面积的放疗是不适合的。

　　6. 照射部位（irradiation site）　当照射剂量和剂量率相同时，机体受照射的部位不同，生物学效应亦不同。从近期效应来看，腹部照射引起的后果最严重，其次为盆腔、头颈、胸部和四肢。这主要是与机体组织、脏器的放射敏感性有关。

　　7. 照射方式（irradiation mode）　包括外照射、内照射和混合照射。外照射可以是单向照射或多向照射，后者的效应大于前者，多向照射增强生物学效应的原因是组织接受的照射剂量较均匀。各种治疗方式有不同的生物学特性，应合理地运用并加强防护。

（二）与机体相关的因素

　　1. 不同种系辐射敏感性的差异　当辐射的各种物理因素相同时，生物机体或组织对辐射的反应可有较大的差别，即辐射敏感性不同。不同种系的生物辐射敏感性总的趋势是种系演化越高等、组织结构越复杂，其放射敏感性越高。微生物的致死剂量要比哺乳动物大千百倍。

　　2. 个体发育过程中的影响　哺乳动物在发育的不同阶段辐射敏感性不同，总的趋势是放射敏感性随着个体发育过程而逐渐降低。妊娠的最初阶段最敏感，在植入前期受照射最易引起胚胎死亡。胚胎器官形成期受照射胚胎死亡较少，但先天畸形的发生率很高。此后，胎儿组织的辐射抗力增高。但中枢神经系统的功能变化较多见。在出生后的个体发育过程中，幼年比成年人的放射敏感性高，老年机体由于各种功能衰退，其耐受辐射的能力明显低于成年时期。从远期效应看，在胚胎和胎儿期受照射，儿童发生癌症和白血病的危险度增高。

　　3. 不同组织和细胞的辐射敏感性差异　在同一个体内不同组织、细胞的放射敏感性有明显的差别。一种组织细胞分裂时细胞受辐射的影响比不分裂细胞要大，放射敏感性与其细胞的分裂活动成正比，与其分化程度成反比。并根据放射敏感性的不同划分为高度敏感、中度敏感、轻度敏感和不敏感的组织。

　　4. 亚细胞和分子水平的放射敏感性差异　同一细胞的不同亚细胞结构具有不同的放射敏感

性。细胞内各不同大分子物质的相对放射敏感性顺序为 DNA＞mRNA＞rRNA＞tRNA＞蛋白质。RNA 和蛋白质在整个细胞周期内持续合成，而 DNA 只在细胞周期的一部分时间（S 期）内合成，且与其他分子相比，DNA 分子数量有限，致使 DNA 分子损伤在细胞辐射效应中占有突出的地位。

5. 性别 育龄雌性个体的辐射耐受性稍大于雄性。这与体内性激素含量差异有关。

6. 生理状态 机体处于过热、过冷、过劳和饥饿等状态时，对辐射的耐受性亦降低。

7. 健康状况 身体虚弱和慢性病患者，或合并外伤时对辐射的耐受性亦降低。

（三）介质因素

细胞的培养体系中或机体体液中在照前含有辐射防护剂（radioprotectant），如含 SH 基的化合物可减轻自由基反应，促进损伤生物分子修复，能减弱生物效应，反之，如果含有辐射增敏剂（radiosensitizer），如亲电子和拟氧化合物能增强自由基化学反应，阻止损伤分子和细胞修复，能提高辐射效应。目前，放射防护剂和放射增敏剂在临床放射治疗中都有应用，前者为保护正常组织，后者为提高放疗效果，在临床治疗中有一定的影响电离辐射效应的作用。

1. 增敏剂（sensitizer） 氧、卤代嘧啶类化合物、亲电子性化合物、中药、乏氧细胞毒性化合物等。主要作用是降低细胞积累亚致死性损伤的能力，细胞存活曲线上表现为肩区和斜率的明显改变。

2. 防护剂（protective agent） 作用机制涉及自由基清除与氧有关的修复反应及对细胞的防护作用等。要求对肿瘤细胞无保护作用，而对大多数正常组织均有防护作用。

第四节　正常组织器官的辐射效应

一、正常组织的辐射反应分类

人体的正常组织按照生物学特性及对电离辐射的不同反应性，分成早反应组织（early response tissue）和晚反应组织（late response tissue）。

（一）早反应组织

早反应组织的特点为组织细胞更新快，经照射后损伤表现快，一般在辐射发生后 2～3 周出现，少数增殖快的组织在辐射后 1～2 天就开始增殖。早反应组织的特点是细胞更新很快，因此，受照射后损伤很快便会表现出来。通常用 α/β 值代表组织的修复能力，α 型损伤是致死性损伤，β 型损伤是亚致死性损伤、可修复的。早反应组织的 α/β 值通常较高，说明发生的亚致死性损伤减少，即发生修复的机会和能力越小。损伤之后是以活跃增殖来维持组织中细胞数量的稳定，进而使组织损伤得到恢复的。人体内早反应组织或细胞主要包括小肠、皮肤（基底细胞）、黏膜、骨髓、生殖细胞等。

（二）晚反应组织

晚反应组织的特点为细胞群体增殖很慢，增殖层的细胞在数周甚至 1 年或更长的时间内不进行自我更新（如脑神经组织、脊髓等），辐射后损失出现得很晚；因此，放射治疗时，在提高肿瘤局部控制率的同时，一定要注意对照射野内及邻近正常晚反应组织的保护。晚反应组织的另一特点是这些组织中细胞群体的更新很慢，增殖层次的细胞在数周甚至 1 年或更长时间也不进行自我更新（如神经组织），因此损伤很晚才会表现出来。晚反应组织的 α/β 值较低，修复能力强。人体内晚反应组织主要包括脑、脊髓、肾、肺、肝、皮肤（真皮层细胞）。

（三）早、晚反应组织的放射生物学差异

1. 放射性损伤的机制不同 早反应组织的损伤严重程度取决于被放射线杀灭的细胞数目，而晚反应组织的损伤还与实质细胞和血管内皮的损伤及其他环境状况等因素有关。

2. 辐射后反应不同 早反应组织辐射过程中发生加速再增殖，辐射损伤出现较早（辐射后 3～

4h），但是修复能力较差，半修复时间约为 0.5h。晚反应组织在辐射中多不发生加速再增殖，损伤出现较晚（辐射后 6h），但是修复能力较强，半修复时间约为≥1.5h。

3. 辐射反应持续时间不同 早反应组织的辐射反应持续时间多在开始辐射后的 90 天内发生，经适当的治疗后多在数周至 3 个月消退，不影响机体的生理功能，为可修复性反应。晚反应组织的辐射反应多在辐射后 90 天后发生，或者急性辐射毒副反应持续 90 天以上，反应呈进行性加重，如果处理不当，将严重影响患者的机体功能甚至危及患者的生命，如放射性脊髓炎导致截瘫，放射性肺炎导致呼吸衰竭而死亡等。

4. 对辐射耐受剂量不同 耐受剂量是指产生临床可接受的综合征的剂量。对耐受剂量的界定是根据动物实验在一定辐射剂量下发生 5%、50% 的并发症的剂量统计，并根据并发症对机体功能影响的程度来判定。临床上根据局部辐射正常组织耐受剂量的不同，将正常组织分为：

（1）辐射敏感的组织：耐受剂量为 1000～2000cGy。

（2）中度敏感的组织：耐受剂量为 2000～4500cGy。

（3）相对耐辐射的组织：耐受剂量为 5000～7000cGy。

（4）高度耐辐射的组织：耐受剂量为≥7500cGy。

二、电离辐射对造血器官的作用

机体受辐射损伤后，出现细胞形态学变化最早的是造血、血液系统。可以将放射损伤后的血液变化规律作为诊断和估计放射损伤预后的指标。

造血系统包括造血干细胞、造血微环境和造血刺激因子。辐射对造血器官损伤主要是抑制或破坏造血干细胞和增殖池细胞的增殖能力。对于辐射敏感组织，电离辐射主要是破坏或抑制造血细胞的增殖能力，干细胞和幼稚血细胞的增殖活动受射线抑制破坏，引起间期死亡或生殖死亡，因而增殖池的细胞数目大幅减少。这是照射后造血细胞严重缺乏的主要原因。所以，损伤主要发生在有增殖能力的造血干细胞、祖细胞和幼稚血细胞。对成熟血细胞的直接杀伤效应并不十分明显。

骨髓、淋巴结、脾脏等造血器官的辐射敏感性很高。电离辐射不仅可使组织细胞发生变性、死亡，更重要的是由于造血功能抑制，全血细胞包括血小板可发生的质和量的变化，免疫功能降低，加之小血管壁的放射损伤，从而导致广泛的出血和并发感染，常引起致命后果。所以，研究造血器官病变的发展过程，对放射病的防治具有重要的意义。

（一）急性外照射对造血器官的损伤

骨髓、淋巴结和脾脏是人类的主要造血器官，这些器官不断地进行细胞增殖、分化与更新，产生外周血中所需补充的各类血细胞。

造血组织受到严重损伤，包括微循环结构也受到严重破坏时，即使向其中植入正常造血干细胞，造血也不能再生和重建。反之，同样程度的造血组织损伤，其基质受到某种防护而使损伤减轻时，则造血再生和重建均加快。造血干细胞的增殖与分化受细胞与细胞、细胞与微环境及神经体液等多种因素的调节和控制。

1. 造血功能障碍 主要是指骨髓造血功能损伤。造血细胞对辐射敏感性规律：一般，幼稚阶段的细胞分裂活力强且敏感；成熟者敏感性低，是因为成熟者不再分裂。骨髓的各种细胞成分对射线的敏感性不同，从大到小依次为淋巴细胞>幼红细胞>幼单核细胞>幼粒细胞>巨核细胞>各系成熟血细胞>网状细胞与脂肪细胞。由于红骨髓对射线很敏感，所以射线作用机体后，造血功能障碍主要表现为骨髓造血抑制和衰竭，外周血中白细胞、血小板减少，出现贫血，在临床上发生感染和出血。

电离辐射作用于机体后，造血器官出现一系列功能、代谢和形态学变化。其形态上主要有以下 3 项基本变化：

（1）组织和细胞的退行性变：包括变性和坏死。主要表现为细胞核固缩、核碎裂、核溶解，核或胞质空泡变性及组织结构的坏死等。这些变化一方面是由于射线的直接作用，使组织细胞大分子结构损伤破坏，发生代谢障碍；另一方面是使神经、体液因素发生调节障碍。

（2）循环障碍：包括小血管及血窦的扩张充血、出血及组织水肿等。这些变化来自机体造血功能抑制、组织破坏产物的代谢障碍及神经体液调节障碍等因素损伤血小板和血管壁，同时，射线对小血管壁的直接损伤也起重要作用。

（3）代偿适应性反应：包括炎症性反应、吞噬清除反应及浆细胞、网状细胞和脂肪细胞的出现和增生等。

以上基本变化虽以形态学变化为主，但其中也包含着代谢和功能的复杂变化。例如，射线作用后引起血细胞坏死，就是在细胞大分子活性物质发生剧烈分解的基础上出现的，其结果也必然会导致造血功能障碍。

辐射对机体损伤的主要症状是出血，发生时间、部位和严重程度及对机体影响都有一定规律，这种病变称电离辐射出血综合征。典型急性放射病出血主要在皮肤和黏膜，严重程度与照射剂量成正比。严重患者出血可遍及全身，最终导致贫血。电离辐射致出血综合征主要病变是凝血功能障碍。最后诱发再生障碍性贫血、骨髓纤维化和白血病。

2. 造血干细胞的损伤

（1）造血干细胞（hemopoietic stem cell）又称多潜能造血干细胞，它是由间胚叶细胞发展而来的最原始、低分化的造血细胞。造血干细胞的主要特点如下：

1）有很强的潜在自我复制能力，根据需要可不断分裂产生与原来性质、功能完全相同的细胞。

2）具有多向分化的潜能，在适宜条件下可分化为红系、粒系、巨核系或淋巴系各类造血祖细胞，再进一步分化、增殖逐渐形成各系前体细胞和成熟血细胞。造血器官的造血功能正是依靠造血干细胞来实现的。

（2）造血干细胞的放射损伤：造血干细胞具有很高的辐射敏感性。常以脾集落生成单位（colony forming unit-spleen，CFU-S）作为造血干细胞的代名词，机体受急性大剂量放射损伤后，造血组织中的造血干细胞受到严重破坏。经亚致死剂量或较小剂量（1.5～2.0Gy）照射后，造血组织虽然受损伤较轻，但 CFU-S 在数量上的恢复比较缓慢。电离辐射对造血干细胞的损伤，导致细胞数量减少，在照射停止后还有一个继续下降的过程，即辐射后效应。

（3）造血干细胞放射损伤的修复：造血干细胞的放射损伤一旦修复便开始再生。小鼠在大剂量照射下，经 1～2 天的分裂停滞后，骨髓造血干细胞便开始增殖。放射损伤后造血干细胞在恢复过程中，其增殖与分化功能是相互制约的。当干细胞大量死亡时，干细胞必须通过自身增殖来补充其数量的减少，同时也以限制干细胞的分化速度来加快干细胞数量的恢复。

动物受照射后，造血干细胞一方面通过增殖恢复其数量，另一方面不断向骨髓各系细胞分化，以满足机体对功能血细胞的需求。造血干细胞在向粒系、红系分化过程中，一般是红系恢复先于粒系恢复。低剂量率连续照射停止后造血功能便开始恢复，如小鼠经 45 天低剂量率（0.7Gy/d）γ射线连续照射停止后，造血干细胞立即开始恢复。但与一次急性照射后需要隔相当时日才能恢复的过程是不同的。CFU-S 恢复速率较缓慢，停止照射后 1 个月，仍停留在相当于正常动物的 50% 的水平，而且与红系、粒系缓慢恢复速率基本相同，达正常时的 50%。

3. 急性放射损伤外周血有形成分的变化

（1）机体受照后短时间便可出现血细胞的变化，其时间长短取决于造血组织持续补充血中消失细胞所需要的时间。

（2）依受照射剂量大小可出现轻重不等的血细胞数下降，造血组织不同程度地失去了补充血液中消失血细胞的能力。

（3）机体受照后可出现一过性超过正常值的血细胞升高，这是由造血组织向血内加速释放和改变血细胞分布引起的。

（4）血细胞恢复具有顿挫性，这种顿挫性血细胞再生对机体的恢复非常重要。

（5）血细胞数恢复至正常水平，其恢复速率和程度与受照射剂量成反比。

以上外周血反应的几种类型，并非各种血细胞所共有，有的仅有其中的第一、二项。中等致死剂量照射后，外周血中性粒细胞数的变化呈时相性改变，其数量下降略晚且略轻于淋巴细胞。

（6）急性放射损伤后外周血的血红细胞数的变化

1）受照后早期因放射损伤和毛细血管通透性增高而有漏出性出血，丢失红细胞。

2）因红细胞寿命为 120 天，且红细胞造血恢复早，不出现明显的数量、血红蛋白、红细胞容积的变化。

3）网织红细胞由于强烈抑制而减少或消失。

（7）急性放射损伤后外周血中性粒细胞的变化可分 5 个时相（图 2-13）。

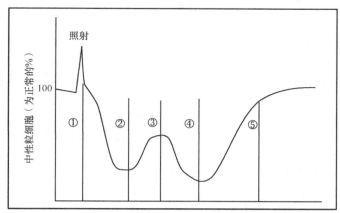

图 2-13　急性放射损伤后外周血中性粒细胞的变化
①延缓期；②首次下降期；③暂时回升期；④第二次下降期；⑤恢复期

1）延缓期：是从粒细胞数早期升高至明显减少的最初阶段。

2）首次下降期：受照后骨髓造血功能障碍，向血内输送血细胞减少，且成熟粒细胞在血内存活时间较短，所以出现粒细胞减少。

3）暂时回升期：在血细胞首次下降后，放射损伤相对较轻或是机体抵抗力较强时，可出现血细胞暂时回升。

4）第二次下降期：骨髓遭受严重放射损伤后，只有少数干细胞增殖分裂，待此少数细胞成熟后，骨髓内的幼粒细胞又复减少，从而导致血中性粒细胞再次下降。

5）恢复期：受照机体渡过血细胞减少期后，骨髓内造血干细胞增殖、分化相继成熟。外周血血细胞数也相继升高逐渐恢复。

（8）急性放射损伤后外周血淋巴细胞数的变化

1）淋巴细胞最敏感，维持剂量照射后淋巴细胞的数量迅速下降、持续减少。

2）急性期时淋巴细胞数量最少，降至正常值的 10% 以下。

3）早期淋巴细胞下降过快，并迅速消失，表示照射剂量过大，预后不良。

受照射后机体最敏感的细胞是淋巴细胞，其原因：①淋巴细胞核大，胞质少；②淋巴细胞缺少 DNA 修复酶。淋巴细胞数的多少可以作为放射病早期诊断最灵敏的指标之一。

（9）急性放射损伤后外周血血小板数的变化

1）骨髓巨核细胞的敏感性较淋巴细胞、幼红细胞、幼粒细胞为低，血小板数量下降与巨核细胞相似，但晚于淋巴细胞、粒系细胞。

2）血小板的寿命为 9～10 天，成熟的巨核细胞在照射后的早期仍产生血小板，当巨核细胞减少，又无来源时血小板数量严重不足，发生出血。

3）骨髓巨核细胞开始再生 1～3 天后，血小板也开始回升。

总之，急性放射损伤时白细胞减少，主要是射线对造血干细胞及各系幼稚血细胞作用后，使血细胞的造血动态发生抑制性变化的结果。造血功能障碍是中、重度急性放射病的根本病变，骨髓细胞明显减少，血常规表现白细胞、血小板数减少，并可出现贫血。

（二）慢性小剂量外照射对造血、血液系统的损伤

一般把一次小于 1Gy 的照射，或长期接受超过年剂量限值的慢性照射称为小剂量照射。偶然发生的事故性照射，或从事放射性工作忽视防护，或在核战争中受到放射性污染，均可受小剂量照射。随着原子能事业的迅速发展，从事放射性工作的人员日益增多，研究长期小剂量照射对人体的损伤越来越重要。

1. 慢性放射损伤时造血器官的变化　慢性放射损伤初期多无明显的造血器官变化，仅在较晚期才有较明显的改变。大体解剖时可见骨髓干燥、苍白，病灶分布不均，在大片萎缩的脂肪组织中可见活跃的骨髓造血灶。骨髓结构的破坏程度远不及急性放射损伤严重。久之，骨髓间质及脂肪组织常发生明显水肿或萎缩，最终发展为骨髓纤维硬化。淋巴结和脾脏在小剂量慢性照射时病变发展缓慢，常在 1～2 年见不到明显变化，长期受小剂量照射的淋巴结中细胞生成逐渐降低，淋巴结逐渐萎缩、纤维化。

2. 慢性放射损伤时血液系统的变化　典型慢性放射病病程发展的各期血液变化特点：

（1）初期：各血细胞比例不稳定，白细胞、血小板、网织红细胞数量时高时低，且白细胞形态也可发生明显的变化。

（2）抑制期：造血功能抑制，白细胞、血小板数量明显下降，但淋巴细胞数量却相对增高。

（3）代偿期：造血功能出现暂时性代偿适应性反应，表现为白细胞、血小板逐渐增多，粒细胞分类核左移，网织红细胞也增多。血细胞数可波动于正常值低限。

（4）终前期：若代偿期不及时脱离接触射线或不采取有效治疗措施，可很快发展到终前期（失代偿期），主要表现为持续性全血细胞减少。若在外周血中出现持久性巨红细胞增多、红细胞进行性减少、血小板消失及在外周血中长期出现幼稚阶段造血细胞时，表示预后不良。

三、电离辐射对免疫系统的作用

免疫功能障碍是辐射的重要效应之一。照射后免疫功能出现异常，机体抵抗力下降，易导致感染。受大剂量照射的人在造血障碍的同时免疫系统的功能也严重降低，表现为免疫活性细胞数目减少，抗体形成抑制或紊乱，细胞因子网络调节失常。受较大剂量照射后细胞免疫的改变较体液免疫的改变轻。致死剂量的大剂量照射使机体免疫功能极度抑制，可利用这一点为骨髓移植和器官移植做准备。局部照射除可引起淋巴细胞减少外，其功能也有障碍，放疗过程中淋巴细胞对外源凝集素的反应性降低，表明淋巴细胞功能已受抑制。

（一）急性照射对免疫功能的影响

人体受大剂量照射后可发生急性放射损伤，其主要是淋巴和造血组织的抑制与破坏。这种骨髓型急性放射病的直接死亡原因是感染和出血，而感染的起因是免疫抑制。

1. 免疫系统　是由许多器官、组织、细胞和体液成分组成的复杂功能系统。其主要具有生理防御、自身稳定和免疫监视 3 个方面的功能，是保持机体健康必不可少的，而电离辐射对上述 3 个方面的功能都有影响。

淋巴细胞是放射敏感性最高的细胞之一，总体来看，B 淋巴细胞比 T 淋巴细胞对电离辐射更敏感。

（1）免疫系统的辐射损伤：中枢免疫器官和周围免疫器官均属辐射敏感组织。辐射损伤时免疫器官出现的明显典型变化是骨髓型急性放射病的发病学基础。淋巴结、脾脏对辐射的敏感性比骨髓更高。

（2）辐射损伤与感染：机体受大剂量照射后通常可引起不同程度的骨髓型急性放射病。由于免疫功能障碍，机体对病原微生物的抵抗力极度减弱，易发生感染并发症，是引起机体死亡的一个重要原因。其感染的特点是易发生内源性感染（endogenous infection）和加重外源性感染（exogenous infection）的病情，可表现为局部或全身性严重感染。

内源性感染是由寄居于体内的机会致病菌引起的感染过程。急性放射病早期入侵的细菌主要是寄居在上呼吸道、口腔的革兰氏阳性球菌，晚期主要是寄居于肠道的革兰氏阴性杆菌。放射损伤时并发的局部炎症特点是缺乏炎症反应，水肿、出血和坏死严重，易引起全身感染。

外源性感染是一般致病微生物引起的传染过程。受照射后机体对大多数病原微生物的敏感性增高，有以下特点：①对病原菌、病毒的感受性增高，感染所需细菌数量减少，感染的潜伏期缩短、病程加重。②潜在感染的活化，因机体的防御功能降低，已局限或已呈慢性病程的感染可活化，导致感染扩散或转为急性病程。③急性放射病并发感染，机体表现为白细胞、热型反应异常。对细菌外毒素的耐受力降低，从而加重放病的病情。

2. 生理防御功能的变化

（1）非特异性免疫：当微生物侵入时机体立即动员一系列非特异性免疫功能，阻挡、抑制和杀灭入侵的病原微生物。电离辐射作用后，非特异性免疫功能可出现程度不等的障碍，主要表现为皮肤黏膜的屏障功能减弱；细胞吞噬功能减弱；非特异性体液因子杀菌活力降低。照射剂量越大，非特异性体液因子杀菌活力下降越甚，恢复越慢。

（2）特异性免疫：是个体在生活过程中与病原微生物（或其他抗原）接触后所产生的免疫。中枢免疫器官（骨髓、胸腺、类囊器官）和外周免疫器官（淋巴结、脾脏等）都是辐射敏感器官，所以照射后对体液免疫和细胞免疫都有影响。但体液免疫较细胞免疫敏感性高。骨髓单核系产生的大单核细胞进入血液、组织进而成为巨噬细胞，巨噬细胞与骨髓多能干细胞产生的T、B淋巴细胞共同参与特异性免疫反应。各种免疫活性细胞是实现特异性免疫功能的基础。异体组织移植不能长期存活的主要原因是细胞免疫。接受移植物机体的淋巴细胞被移植组织内的抗原致敏，可最终产生破坏移植物的细胞反应。

3. 自身稳定功能的变化　　正常情况下机体经常不断地清除已损伤或衰老的自身细胞，但对自身的正常组织却不予以伤害，以保持机体的生理平衡。这是免疫细胞对自身组织抗原有耐受性，免疫耐受是指机体在胚胎发育期和出生后早期接触某种抗原，以后对该种抗原就不发生免疫反应。这是保证机体不产生有害作用的重要机制。当免疫耐受被破坏时就可能出现抗自身组织的病理反应，这是自身免疫现象的发生机制之一。

放射对机体的免疫耐受有双重作用：一方面，遭放射损伤的成年机体，在恢复期的一定阶段注射抗原，可建立对该种抗原的免疫耐受；另一方面，机体已建立的免疫耐受，可因照射作用而被破坏。因免疫耐受需要小量抗原不断刺激作用才能维持，而照射破坏了储存这些抗原的细胞，致使免疫耐受不能保持。另外，照射后恢复时免疫细胞加速繁殖和分化，大量产生新的免疫活性细胞，也是促使免疫耐受性消失的一个因素。

放射损伤破坏机体的免疫平衡，可诱发自身免疫反应，主要有如下表现：

（1）放射诱发淋巴细胞突变，使异常淋巴细胞相对增多，这类细胞对正常组织有免疫活性，可发生自身免疫性攻击。例如，小鼠受致死剂量照射后第7天，取其脾细胞皮内注入正常小鼠可引起显著反应，这表明照射后一定时间脾内出现自身反应性细胞。

（2）组织的放射损伤可引起正常自身抗原释放，亦可引起组织抗原结构的变化，诱导自身免疫反应。

（3）衰老与自身免疫所致的自身破坏过程有关。小剂量辐射可增加体细胞变异，促进自身免疫状态的发生；大剂量有免疫抑制作用。最终结果取决于这两方面因素的平衡，同时又受照射剂量、射线种类、剂量、剂量率、机体年龄和营养状态等因素的影响。

4. 免疫监视功能的变化　　免疫监视是指体内的免疫细胞（主要是T淋巴细胞）能识别、杀伤并消除体内经常出现的少量异常细胞（包括恶性转化的细胞）。机体细胞免疫原主要功能之一是控制和消除体内潜在的恶性肿瘤。最初原发肿瘤细胞一出现，就对机体淋巴细胞发生免疫原刺激产生免疫反应，及时地将这些新出现的恶性肿瘤细胞消灭。

免疫系统对恶性肿瘤的监视作用：①除特异性 T 淋巴细胞参与抗瘤作用外，巨噬细胞有吞噬、消化功能，分泌单核因子（其中有肿瘤坏死因子），能识别正常的细胞。②K 细胞具有 Fc 受体与瘤细胞表面抗原相结合，以识别瘤细胞，并可将其溶解。③NK 细胞受干扰素和白介素-2 的刺激而活性增强，从而可溶解瘤细胞。

辐射对免疫监视功能的影响：①T、B 淋巴细胞对射线很敏感；②巨噬细胞有较大的辐射抗性；③NK 细胞易受射线破坏。辐射免疫效应在辐射致癌中的意义为慢性照射可使 NK 前体细胞丧失，小剂量分次照射可引起白血病。

（二）小剂量、局部照射的免疫效应

1. 小剂量照射的免疫效应　小剂量照射可引起免疫抑制或免疫增强，这取决于受检体系、检测方法、实验条件、动物种类、剂量范围等。小剂量电离辐射的刺激效应学说认为，任何作用因子当其量低于有害剂量时都具有有益的刺激作用，表现在小剂量电离辐射可激活人体的免疫因子，增强免疫力和对病菌感染的防御能力甚至抑制癌症的发生，延缓衰老过程，表现出辐射激活效应。小剂量的刺激作用：亚致死剂量的辐射破坏了正常免疫调节平衡，抑制性 T 细胞 Ts 细胞敏感性＞辅助性 T 细胞 Th 细胞，照射后 Ts 细胞受抑制，有利于 Th 细胞的辅助作用，使抗体形成增多。大剂量照射时，无论是抗原刺激还是照射的间隔时间长短因素，均显示抑制作用。

2. 局部照射的免疫效应　在肿瘤放射治疗中，合理放射治疗方案，一方面给予肿瘤细胞最大的杀伤作用；另一方面又要尽量减少对邻近正常组织和全身免疫功能的损害，以取得最佳疗效。局部照射对全身损害中最重要的是引起免疫功能抑制。若在局部放射治疗时采用高能加速器，控制局部照射剂量范围，并合理选择分次射程，可能减轻照射对免疫功能的抑制作用，提高疗效。增温疗法与放射疗法对癌细胞的杀伤有互补作用，同时在肿瘤局部增温又有激活机体免疫功能的作用。合理的治疗方案既要考虑对肿瘤细胞有最大杀伤作用，又要考虑减少对正常组织的损害，取得最大的治疗比值。

四、皮肤放射损伤

（一）急性皮肤放射损伤

1. 概述　人体组织受照射后，主要功能性实质细胞先出现退行性变，并引起相应的功能障碍。在各种组织的放射损伤中，皮肤放射损伤发现最早。照射野超过 $5cm^2$ 者，人的皮肤出现红斑剂量为 6～8Gy；毛囊受到 1～2Gy 照射即可产生组织学改变；3～5Gy 照射可引起一过性脱发。

皮肤的放射损伤往往表现为 3 个阶段：

（1）第一阶段：一次性照射者先出现小血管扩张，并可能出现水肿。

（2）第二阶段：是基本反应期，出现脱毛、红斑、水疱甚至溃疡，照射剂量较大时可发生干性或湿性坏死。根据照射剂量与射线贯穿能力的不同，皮肤损伤的深浅也不同，从表皮损伤直至皮下、筋膜、肌肉及骨质改变。伤及深层组织者很难治愈，植皮也难成活。中等剂量照射所致皮肤损伤可从边缘向内修复，若溃疡面积过大则经久不愈。已愈合的皮肤比较脆弱，遭到冷、热、摩擦、创伤等刺激很容易重新溃破。

（3）第三阶段，即晚期：可出现硬结性水肿、放射性溃疡、皮肤癌等。皮肤癌出现的平均时间为照射后 8～10 年。一般放射治疗中的皮肤损伤并不严重。分次照射时早期脱皮在 6 周内可恢复正常，一般情况下 6 周 30 次照射，总剂量达 50～60Gy，皮肤可不出现严重损伤。皮肤及其附属器是中度放射敏感组织，其敏感性顺序是皮脂腺＞毛囊＞表皮＞汗腺。

2. 皮肤放射损伤的病理变化　皮肤受不同照射剂量的射线作用后，可发生程度不同的皮肤放射损伤，其病理变化过程如下：

（1）毛囊性丘疹与脱毛：毛囊性丘疹是指皮肤受照射后，毛囊及皮脂腺细胞发生过度角化、空泡变性、肿胀甚至崩解等，该部小血管充血伴有血浆蛋白及红细胞渗出，使毛囊部形成粟粒状、略突出皮肤表面的丘疹。若受照射剂量不大，皮脂腺可由残存的细胞分裂增生而恢复；若照射剂量过大，引起永久性脱发则皮脂腺不能再生。一般急性放射病患者在受照射后 10 天左右便出现脱发。若受照射剂量过大，毛囊可完全萎缩而不能再生。

（2）红斑：是可恢复性病变。受照射后 2 周左右，真皮毛细血管扩张充血，小血管皮脂腺周围有炎性细胞浸润。引起人体红斑的剂量为 6～8Gy。这种反应的发生是毛细血管内皮细胞受射线作用后，渗透压增高，同时受照射后皮肤中组胺、类组胺含量增多，刺激毛细血管扩张充血的结果。皮肤红斑反应经 2～3 周便可消退。

（3）色素沉着：皮肤出现红斑的同时，常伴有弥漫性或斑点状皮肤黑色素沉着现象，称为色素沉着。它在一定条件下是可恢复性病变，产生原因是放射损伤后表皮基底层细胞和真皮生色素细胞色素形成增多所致。色素沉着的消失较慢，一般需要经数月甚至数年才完全消失。

（4）水疱性皮炎：是皮肤受大剂量照射后 1 周左右，在皮肤严重红斑、水肿的基础上发生水疱。水疱治疗后可痂下愈合。但新生上皮弹性差，皮肤干燥脱屑或留瘢痕，也可遗留有顽固性皮肤水肿。

（5）皮肤溃疡：水疱性皮炎时，表皮及真皮层细胞坏死、脱落后皮肤表皮形成溃疡，即溃疡坏死性反应。

3. 皮肤放射损伤的分类　皮肤放射损伤有两种常用的分类法。一是按临床病程经过分为急、慢性皮肤放射损伤，二是按接触放射源的性质分为 X、γ 射线照射引起的皮肤放射损伤。粒子几乎完全被皮肤吸收，主要引起皮肤表层损伤；而高能 β 射线则可引起皮肤和皮下组织损伤；低能 X 射线（＜20kV）仅伤及表皮，较高能 X 射线可伤及皮下，表现稍重；γ 射线穿透力强，多达深层组织，一旦损伤，伤区较深，愈合后形成的瘢痕也较重。剂量率越大，照射间隔时间越短，皮肤损害越重。皮肤受照射面积小，损伤后易从周围正常组织伸延得以修补，恢复快。例如，β 烧伤占全手面积的 1%～2%，20 天即愈合。若占全手面积的 35%，50 天才愈合。

（二）慢性皮肤放射损伤

慢性皮肤放射损伤是由急性皮肤放射损伤迁延而来或由小剂量电离辐射长期局部照射（职业性或医源性）后引起的慢性放射性皮炎、皮肤溃疡，严重者发生皮肤癌。

1. 慢性皮肤放射损伤的病理变化　长期接受小剂量电离辐射作用后，晚期可发生皮肤萎缩，表皮各层变薄、细胞减少、退行性变，称为慢性放射性皮炎。另外，还可见不规则性的皮肤病变，有的区域棘细胞层过度增生，有的区域则过度角化。真皮明显纤维化及玻璃样变。血管外膜及中膜可发生高度纤维性变，出现闭塞性动脉内膜炎或血栓形成。皮肤附属器如皮脂腺等高度萎缩或消失。表皮下淋巴管呈不规则性扩张，并出现淋巴性水肿。常见症状有皮肤干燥、少汗、感觉过敏，可出现肥厚斑等，手指掌面可出现指纹破坏或萎缩消失。重者皮肤过度角化，鳞状细胞形态呈不整齐的异常排列，而且伴有角化不全和分裂细胞增多，久之，可形成放射性皮肤癌。

2. 慢性皮肤放射损伤的表现

（1）慢性放射性皮炎（chronic radiation dermatitis）：多见于 X 线诊断、治疗工作者的手部皮肤及指甲，尤其是手背皮肤。早期出现皮肤干燥、粗糙、汗毛脱落等。指甲可出现纵嵴、甲板增厚、变脆等。另一种表现是受照区小血管炎症，引起管壁增厚甚至阻塞，造成皮肤局部供血不足导致营养障碍，使皮肤表层变薄透明。照射剂量较小的损伤以增生性皮肤改变为主，照射剂量较大的损伤可出现萎缩性改变。

（2）晚期放射性溃疡（late radiation ulcer）：小剂量照射经过数年后，在慢性放射性皮炎进一步发展的基础上，可形成晚期放射性溃疡。溃疡创面常有少量脓性分泌物，肉芽面苍白，创口愈合十分缓慢。一般紧靠溃疡周围的皮肤脱色而苍白，干燥而发亮，再外层皮肤因色素沉着而呈深褐色，萎缩变薄并逐渐移行至正常皮肤。这种溃疡及其周围改变为放射性烧伤的特点。溃疡创面因神经末梢受刺激，常疼痛难忍，并伴有功能障碍。另外，无论在一次大剂量或多次小剂量照射后都可出现硬结性水肿，是一种较深的皮肤损伤。其主要是照射使小血管、淋巴管发生管壁增厚，有时甚至使管腔完全阻塞引起淋巴循环障碍所致。

（3）放射性皮肤癌（radiation induced skin cancer）：多数学者认为，放射性皮炎是不可逆的病变，其损伤部位过度角化、萎缩，久之可转变为放射性皮肤癌。慢性放射性皮炎癌变后，其恶性程度较低，通常是局限的。原因是局部皮肤组织严重纤维化及局部小血管、淋巴管的内皮细胞增生，血栓形成而将管腔阻塞，阻止了肿瘤细胞向周围浸润或通过管腔转移。诱发皮肤癌的照射剂量一般在10Gy以上。放射性皮肤癌的潜伏期为20～25年。

五、辐射诱发染色体畸变

染色体对电离辐射有很高的放射敏感性。一经照射便可引起或多或少的细胞核损伤或染色体畸变，且染色体畸变随受照射剂量的增加而呈线性增加。

在辐射防护工作中可依据染色体畸变率来估算人体的受照射剂量，所以称为生物剂量计。关于电离辐射诱发染色体畸变的机制较为复杂，尚不十分清楚。

1. 活体照射诱发的染色体畸变　电离辐射诱发的染色体畸变与辐射剂量有密切关系，急性照射时染色体畸变常被用于估算照射剂量；慢性照射时染色体畸变所导致的致癌效应和遗传效应也是人们关注的课题。

（1）射线对细胞染色体的影响：辐射对染色单体和染色体都有击断作用。如果射线是在DNA合成期以前作用到染色体，被击断的单体经过合成期的复制，另一染色单体也产生相似畸变。如果在合成期以后，即在单体已复制成染色体后，再被射线击断，则只能产生单体畸变。

（2）活体照射条件下诱发的染色体畸变：活体照射包括医疗照射、职业照射、核爆炸和放射性事故照射。尽管各种射线照射的情况、部位和方式不同，但只要受照射个体受到一定剂量的照射，就可诱发染色体畸变。照射诱发的染色体畸变率高于自发畸变率，所以在活体照射条件下染色体畸变率可作为一个检测放射损伤的指标，在某些情况下可用来估算个体受照射的剂量。但用染色体畸变进行活体照射的定量研究要比离体照射困难：一是对受照射个体的物理剂量测定难度较大；二是人体受照射大多为局部照射，剂量分布不均，体内淋巴细胞的分布也不完全相同。

随着核医学事业的发展，放射诊断和治疗应用也日益广泛。医疗照射达0.05Gy就可以观察到畸变量的增加。职业性照射常是慢性低剂量照射，其所接触的射线种类、受照射情况、工龄及防护条件各不相同，因此个体之间很难比较。但这些人员可检出染色体畸变率增高，并可见到各种类型的染色体畸变。

放射性事故中，检测染色体畸变率能直接反映受照射者的染色体损伤情况，因此用染色体检查估计受照射剂量，并可与物理剂量仪记录的剂量相互印证。

2. 照射诱发染色体畸变的剂量-效应关系　研究表明，全身均匀照射与相同剂量照射离体血液诱发的染色体畸变量近似。因此，可用离体照射全血的方法研究活体照射剂量与染色体畸变之间的关系。

电离辐射诱发染色体畸变的剂量效应关系，在急性照射情况下，染色体畸变率与照射剂量之间呈正相关，即随受照射剂量的增大染色体畸变率也增高。染色体自然畸变率极低，只有0.05‰～1‰，而且畸变容易定量又有一定的特异性，因而普遍采用外周血淋巴细胞的染色体畸变量作为生物剂量来估计人体受照射剂量。照射剂量-畸变率效应的回归方程式可写成：

$$Y = \alpha + bD^2 \tag{2-1}$$

式（2-1）中，Y是着丝粒环和双着丝粒染色体的畸变率；α是自发畸变率，当剂量较大，畸变率很高时，可以忽略不计；b 是常数；D 为照射剂量（cGy）。

在受照射后可用染色体分析方法来估算人体受照射剂量。

3. 染色体畸变的生物学意义　电离辐射可诱发生殖细胞和体细胞染色体畸变，从潜在的遗传危险考虑，生殖细胞的染色体畸变具有更重要的生物学意义。已知人类的某些常染色体的部分丢失，除了导致身体和智力的严重缺陷外，通常也是致命的，在自发性流产和死胎中，染色体异常发生率显著增高。调查资料显示，从事放射工作中的后代中，流产、死产和先天畸形的发生率稍高于其他医务工作者，说明医疗辐射的危险是客观存在的，所以对孕妇的诊断性照射应尽量减少。

体细胞染色体畸变的生物学意义主要在于它与各种疾病之间的关系上，包括代谢缺陷、细胞死亡、寿命缩短及免疫缺失等。比较引人注目的是肿瘤与畸变之间的关系，凡能诱发癌的因素，都能诱发染色体畸变，但两者之间的确切关系目前尚缺乏足够的证据。

目前，对于辐射诱发染色体畸变的生物学意义上还不甚了解，但在辐射远期效应研究中，染色体畸变资料的积累，对了解基因表达、细胞转化及进一步导致肿瘤发生之间的关系是非常有益的。

六、急、慢性放射损伤

详见本书第十一章　放射病的诊断标准及处理原则。

【思考题】

一、名词解释
1. 直接作用
2. 间接作用
3. 确定性效应
4. 随机性效应
5. 遗传效应
6. 亚致死性损伤修复
7. 潜在致死性损伤修复
8. 增殖死亡
9. 间期死亡
10. 早反应组织

二、简答题
1. 电离辐射生物学效应的发展包括哪些阶段？
2. 电离辐射对生物大分子的损伤机制包括哪些？
3. 电离辐射生物学效应如何分类？
4. 影响电离辐射效应的主要因素有哪些？
5. 细胞放射损伤的修复包括哪些？

第三章 放射防护的目的和基本原则

【教学大纲】

掌握内容：①掌握放射防护的根本目的，确定性效应及随机性效应的概念及特点；② 掌握放射防护应遵守的三项基本原则；③掌握外照射防护的基本原则与方法。

熟悉内容：①熟悉放射防护最优化的一般要求和基本程序；②熟悉内照射防护的基本原则与方法。

了解内容：了解遗传效应，致畸效应。

第一节 放射防护的目的与依据

放射防护（radiological protection）是研究保护人类（可指全人类、其中一部分或个体成员及他们的后代）免受或尽量少受电离辐射危害的应用性学科，有时亦指用于保护人类免受或尽量少受电离辐射危害的要求、措施、手段和方法。为了保障人类的健康与安全，保护环境质量，促进核科学技术的顺利发展，必须对各种人类辐射实践及环境污染加以控制，制订剂量限值为核心放射防护标准。放射防护标准是人类为限制电离辐射危险而制订的科学规范，由各国政府颁布实施，具有法规的职能。放射防护标准的制订，主要依据新近发展的防护理论和实践经验、人类对辐射生物效应的认识及社会和科学技术的发展水平。

我国现行的放射防护基本标准在其宗旨中指出：保障放射工作人员、公众及其后代的健康与安全，并提高放射防护措施的效益，在此基础上促进我国放射工作的开展。由此，我们应清楚地认识到，放射事业的发展，首先必须保证人类的健康与安全，只有做到这一点才能提及其所带来的经济和社会效益。对电离辐射源的使用，之所以要采取必要的控制，就是因为其会对健康产生危害。

一、放射防护的根本目的

放射防护的根本目的是防止发生对健康有害的非随机性效应（确定性效应），并将随机性损害效应的发生率降低到可以接受的水平。

放射性的来源分为天然放射性和人工放射性两类，其中天然放射性照射是不可避免的。在放射卫生防护基本标准中对公众个人受到的年剂量限值规定为 1mSv；任何单个组织或器官不能超过 50mSv。而 ICRP 第 60 号出版物推荐职业照射人员个人规定的年平均有效剂量为 20mSv（5年平均值），我国对限值的规定已有向这个限值靠拢的趋势。当然这个限值不包括医疗照射和天然/本底照射在内。可以这样理解，所规定的限值必定有其合理性，既然认为这个限值合理，那么超过限值的实践就视为不合理，或存在一定危害隐患。天然照射是人类不可抗拒的照射，医疗照射是人类为了对疾病进行诊断和治疗而不得不进行的放射实践，是通过代价利益分析后而进行的一种被动照射。

任何实践都有其合理性和不合理性,关键是实践的正当化、防护最优化和剂量限值的如何使用。我们知道，国家对射线装置和放射性同位素的生产、使用与储存都有其保障人员安全的硬性规定。例如，X 射线诊断机的有用线束输出量（空气比释动能率）、管球组装体漏射线空气比释动能率和放射治疗的输出量、均匀性及储源容器表面、不同距离的空气比释动能率等防护要求。这些强制性标准的规定是必须做到的。目的就是要保证受检者在进行疾病诊断和治疗中不再受到附加照射、多余照射和重复照射。要做到安全、合理的放射诊断和治疗有效的方法之一就是质量控制。在实践正当化的前提下，保证设备始终处于最佳工作状态，提供最优的诊断和治疗结果，最终达到降低受检者受照射剂量的目的。

辐射效应有多种分类方式，ICRP 出于放射防护的目的，在第 26 号出版物（《国际放射防护委员会建议书》）中，把由辐射诱发的生物学效应分为非随机性效应和随机性效应。后来，ICRP 把非随机性效应称为确定性效应。这种分类方法对放射防护工作具有重要的理论意义和实践指导意义。而辐射对人体产生的危害，可分为躯体效应和遗传效应两类。躯体效应显现在受照射者本人身上，遗传效应显现在受照射者的后代身上。

二、确定性效应及随机性效应

随着研究进展，人们逐步认识到：随着放射照射量的增加，放射性对机体造成的损害也在增大，大剂量的放射性会造成被照射部位的组织损伤，严重者可导致癌变，即使是小剂量的放射性，如果长时间蓄积也会诱发照射器官组织癌变，并会使受照射的生殖细胞发生遗传缺陷。

辐射效应分为确定性效应和随机性效应两大类。

（一）确定性效应

确定性效应是指通常情况下存在剂量阈值的一类辐射效应，超过阈值时，剂量越高则效应的严重程度越大。

通过大量的动物实验和其他实验研究，再加上理论探讨，科学家发现有些有害的效应，在剂量越大时，对人的损害越严重。当剂量降低到一定水平即剂量阈值后，这类效应就察觉不到。这类效应称为确定性效应（非随机性效应），指严重程度随剂量增加而变化的效应。例如，白内障、皮肤损伤、白细胞减少、生育力和造血功能减退等。这些效应严重程度随剂量的增加而相应增大（图 3-1）。

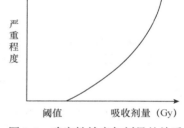

图 3-1　确定性效应与剂量的关系示意图

确定性效应特点：

（1）损害程度取决于吸收剂量。

（2）存在剂量阈值。

从理论上讲，确定性效应的严重程度取决于剂量的大小，但只有在剂量超过一定阈值时才会出现。只要将受照射剂量控制在阈值以下，就不会发生确定性效应。因此，必须确保人员在其一生中或全部工龄期间，任何一个组织、器官所受到的电离辐射的累积当量剂量均低于发生确定性效应的剂量阈值。

各类确定性效应的剂量阈值，可以根据所积累的放射生物学资料来确定。对于肺、肝、肾、小肠、骨、皮肤等大多数器官的慢性长期照射，其阈值剂量均在 20Gy 以上。而对电离辐射敏感性腺、骨髓和眼晶状体的阈值剂量很低，ICRP 认为，辐射工作者的眼晶状体所受剂量只要限制在每年 150mSv 以下（X 射线，为 150mGy 以下），因辐射诱发的白内障在他一生中（假设工作 15 年）都不会出现。其他主要人体组织确定性效应的剂量阈值见表 3-1。

表 3-1　其他主要人体组织确定性效应剂量阈值

人体组织	效应	一次吸收（Gy）	长期分次吸收（Gy/a）
睾丸	永久性不育	3.5～6.0	2
卵巢	永久性不孕	2.5～6.0	>0.2
眼晶状体	晶状体混浊	0.5～2.0	>0.1
	白内障	5.0	>0.15
骨髓	造血功能障碍	0.5	>0.4

a. 年，为英文 annum 的缩写；

资料来源：ICRP 第 60 号出版物

（二）随机性效应

随机性效应是指发生概率与剂量成正比而严重程度与剂量无关的辐射效应。这种效应发生的概率随剂量大小呈线性增加或线性平方和增加，随机性效应的严重程度不受吸收剂量大小的影响。在一定的照射条件下，效应可能出现，也可能不出现，而发生的概率则与剂量大小有关，并且不存在剂量阈值（图 3-2）。主要的随机性效应为遗传效应和致癌效应。

随机性效应特点：

（1）损害程度与吸收剂量无关。

（2）不存在剂量阈值。

（3）发生的概率与吸收剂量有关。

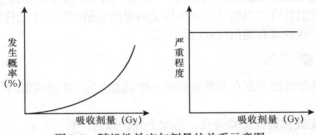

图 3-2 随机性效应与剂量的关系示意图

1. 致癌效应（carcinogenic effect） 指环境中致癌物质诱发肿瘤的作用。在致癌效应概念中的"癌"，包括良性肿瘤和恶性肿瘤。大部分环境致癌物都是间接致癌物，要经过机体的代谢活化，转化为近致癌物，近致癌物进一步转化为化学性质活泼、寿命极短、带有亲电子基团的终致癌物。

电离辐射引发恶性肿瘤属随机性效应，无阈值，对人体危害的严重程度与所受照射的剂量大小无关。但其发生概率取决于剂量（如各种癌症和遗传性疾病）。因此，随机性效应可理解为在受照射人群中，效应的出现为随机性，即带有偶然性。如有人累积剂量达到 1Gy 而没有患癌症，却有人接受 0.25Gy 照射剂量照射后即患了癌症，这就是带有随机性的一种概率。虽然对个体来判定是否发生肿瘤没有任何规律，但对群体出现某种效应的概率是可以预测的。

电离辐射可引起癌症的发生率增高这是已肯定的事实，并得到放射生物学研究和辐射流行病学调查资料的支持。关于电离辐射致癌的可靠资料主要来自较大剂量（0.5～1Gy）的受照射者。小剂量电离辐射的致癌效应多是依据大量致癌效应的推测，因此这部分资料最不确定。电离辐射引起癌症的发生有较长的潜伏期，引发人体实体瘤的平均潜伏期约为 20 年。实体瘤很少在受照射后 10 年内出现，但辐射所致白血病通常在受照射后 2～4 年就开始出现（表 3-2）。

表 3-2 电离辐射引起人体恶性肿瘤的潜伏期（年）

肿瘤类型	最低	平均	全部表现期
白血病	2～4	10	25～30
骨肉瘤	2～4	15	25～30
甲状腺癌	5～10	20	>40
乳腺癌	5～15	23	>40
其他实体瘤	10	20～30	>40

2. 遗传效应（genetic effect） 主要是指辐射对生殖细胞遗传物质的损害，使受照者后代发生的遗传性异常，它是表现于受照者后代的随机性效应。

担负遗传功能的生殖细胞，受照射后使其突变率增加，生殖细胞发生突变会将突变的信息传给其他细胞，由亲代传给子代，这种遗传效应不仅出现在受照射的个体，还可影响到子孙后代，以致产生某种程度异常的后代或致死性疾病。电离辐射遗传效应的发生受生物种属、辐射性质、剂量及剂量率等多种因素的影响。高传能线密度辐射比低传能线密度辐射诱发基因突变率高，受照射剂量越大，基因突变率越高，用 X、γ 射线照射，剂量率高，对生殖细胞诱发基因突变作用强。大剂量照射时，分次照射比一次照射诱发的基因突变率高，如用 5Gy 分 2 次间隔一天照射，诱发的精原细胞突变率最高，约为 5Gy 一次照射的 5 倍。

现时随机性效应引发的癌症和遗传病的治愈率仍然相当低，又不存在剂量阈值，所以随机性效应出现率与剂量的关系便成为辐射防护研究的主要课题。

因此，放射防护的目的是防止确定性效应的发生，限制随机性效应的诱发，把随机性效应的发生概率降低到可以接受的水平。所以，人们只要把受照射剂量保持在器官或组织相应阈值以下，就完全可以避免有害的确定性效应发生，把确定性效应的发生概率降低到零。与确定性效应不同，随机性效应无法避免，可在放射防护方面采取有效的措施或方法，把随机性效应的发生概率限制到可以接受的水平。

第二节　放射防护三项基本原则

ICRP 1977 年第 26 号出版物中提出，防护的基本原则是放射实践的正当化（justification of radiation protection）、放射防护的最优化（optimization of radiation protection）和个人剂量限制（personal dose limit）（简称辐射防护三原则）。这三项原则构成了剂量限制体系。

放射防护概念体系形成于 ICRP 第 26 号出版物，并在 ICRP 第 60 号出版物得到补充和发展。这个体系已被各国际组织及多数国家采纳，为了实现放射防护目的，应当严格遵守放射防护的三项基本原则，这三项基本原则是相互关联的，在实践中不可偏废任何一项。

ICRP 新建议书即 ICRP 第 103 号出版物，保留放射防护三原则作为防护体系的核心，最关键的放射防护三原则没有根本性变动，但采用区分计划照射情况、应急照射情况、既存照射情况等 3 类涵盖全部范畴的照射，取代了原来放射防护体系基于实践和干预的分类。

（1）计划照射情况（planned exposure situation）：指在照射发生前可对放射防护进行预先计划的，可合理对照射的大小和范围进行预估的情况。

（2）应急照射情况（emergency exposure situation）：是指在发生核事故时或事后，为了营救遇险人员，防止事态扩大或其他应急情况而自愿接受的过量照射。

（3）既存照射情况（existing exposure situation）：进行控制前就已经存在的照射情况，包括天然存在的照射和过去发生的事故或事例等。这样一来，放射防护三原则从以前基于活动过程转向基于照射情况的防护方针，当然带来了许多变化，尽管所用的防护量及限值一样，但已经发生了指导原则和某些概念的改变。

放射防护三原则的应用必须针对计划、应急、既存照射情况分别采取不同方法，还必须考虑不同照射对象（职业、公众、医疗照射）的相互交错。正当性原则必须确保任何拟决定改变辐射照射情况时，应尽力做到利大于弊；防护最优化原则更加突出强调对导致照射的可能性，以及受照射人数、个人受照射剂量都应该做到可合理达到的尽可能低水平，同时还应考虑到经济和社会等因素；正当性和防护最优化原则适用于新提出的 3 类照射情况。而剂量限值的应用，除了对患者的医疗照射之外，在计划照射情况下任何人受管制源照射的总剂量都不应超过由 ICRP 规定的相应限值（表 3-3）；并且进一步区分了不同对象的 3 种照射：职业照射、公众照射、医疗照射。如果女性工作人员已妊娠，需要考虑额外控制其剂量达到大致与公众成员相近的水平，以保护胚胎或胎儿（应控制低于 1mSv）。

表 3-3　不同历史时期 ICRP 基本建议

出版物序号（发表年份）	主要概念	职业照射主要的年个人剂量限值
1 号（1959） 6 号（1964），9 号（1966）	最大允许剂量	性腺、红骨髓，全身均匀照射 5rem（雷姆）
26 号（1977）	剂量限值体系 （防护三原则）	有效剂量当量 50mSv
60 号（1991）	辐射防护体系 （防护三原则）	有效剂量当量 20mSv （允许连续 5 年内平均，等）

注：ICRP 第 1 号出版物，《国际放射防护委员会建议书》；ICRP 第 6 号出版物，《国际放射防护委员会建议书》；ICRP 第 9 号出版物，《国际放射防护委员会建议书》；ICRP 第 26 号出版物，《国际放射防护委员会建议书》；ICRP 第 60 号出版物，《国际放射防护委员会 1990 年建议书》

一、放射实践的正当化

任何引入新的照射源、照射途径，或扩大受照人员范围，或改变现有辐射源的照射途径网络，使人员受照射或可能受到照射或受照射人数增加的人类活动，称为实践（practice）。

辐射实践正当化（justification of radiation protection）是指对任何使用和包含电离辐射照射的实践都必须事先进行正当性判断，权衡利弊，且只有当这种实践使个人和社会从中获取的利益大于所付出的代价时，这项实践才能被认为是正当的，才是值得进行的。获得的利益包括各种经济的、社会的、军事的和其他方面的利益，付出的代价包括基本生产代价、辐射防护代价及辐射所致损害的代价等。因此，需要考虑的危害不限于辐射危害，辐射危害常常是全部中的一小部分，实践的正当性远远超出辐射防护的范围。如果不能获得超过所付出代价的纯利益，就不应当从事这项实践活动。只有严格执行实践正当性原则，才能限制和杜绝滥用电离辐射的现象，避免任何不必要的照射。

任何伴有电离辐射的实践所获得的利益（包括经济的及各种有形、无形的社会、军事及其他效益）必须大于所付出的代价（包括基本生产代价、辐射防护代价及辐射所致损害的代价等），这种实践才是正当的，被认为是可以进行的。如果不能获得超过付出代价的纯利益，则不应进行这种实践。

正当化就是要使实践具有实用性、科学性、正确性。医院的放射实践是为了诊断和救治患者的需要，如进行则需要有科学的论证，唯一的选择是放射实践的出发点。在诊治过程中能用其他方法确诊的就不应选择放射手段。医疗单位所进行的放射诊断阳性率一直是许多防护专业人士所关注的课题，实践证明，较低阳性率的中小学生体检的胸部 X 线检查和老干部体检的头部 CT 检查，对于妊娠中妇女的腹部 X 线检查，除非是为了抢救生命，否则决不应该实行。有资料证明，一次胸部的普通摄影受检者皮肤表面照射量可达 25.8～206μC/kg，一次头部 CT 检查照射量为 0.77～2.58μC/kg。国家有关规定，对放射工作人员年剂量限值和公众年限值分别为 50mSv 和 5mSv。

ICRP 第 60 号出版物中指出，涉及照射的实践，除了对受照个人或社会能产生足够的利益又足以抵偿它引起的辐射危害的照射外，其余的照射实践不得采用。ICRP 第 60 号出版物中还指出，一项实践被制订为正当的并已给予采纳后，需要考虑如何最好地使用资源从而来降低对个人和公众的辐射危险。总的比较应当是在考虑了经济和社会因素之后，保证个人剂量的大小、受照人群数及可能遭受的照射，全部保持在可以合理做到的尽量低的程度。应当考虑这些不同的量之间的相互作用。

在放射实践中，要集思广益，力求做到"安全""合理"。要把这 4 个字落到实处，只有通过实践正当化来保证。解决问题的方法多种多样，人们也可以在对多年的经验教训的总结中获取论证的依据。放射实践正当化要取其精华、去其糟粕、扬其所长、避其所短是在放射实践中正当化论证的重要内容，运用好了实践正当化的原则，确实保证了正当化的要求，让实践的合理性、可行性顺其自然。

因此，放射实践是需要正当化论证的实践，实现放射实践正当化的重要性主要是降低了全民的受照射剂量负担，减少辐射给人类带来的危害。实践正当化是放射防护三原则中最根本、最核心的部分，是前提；而防护最优化和剂量限值是手段；即只有存在了放射实践后才能考虑后两条，防护最优化和剂量限值是对实践正当化进行了充分论证后，认为可以采取行动后的一种防护措施，所以只有对实践正当化有实质性的理解、充分的认识，真正得到落实才可谈及防护内容。

二、放射防护的最优化

任何电离辐射的实践均应避免不必要的照射。任何必要的照射，在考虑了经济、技术和社会等因素的基础上，应保持在可以合理达到最低水平（as low as reasonably achievable，ALARA），所以放射防护最优化（optimisation of radiation protection）也称为 ALARA 原则。即用最小的代价，获得最大的净利益。在谋求最优化时，应以最小的防护代价，获取最佳的防护效果，不能追求无限地降低剂量。

防护与安全应是最优化的，即应采取最有效的防护与安全措施，使得考虑了各种经济和社会因素之后，在照射的大小、受照的人数及发生照射的可能性等方面均保持在可合理达到的尽可能低的水平，同时，使所致剂量不超过规定的约束值。利益-代价分析是为达到放射防护最优化使用的最有效方法。

（一）一般要求

一切辐射防护的科学管理与决策，都必须遵循辐射防护最优化原则。在进行代价和利益的权衡时，应考虑对辐射工作人员和公众成员的照射、内照射和外照射、集体剂量和个人剂量分布以及对环境的影响等因素。在一切伴有辐射照射的实践中，应坚持不懈地寻求减少辐射照射的新途径，避免一切不必要的辐射照射。

（二）基本程序和方法

1. 进行辐射防护的最优化，应遵循如下基本程序

（1）明确所面临的防护问题，确定防护目标。

（2）分析并确定危险的来源和各个危险的大小，从而确定与辐射防护有关的因素，明确防护的重点。

（3）针对各个辐射照射来源，列出控制和减少辐射照射的各种防护方案。

（4）对列出的各种防护方案进行定性、定量或半定量的比较，选出最优防护方案，并确定最优防护水平，形成初步决策。最优化的防护水平必须满足有关剂量限值的要求。

（5）分析和估计初步决策所依据的资料或假设的不确定性和可变性对决策结果的影响，明确哪些因素对决策结果的影响最大，哪些因素发生怎样的变化时应当改变决策。

（6）进行最终决策时，除必须考虑辐射防护因素外，还应考虑一些非辐射防护因素和非技术因素的影响，在综合权衡这些因素之后，做出最终决策。

（7）将最终决策付诸实施，在实践中进行检验；并认真收集各级人员对实施情况的反映、意见和建议。通过这种反馈来获取关于最优化方案的有效性和如何改进的信息。

2. 需要用的最优化决策辅助方法 目前，包括下列几种。实际工作中，应根据最优化的对象、目的和所具备的条件进行选用。

（1）对各种防护方案进行比较的定性方法

1）多标准法：用各个判断标准在各种可供选择的防护方案之间两两进行比较。判断的依据是现有的经济标准和相关资料。通过比较，舍弃较差的方案，保留较优的方案，直到选出最优方案。

2）多标准求优分析方法：用一种防护方案与所有其他方案一一进行比较，排除较差的方案，直到选出最优方案。

（2）对各种防护方案进行比较的定量方法：是把每种防护方案所依据的各种判断标准的价值合并为单一的数值，然后把各种方案相应的数值依优劣顺序排列，从而选出最优方案。

1）代价-效益分析法：比较各候选方案花费单位代价所能获得的效益，从而选出较优方案。使用这种方法，不需要先知道单位集体剂量指定的货币代价值。

2）代价-利益分析法：通过代价和利益的权衡，选取净利益最大的防护水平。

实践的净利益 B 为

$$B=V-(P+X+Y) \tag{3-1}$$

式（3-1）中，V 为该实践的毛利益；P 为除辐射防护外的所有生产代价；X 为达到选定的防护水平需要付出的防护代价；Y 为该防护水平所对应的辐射危害代价。

3）多属性效用分析方法：为每一种防护方案制订一个效用函数（取值范围为 0～1）。效用函数的值是考虑了各主要的防护要求后确定的。然后，比较各防护方案的效用函数，选择效用函数值最大的方案。

（三）组织与管理

1. 辐射工作单位的最高行政负责人是本单位辐射防护工作的第一责任者。辐射工作单位应有独立于生产管理部门的相应机构和合格的人员负责本单位的辐射防护最优化工作。该机构的负责人应由本单位的主要负责人担任，也可聘请外部专家作为该机构的成员或顾问。

2. 辐射防护最优化管理机构的主要职责应包括：

（1）组织制订、监督实施和必要时修改本单位的辐射防护最优化纲要和程序。

（2）审查、批准并监督执行下级组织的辐射防护最优化纲要。

（3）规定与实施对本单位各级各类人员的辐射防护最优化教育和培训。

（4）支持技术革新和工艺改造，鼓励不断地寻求降低辐射的合理途径。

（5）直接向本单位最高领导负责并报告工作，也可直接向上级辐射防护监督和管理部门报告工作，反映本单位制订和实施辐射防护最优化纲要的情况。

3. 各单位应定期或在必要时召开辐射防护最优化工作会议（可邀请有关部门负责人参加），审议辐射防护最优化纲要的执行情况和重要的修改建议及当前的主要问题。生产或运行管理部门应执行辐射防护最优化纲要，并与辐射防护部门密切配合，提出最优化工作的改进意见和建议。执行最优化纲要是每个工作人员的责任，所有工作人员都应具有辐射防护基本知识和技能，参加提高工效、降低辐射的技术革新和工艺改造的工作，认真总结并向有关管理部门反映执行最优化纲要中发现的问题，提出改进意见和建议。各单位应采用适当的方法，使全体工作人员了解最优化纲要的内容和要求，以便确信实现最优化目标符合他们的利益，从而使他们赞成并自觉执行最优化纲要。

（四）教育和培训

教育和培训是辐射防护最优化计划的重要组成部分，各单位必须执行《辐射安全培训规定》（GB 11924—89）中的要求，制订辐射防护最优化教育和培训计划并贯彻执行。应对工作人员进行定期辐射防护最优化教育和培训，具体包括就职前的教育和培训、针对所从事工作的教育和培训及继续教育和再培训。教育和培训的内容应与实际情况和需要一致。对于不同的人员（如管理人员、辐射防护人员、运行操作人员等），培训和教育的内容、深度和广度应有所不同。教育和培训的形式可以根据需要采用正规课堂教学、培训班、学术会议、专门技巧的训练、班前对工作程序的讲解或演示等多种形式。应结合本单位的性质和特点做好对公众的宣传教育工作。下面我们重点介绍就职前的教育和培训及继续教育和再培训。

（1）就职前的教育和培训：新员工的培训，新员工在上岗前应进行职业健康教育培训，由科室组织进行，培训后方能在上级医师或技师的带领下上岗。待参加由疾病预防控制中心组织开展的职业健康培训活动并考核合格后方能单独上岗（图3-3）。

（2）继续教育和再培训：定期进行职业健康安全知识教育培训活动，如省市各单位组织各种培训班，请相关资质人员进行培训，培训结束后进行考核，考核合格者给予证书；实地参观等（图 3-4）。

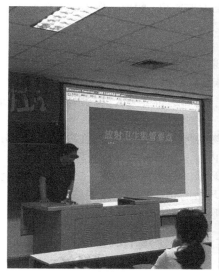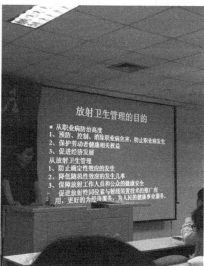

图 3-3　就职前的教育和培训

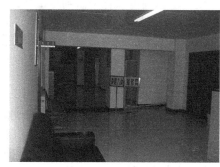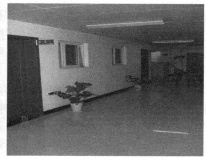

图 3-4　继续教育和再培训

（五）辐射防护最优化一些应用的指南

1. 设计中的辐射防护最优化

（1）核设施的设计必须贯彻辐射防护最优化原则。

（2）对各种有关的建筑物，在设计阶段应进行综合考虑、统一规划，使它们达到相同或相似的最优化防护水平，实现总体的辐射防护最优化。

（3）核设施的设计应有利于分区管理、放射性物质的安全运输和人员通行的安全；有利于控制各类人员所受的辐射照射。

（4）在核设施的设计中，既要考虑辐射防护的要求，也要考虑其他方面的要求，并与代价限制因素相协调。此外，还应考虑事故应急的要求和未来工作的开展。

（5）应遵照辐射防护最优化原则，根据现有的运行经验和剂量控制经验，并考虑到今后工作的开展，选择相应剂量限值的特定百分数作为剂量设计指标，而不应简单地用剂量限值作为设计指标。

2. 运行的辐射防护最优化　在进行涉及辐射照射的工作（生产、运行、科学实验等）之前，应依据辐射防护最优化原则，对工作进行全面规划，制订出既切实可行又能达成良好的剂量控制的辐射防护最优化纲要或程序。应配备恰当的工作人员、仪器设备和工具。关键岗位或从事特殊辐射危险工作的人员，应取得必要的辐射工作许可证。工作中必须按工作程序操作，避免一切不必要的照射。应根据工作任务和最优化的要求，建立检查项目表，以减少辐射照射。应认真填写辐射工作登记表，做好有关资料的记录与保存工作，总结经验教训，为改进以后的工作提出建议。应对辐射防护最优化的执行情况进行监督和检查，发现问题及时解决。辐射工作单位应按期向主管部门和辐射防护管理部门报告辐射防护最优化的实施情况。

3. 辐射防护监测的最优化

（1）应遵循辐射防护最优化的原则，制订辐射防护监测方案。

（2）应执行辐射防护监测质量控制的有关规定。

（3）应对辐射防护监测结果进行分析、评价，及时通报有关人员，用于辐射防护最优化决策。

4. 放射性废物管理的最优化

（1）必须采取有效措施，尽量减少放射性废物的产生量。对于放射性废物应按类分级收集、处理和处置。严禁将非放射性废物混入放射性废物内。

（2）在放射性废物的处理处置中，应对各个环节（如收集、净化、减容、固化、包装、储存、运输和最终处置等）进行最优化分析，考虑各个环节的相互影响，做到总体最优化。

（3）应合理地选择废物处理方法，尽力做到废物再利用。

三、个人剂量和危险度限值

（一）个人剂量限值

剂量限值是放射防护体系的一部分，目的在于使剂量达到可以合理做到尽量低的水平，因此，我们在实践中要重视个人剂量限值。但是，我们要认识到，剂量限值不能视为一个目标，也不是安全与危险的分界线。所有实践带来的个人受照剂量必须低于当量剂量限值。在潜在照射情况下，应低于危险度控制值。剂量限值是 ICRP 第 26 号出版物提出的放射防护三原则中的一项原则，也是正常情况下的剂量控制的重要措施。

个人从所有相关实践的综合照射中所受到的剂量不应该超过规定的剂量限值为个人剂量限值。所有实践带来的个人受照剂量必须低于当量剂量限值。在潜在照射情况下，应低于危险度控制值。

ICRP 在其出版物中提出的剂量限值已被世界多数国家普遍采用。在辐射应用和辐射防护发展的不同历史阶段，ICRP 依据人类对辐射效应研究的最新资料，特别是辐射流行病学资料不断提出新的限值。从表 3-4 可以看出，随着人类对辐射危害研究的不断深入和时间的推移，剂量限值是逐渐降低的。

表 3-4　历年剂量限值变化

时间（年）	发表者	数值	换算成每天的剂量率	名称
1902	Rollins	胶片照射 7min 未能曝光的剂量	100mSv/d	对人无害剂量
1925	Mutschller	皮肤红斑剂量的 1/100	2mSv/d	耐受剂量
1931	英国 X 射线与镭防护委员会	0.2R/d	2mSv/d	耐受剂量
1934	国际 X 射线与镭防护委员会	0.2R/d	2mSv/d	耐受剂量
1936	美国 X 射线与镭防护委员会	0.1R/d	1mSv/d	耐受剂量
1950	ICRP	0.3R/w	0.5mSv/d	最大允许剂量
1958	ICRP	（N-18）rem（N 为年龄）		最大允许累积剂量
1959	ICRP	3rem/13w	0.38mSv/d	最大允许剂量
1965	ICRP	5rem/a	0.17mSv/d	最大允许剂量
1977	ICRP	50mSv/a	0.17mSv/d	有效剂量当量
1990	ICRP	20mSv/a	0.05mSv/d	有效剂量

注：1R=2.58×10⁻⁴C/kg；a. 年，为英文 annum 的缩写；w. 星期，为英文 week 的缩写

实践正当化和放射防护最优化与辐射源相关，因为它们涉及的是对放射源的引用和安全。而个

人剂量限值涉及的是受控源职业照射个人和公众个人的受照射剂量，所以个人剂量限值与人相关。正当化是最优化过程的前提，个人受照射剂量限值是最优化量的约束条件。预先对受控源可能产生的个人剂量而确定的与源相关的限制剂量，称为剂量约束，它是对所考虑的受控源安全防护最优化的约束条件。对于职业照射，剂量约束是一种与受控源相关的个人剂量数值，是限制最优化过程中所考虑的剂量选择范围。公众照射量约束是公众成员由受控源计划运行中受到年照射剂量的上限，它等于任何关键人群组在受控源运行过程中经过所有途径接受的年照射剂量之和。每个受控源的剂量约束值都应当使授予关键人群组的剂量之和保持在对公众人员规定的剂量限值以内。对于医疗照射，除了医学研究中的自愿受照者或在医疗照射中自愿照顾患者的受照者以外，由执业医务人员施给患者或受检查者的辐射照射的剂量约束，被视为医疗照射的指导水平。

常见电离辐射标志如图3-5所示。

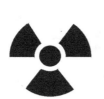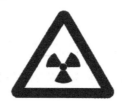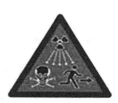

当心电离辐射

图3-5　常见电离辐射标志

（二）基本剂量限值内容

1. 基本剂量限值　包括年有效剂量限值、当量剂量限值。年有效剂量限值是个人在一年内受外照射引起的有效剂量与在同一年摄入放射性核素后产生的待积有效剂量之和。当量剂量限值是为所关心的器官或组织定的年剂量限值。年有效剂量限值用以控制随机性效应发生的概率。当量剂量限值用以避免确定性效应发生。个人在任何一年期间内都应同时遵守有效剂量限值和当量剂量限值，二者不可偏废。基本剂量限值不能用于对医疗照射剂量和当地天然辐射照射剂量的控制，不适于对无任何主要责任方负责的天然源照射剂量的控制。对社会公众的个人照射的年当量剂量限值，采用放射工作人员职业照射当量剂量限值的1/10进行控制。

实际上，对剂量限值的定义与功能，出现了以下几种误解。

（1）剂量限值被广泛但错误地提为"安全"与"危险"间的一条分界线。

（2）它也是广泛而又错误地被提为降低照射并强制改进的一种最简单而有效的办法。

（3）它常被看作防护体系严格程序的唯一量度。

这些误解又在一定程度上由于剂量限值被写进法规中去加强。超过限值就成为违章，有的成为违法行为。

2. 对职业照射人员个人规定的剂量限值

（1）成年人（图3-6）

1）连续5年间的年平均有效剂量为20mSv，不可做任何追溯性年平均。

2）连续5年中的任何单一年份的年有效剂量为50mSv，但连续5年的年平均有效剂量不得超过20mSv。

3）眼晶状体的年当量剂量为150mSv。

4）四肢（手、足）或皮肤的年当量剂量为500mSv。

（2）16～18岁徒工和学生：年龄在16～18岁、接受职业照射就业培训的徒工和年龄为16～18岁、在学习过程中需要使用放射源的学生，他们的受照射剂量应当遵守下述年剂量限值：

1）年有效剂量为6mSv。

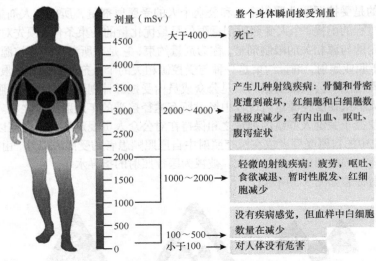

图 3-6　不同剂量对身体的损害

2）眼晶状体的年当量剂量为 50mSv。

3）四肢（手、足）或皮肤的年当量剂量为 150mSv。

（3）妊娠期：确认妊娠后，接受与公众成员相同的防护水平。

（4）特殊情况：在特殊情况下，可以对个人年剂量限值做以下临时改变，按审管部门规定，连续 5 年的平均期可以破例延长到 10 个连续年：

1）10 年内任何一位职业照射人员个人的年平均有效剂量不得超过 20mSv。

2）在 10 个连续年期间的任何单一一年份受到的年有效剂量不得超过 50mSv；在 10 个连续年期间，自延长期以来任何一位职业照射人员受到的有效剂量累计达 100mSv 时，应对此进行审查。

3）对个人剂量限值的临时变更应遵守审管部门的规定，任何一年内不得超过 50mSv；临时的改变期限不得超过 5 年。

（三）对公众个人规定的剂量限值

对社会公众的个人照射的年当量剂量限值，采用放射工作人员职业照射当量剂量限值的 1/10 进行控制。我们来讲述一下关于公众个人的一些剂量限值。

1. 广义的公众是除了职业照射人员和医疗照射人员以外的社会成员。而这里的公众则专指关键人群组。来自某给定辐射源和给定照射途径、受照射剂量相当均匀、能代表因该给定辐射源和给定照射途径所受的最高有效剂量或当量剂量个人的一组公众成员，称为关键人群组。

获准的实践或源自公众中的关键人群组中的成员个人受到的年平均剂量的估计值不应当超过下述剂量限值：①年有效剂量为 1mSv；②特殊情况下，若连续 5 年的年平均有效剂量不超过 1mSv，其中的某单一年份的有效剂量可以提高到 5mSv；③眼晶状体的年当量剂量为 5mSv；④皮肤的年当量剂量为 50mSv。

2. 对医疗照射中慰问者或探视者受照射剂量的约束，虽然剂量限值不适合医疗照射，可是对接受医疗照射患者的慰问者或探视者的受照射剂量却应当加以约束，使他们在扶持或探视患者接受诊断或治疗过程中所受的照射剂量不得超过 5mSv；给以核药物诊断或治疗的患者接受儿童探视时，儿童的受照射剂量应限制在 1mSv 以下。

（四）辐射效应分为确定性效应和随机性效应

1. 确定性效应　具有剂量阈值。为了防止有害的确定性效应，分器官或组织进行年当量剂量限制。

（1）放射工作人员：眼晶状体 150mSv/a，其他个体器官或组织 500mSv/a。

（2）社会公众：眼晶状体 15mSv/a，其他个体器官或组织 50mSv/a。

2. 随机性效应 按均匀照射和非均匀照射这两种情况进行剂量限制。

（1）放射工作人员：均匀照射时，不得超过 50mSv/a；非均匀照射时，则用有效当量剂量控制：$\sum_{WTHT} \leqslant$ 50mSv/a。

（2）社会公众：均匀照射时，不得超过 5mSv/a；非均匀照射时，则用有效当量剂量控制：$\sum_{WTHT} \leqslant$ 5mSv/a。

在具体防护中，构成不能彼此割裂的、完整的辐射防护体系十分重要。有效的防护不能简单局限于对个人的防护要求，还必须对辐射源提出要求。剂量限值不能作为达到满意防护的标准，只能理解为最优化原则控制照射的一种约束条件。

正是在进行了社会代价与利益权衡的基础上，体现了与辐射源相关的要求，正当化是最优化原则的前提，至于对个人的剂量限制则是强制性的。放射防护概念体系形成于 ICRP 第 26 号出版物，并在后续实践中得到了补充和发展。这个体系已被各国际组织及多数国家所采纳，该防护体系提出了放射防护的基本原则是辐射实践的正当化、辐射防护最优化及限制个人受照射剂量。在放射科和放射工作单位实施全面质量管理和质量控制，就是要从源头抓起，强调人员的素质管理，设备的优良运行等，应当严格遵守放射防护的三项基本原则，这三项基本原则是相互关联的，在实践中不可偏废任何一项。

第三节　放射防护三项基本原则的应用

放射性的来源分为天然放射性和人工放射性两类。生活在地球上的人们经常受到这两种放射性物质的照射，天然放射是不可避免的，而人工放射的应用产生了放射性危害，因而引起放射性防护问题。因此，无论是外照射，还是内照射，我们都要加强放射防护。

一、外照射防护的基本原则与方法

体外辐射源对人体的照射，称为外照射。外照射防护的目的在于既保证能完美地应用电离辐射源，又使人员受照射剂量保持在可合理达到的最低水平，避免对辐射敏感的材料和设备的损坏。

放射防护的三项基本原则是时间、距离和屏蔽，或者说放射防护的主要方法是时间防护、距离防护和屏蔽防护，俗称放射防护的三大方法，放射防护三项基本原则（图 3-7）有其严肃性也有其灵活性，其核心是实践正当化。如果正当化运用得合适，对职业人员和公众的危害都将大大减少。质量管理、质量控制是执行放射防护三项基本原则的最好实践。

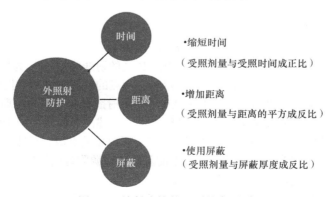

图 3-7　放射防护的三项基本原则

1. 时间防护的内容和具体防护方法   缩短操作时间以减少外照射剂量的防护措施称为时间防护。

（1）时间防护的原理：在一个相对恒定的辐射场内，外照射剂量率相对稳定，在辐射场内的人员所受照射的累积剂量与时间成正比，因此，在照射率不变的情况下，缩短照射时间便可减少所受照射的剂量，或者人们在限定的时间内工作，就可能使他们所受到的射线剂量在最高允许剂量以下，确保人身安全（仅在非常情况下采用此法），从而达到防护的目的。时间防护的要点是尽量减少人体与射线的接触时间（缩短人体受照射的时间）。

（2）时间防护的具体方法是：①人员在辐射源附近不作不必要的停留。②工作人员在操作中，要力求准确、熟练，大型的操作（或复杂操作）要有充分准备的预演；通过"冷试验"方法对某种操作动作或操作过程进行预实验，可以熟练操作技术，减少外照射剂量。所谓"冷试验"，即用非放射性物质替代放射性源进行预实验。③在处理辐射较强的放射源时，为了减少人员受照射剂量，可以采用人员轮换操作的方法，但必须使集体剂量当量控制在最低水平。

剂量=剂量率×时间，因此，可根据照射率的大小确定容许的受照射时间。

例题 1： 射线检测工作人员所处位置在有辐照的情况下该位置的剂量率为 $50×10^{-6}$Sv/h，按照《放射卫生防护基本标准》（GB 4792—1984）的规定，为了限制随机性效应的发生率，年剂量当量限值为 50mSv，如果每年按照 50 周考虑工作时间，则每周的剂量当量限值为 1mSv=$1×10^{-3}$Sv，则工作人员每周可工作的小时数是多少？

解： $[1×10^{-3}$Sv$]/[50×10^{-6}$Sv/h$]$=20h

例题 2： 按照《放射卫生防护基本标准》（GB 4792—1984）的规定，为了限制随机性效应的发生率，年剂量当量限值为 50mSv，如果每年按照 50 周考虑工作时间，则每周的剂量当量限值为 1mSv=$1×10^{-3}$Sv，射线检测工作人员每周工作时间如果是 24h，则工作人员所处位置在辐照时的最大剂量率不能超过多大？

解： $[1×10^{-3}$Sv$]/[24h]$=$41.6×10^{-6}$Sv/h

2. 距离防护的内容和具体防护方法   人员受到的外照射剂量与其离开放射源的距离的平方成反比。根据这种规律减少外照射剂量率的防护措施称为距离防护。

（1）采用距离防护的射线基本原理是首先将放射源作为点源的情况下，辐射场中某点的照射量、吸收剂量均与该点和源的距离的平方成反比，我们把这种规律称为平方反比定律，即放射强度随距离的平方成反比变化（在源辐射强度一定的情况下，剂量率或照射量与离源的距离平方成反比）。增加射线源与人体之间的距离便可减少剂量率或照射量，或者说在一定距离以外工作，使人们所受到的射线剂量在最高允许剂量以下，就能保证人身安全，从而达到防护目的。距离防护的要点是尽量增大人体与放射源的距离。因此，在实际工作中可以采用长柄器械、机械手和设置遥控器等进行远距离操作。

（2）平方反比定律可用公式说明

$$I_A/I_B=F_B^2/F_A^2 \tag{3-2}$$

式（3-2）中，I_A 为距离 A 处的射线强度；I_B 为距离 B 处的射线强度；F_B 为放射源到 B 处的距离；F_A 为放射源到 A 处的距离。该公式说明射线一定时，两点的射线强度与它们的距离平方成反比，显然，受辐照的剂量将随着距离的增大而迅速减少。受照射剂量与离源的距离的平方成反比，当距离增加 1 倍，受照射剂量降到原来的 1/4。不过要注意，上述的关系式适用于没有空气或固体材料的点射线源，实际上的射线源都是有一定体积的，并非理想化的点源，而且还必须注意到辐射场中的空气或固体材料会使射线产生散射或吸收，不能忽略放射源附近的墙壁或其他物体的散射影响，使得在实际应用时应适当地增大距离以确保安全。

对于活度不大于 50MBq 的辐射，一般可采用时间、距离防护。这二种防护方法是简便可行的，在一切场合都可采用。但当放射源比较强，或有些操作不能离源太远、时间上又不允许过短时，则需要设置屏蔽。

例题 1：辐照场中距离射线源 2m 处的剂量率为 90×10^{-6}Sv/h，射线检测工作人员每周工作时间如果是 25h，按照《放射卫生防护基本标准》（GB 4792—1984）的规定，为了限制随机性效应的发生率，年剂量当量限值为 50mSv，如果每年按照 50 周考虑工作时间，则每周的剂量当量限值为 1mSv$=1\times10^{-3}$Sv，则工作人员与射线源的最小距离应为多少？

解：首先，计算工作人员按照标准规定在距离射线源某处时每小时允许受到的剂量率：$[1\times10^{-3}$Sv$]/[25$h$]=40\times10^{-6}$Sv/h，设此允许的剂量率为 I_2，距离为 D_2，题意中的 $D_1=2$m，剂量率 $I_1=90\times10^{-6}$Sv/h，则根据平方反比定律：$I_1/I_2=D_2^2/D_1^2$，可以求得 $D_2=3$m

例题 2：辐照场中距离射线源 2m 处的剂量率为 180×10^{-6}Sv/h，工作人员与射线源的距离为 3m，按照《放射卫生防护基本标准》（GB 4792—1984）的规定，为了限制随机性效应的发生率，年剂量当量限值为 50mSv，如果每年按照 50 周考虑工作时间，每周的剂量当量限值为 1mSv$=1\times10^{-3}$Sv，则射线检测工作人员每周工作时间不应超过多少小时？

解：首先，根据平方反比定律求得工作人员所处位置的剂量率$=[180\times10^{-6}$Sv/h$]\times2^2/3^2=80\times10^{-6}$Sv/h，然后再根据标准规定的允许剂量当量限值计算得到：$[1\times10^{-3}$Sv$]/[80\times10^{-6}$Sv/h$]=12.5$h

3. 屏蔽防护的内容和具体防护方法　时间防护、距离防护和屏蔽防护都可以减少人员受外照射的剂量，然而屏蔽防护从设计和实体上为职业人员和公众提供了安全的工作条件和生活环境。

（1）屏蔽防护的原理是射线包括穿透物质时强度会减弱，一定厚度的屏蔽物质能减弱射线的强度，在放射源与人体之间设置足够厚的屏蔽物（屏蔽材料），便可降低辐射水平，使人们在工作中所受到的剂量降低至最高允许剂量以下，确保人身安全，达到防护目的。

（2）屏蔽防护的要点是在放射源与人体之间放置一种能有效吸收射线的屏蔽材料。由于 β 粒子、光子和中子与物质相互作用具有不同特点，防护 β 粒子、γ 或 X 光子、中子所用的屏蔽材料也各不相同。屏蔽材料的性能在很大程度上取决于物质的原子序数，为此常把屏蔽物质按原子序数的高低分为高原子序数物质（$Z>73$）、中原子序数物质（Z 为 26～73）、低原子序数物质（$Z<26$）。

对于 X 射线和 γ 光子，常用原子序数高的材料作为屏蔽体，常用的屏蔽材料是铅板和混凝土墙，在某些情况下还用无离子水作为 γ 放射源的屏蔽体；对于中子，常用含硼的聚乙烯板或石蜡层或水等原子序数低的材料作为屏蔽体。对于高能 β 粒子，采用铝或有机玻璃板等低原子序数的材料作为屏蔽体，可以减少韧致辐射的产额。

（3）屏蔽类型包括整体屏蔽、分离屏蔽、阴影屏蔽和局部屏蔽。

整体屏蔽就是完全包围辐射源的屏蔽；分离屏蔽是一次屏蔽包围最强的辐射源（如反应堆活性区的一次屏蔽），而在一次屏蔽与二次屏蔽之间也有辐射源（如反应堆载热剂系统）；阴影屏蔽建立在辐射源与被防护区域之间，它的大小限于屏蔽"所投向"的"阴影"，在质量和外廓受限制的情况下，这种屏蔽常被利用；局部屏蔽是为限制工作人员进入的区域所采用的减弱屏蔽。例如，在核潜艇上，在底部方向上可以采用局部屏蔽。

屏蔽体的样式可分为可移动屏蔽体和不可移动屏蔽体。可移动屏蔽体包括储源容器、手套箱、企业铅砖，合适铅当量的橡胶围裙、橡胶手套、橡胶背心、橡胶围颈、橡胶三角裤，以及合适铅当量的玻璃屏风和玻璃眼镜等。固定屏蔽体包括屏蔽墙、屏蔽地板、屏蔽天棚、屏蔽门和屏蔽玻璃观察窗等。

屏蔽材料的厚度估算通常利用了半值层（半价层）的概念。在 X 射线检测中利用的是宽束 X 射线，表 3-5 给出了宽束 X 射线在铅和混凝土中的近似半值层厚度 $T_{1/2}$ 和 1/10 价层厚度 $T_{1/10}$。注意，由于铅板的纯度及纯净度、混凝土的配方及组织结构上必然存在的差异，表 3-5 中给出的半值层厚度只能作为参考值，在实际应用中必须考虑增加保险量。

表 3-5 宽束 X 射线在铅和混凝土中的近似半值层厚度 $T_{1/2}$ 和 1/10 价层厚度 $T_{1/10}$

峰值电压（keV）	$T_{1/2}$（cm）		$T_{1/10}$（cm）	
	铅	混凝土	铅	混凝土
50	0.006	0.43	0.017	1.5
70	0.017	0.84	0.052	2.8
75	0.017	0.84		
100	0.027	1.6	0.088	6.3
125	0.028	2.0	0.093	6.6
150	0.030	2.24	0.099	7.4
200	0.052	2.5	0.17	8.4
250	0.088	2.8	0.29	9.4
300	0.147	3.1	0.48	10.9
400	0.250	3.3	0.83	10.9
500	0.360	3.6	1.19	11.7
1000（1MeV）	0.790	4.4	2.6	14.7
2000（2MeV）	1.25	6.4		

（4）在屏蔽防护计算中，需要考虑两个方面的因素，即由射线源直接穿过屏蔽物的初级辐射屏蔽，还有射线在屏蔽物上引起的散射辐射也是需要考虑屏蔽的。

下面结合具体例题予以说明：

1）初级 X 射线屏蔽：首先确定屏蔽透射量，然后根据由实验测量得到的射线减弱曲线求出需要的屏蔽层厚度。

屏蔽透射量为

$$B=PR^2/WUT \qquad (3-3)$$

式（3-3）中，B 为 X 射线的屏蔽透射量[R/（mA·min）]（在 1m 处），数值上：1R≈1rem。P 为每周最大允许剂量当量：职业性照射为 P=0.1rem/w；放射性工作场所邻近人员 P=0.01rem/w[注：根据《放射卫生防护基本标准》（GB 4792—1984）规定，放射性工作人员受到全身均匀照射时的年剂量当量不应超过 5rem，一年 365 天共 52 周，按国家法定工作时间（即扣除周六、日和法定节假日）应为 250 天约 36 周，但为了从严考虑（如加班），取 50 周计算得到 0.1rem/w 的限值，公众人员个人受到的年剂量当量应低于 0.5rem，即为 0.1 rem/w 的限值。如果射线照射工作场地邻近非职业射线照射工作人员的工作现场时，应考虑屏蔽的最大允许剂量当量按公众人员标准计算]。R 为 X 射线源到操作者的距离（m）。T 为居留因子，全居留 T=1（这是表示工作人员在工作场所停留情况的因子，分为全居留、部分居留、偶然居留 3 种情况。全居留 T=1 是指经常有人员停留的地方所考虑的因子，适用于控制区，包括控制室、邻近的暗室、工作室、实验室、走廊、休息室和职业性照射人员常规使用的办公室，以及如位于射线机房邻近建筑物中用于居留和商店、办公室、居住区、运动场、其他生产工作场所等；部分居留 T=1/4 是指部分时间里有人员停留时考虑的因子，适用于非控制区，如日常非职业性照射人员所用的公共走廊、公共房间、休息室、娱乐室、电梯、无人管理的停车场等；偶然居留 T=1/16 是指偶然有人员经过情况下考虑的因子，适用于非控制区，如公共浴室、楼梯、自动电梯、行人、车辆通道等）。U 为使用因子，充分使用 U=1（这是表示射线利用程度的一个因素，分为充分使用、部分使用、不常使用 3 种情况。充分使用 U=1 是指直接承受射线照射，如透照室内直接受到有效射线束照射的门、墙、天花板、地面、窗口；部分使用 U=1/4 是指不直接受到射线照射，如射线机房内不直接受到有效射线束照射的门、墙、天花板、地面、窗口；不常使用 U=1/16 是指基本上不受到有效射线的照射）。W 为工作负荷，mA·min/w（指高压通电时间）（即每周的工作负担，在数值上等于每周工作时间与管电流的乘积）。

计算出屏蔽透射量后在 X 射线减弱曲线图上查出相应管电压所要求的屏蔽厚度（铅板或混凝土墙），考虑 2 倍的安全系数时则再加一个半值层厚度。

2）散射 X 射线的屏蔽：初级 X 射线照射到物体（这里指屏蔽物）时将有散射 X 射线发生，我们可以把散射体看作辐射源，散射 X 射线照射量的大小一般用距离散射体 1m 处散射 X 射线照射量与入射初级 X 射线照射量之比来表示，它与初级射线的性质、射线源到物体的距离、散射体受初级射线照射的面积和散射角度等许多因素有关。表3-6给出散射的 S 值与入射光子能量的关系。

表 3-6　散射的 S 值与入射光子能量的关系

X 射线源（keV）	各散射角对应的入射光子能量					
	30°	45°	60°	90°	120°	135°
50	0.0005	0.0002	0.00025	0.00035	0.0008	0.0010
70	0.00065	0.00035	0.00035	0.0005	0.0010	0.0013
100	0.0015	0.0012	0.0012	0.0013	0.0020	0.0022
125	0.0018	0.0015	0.0015	0.0015	0.0023	0.0025
150	0.0020	0.0016	0.0016	0.0015	0.0024	0.0026
200	0.0021	0.0020	0.0019	0.0019	0.0027	0.0028
250	0.0025	0.0021	0.0019	0.0019	0.0027	0.0028
300	0.0026	0.0022	0.0020	0.0020	0.0026	0.0028

散射屏蔽透射量为

$$Bs=[(P \cdot RS_1^2 \cdot RS_2^2)/(W \cdot S \cdot T)](400/F) \tag{3-4}$$

式（3-4）中，Bs 为 X 射线散射屏蔽透射量[R/（mA·min）]（在 1m 处）。P 为每周最大允许剂量当量，职业性照射为 P=0.1rem/w；放射性工作场所邻近人员 P=0.01rem/w。W 为工作负荷，mA·min/w（指高压通电时间）。T 为居留因子，全居留 T=1。RS_1 为散射体到散射点的距离（m）。RS_2 为放射源到散射体的距离（m）。F 为散射面积（cm）。S 为散射面积为 400cm^2 时离散射体 1m 处的散射辐射产生的照射量与入射辐射照射量之比。400 为测量 S 时的散射面积（cm^2）。

对于 0.5MeV 以下的 X 射线，可认为主要的散射 X 射线与初级 X 射线具有相同的减弱特性，计算出 Bs 值后可从 X 射线减弱曲线查得相应的屏蔽厚度。

例题 1： 一台 250keV 的 X 射线机，管电流 5mA，探伤人员每天工作 6h（高压通电时间），每周工作 5 天，工作地点距 X 射线管焦点 4m，求防护初级 X 射线的混凝土厚度。

解： $W=It$=5mA·60min·6h·5 天=9000 mA·min/w，P=0.1rem/w，R=4m，U=1，T=1；I：管电流；t：每周工作分钟数。

B=（0.1×4^2）/（9000×1×1）=1.8×10^{-4}rem/（mA·min）

在 X 射线减弱曲线图纵坐标查到 Bs 值并从该点作横坐标与 250keV 曲线相交得到混凝土厚度 35cm，考虑 2 倍安全系数，增加一个混凝土半值层 2.8cm，合计 37.8cm。

例题 2： 承上题，散射体距 X 射线管焦点 4m，散射面积 400cm^2，工作点距散射体 1m，散射角 60°，求防护散射 X 射线所需混凝土厚度。

解： P=0.1rem/w，RS_1=1m，RS_2=4m，W=9000 mA·min/w，F=400cm^2，T=1。

查看"散射的 S 值与入射光子能量的关系"得到：S=0.0019

Bs=（0.1rem/w×4^{2}m×1^{2}m×400）/（0.0019×9000 mA·min/w×400cm^2）=0.09rem/（mA·min），从 X 射线减弱曲线查得混凝土厚度 11cm。

例题 3： 一台额定管电压 250keV 的 X 射线机在 1m 处 1mA·min 时产生的剂量 X=0.02Sv，检测人员使用该机每周工作 5 天，每天开机工作时间为 4h，使用的管电流为 5mA，工作人员所在的操作位置距离 X 射线机 4m，按照《放射卫生防护基本标准》（GB 4792—1984）的规定，防护一次射线的混凝土墙所需厚度 T 是多少?

解: 按照《放射卫生防护基本标准》(GB 4792—1984)的规定,为了限制随机性效应的发生率,年剂量当量限值为 50mSv,如果每年按照 50 周考虑工作时间,每周的剂量当量(HW)限值为 HW=1mSv=$1×10^{-3}$Sv,检测人员每周工作负荷为 W=5d×4h×60min/A×5mA=6000mA·min,混凝土对 250keV 的 X 射线的半值层厚度为 T_0=28mm,根据在距离射线源 1m 处 1mA·min 时产生的剂量是 0.02Sv,以及工作人员的距离为 R=4m,首先计算在没有防护时工作人员所处位置的剂量 H: H=($X·W$)/R^2=(0.02×6000)/4^2=7.5Sv,HW 为每周的剂量当量限值。

根据 T=$n·T_0$,这里 n 为 T_0 的倍数,即 H=$2n·$HW,n=lg(H/HW)/lg2=lg[7.5/($1×10^{-3}$)]/lg2=12.87 则 T=12.87×T_0=12.87×28=360.4mm,若考虑两倍的安全系数,则应再加一个半值层厚度,即:T=360.4+28=388.4mm,从建筑工艺角度来说,可取整数 400mm。

例题 4: 同上题,如果采用铅板屏蔽,则铅板厚度 T 应为多少?

解: 铅对 250keV 的 X 射线的半值层厚度为 T_0=0.88mm,因此 T=12.87×T_0=12.87×0.88=11.33mm,若考虑 2 倍的安全系数,则应再加一个半值层厚度,即:T=11.33+0.88=12.21mm,从商品化铅板标准规格角度来说,可取 12.5mm 或 13mm。

概括而言,时间防护的要点是尽量减少人体与射线的接触时间,距离防护的要点是尽量增大人体与射线源的距离,屏蔽防护的要点是在射线源与人体之间放置一种能有效吸收射线的足够厚度的屏蔽材料,其最终目标都是要使射线检测工作人员承受的辐射剂量在国家辐射防护安全标准规定的限值以下。

4. 减少源的使用活度 所有从事放射工作的防护人员、专业技术人员、操作者都应积极参与质量管理、质量控制活动,扎扎实实地落实好防护三项基本原则,保证放射实践的良好运作,切实降低照射剂量。

除上述时间、距离、屏蔽三项基本原则外,从点源公式可见,源的强度(活度)与剂量成正比。这就是说,在不影响工作的前提下,应尽量减少放射性核素用量,以减少受照射剂量。具体的方法是:

(1)校准仪器时,在满足工作要求的前提下,尽量使用低活度辐射源。

(2)操作放射性物质过程中,凡一时不能用或多余的放射性物质(或源)应及时移至储存地点妥善保存;当工作时间较长,用量较多时也应通过分装的办法把工作过程中暂不使用的源保存起来。

(3)在储源室储存放射性物质时应分开存放,以减少送、取源时对人员的不必要照射。

尽管所用的防护量及限值随着实践的进展已经发生了指导原则和某些概念的改变,但是放射防护三项基本原则的应用必须针对计划、应急、既存照射情况分别采取不同方法,还必须考虑针对不同照射对象(职业、公众、医疗照射)相互交错。

二、内照射防护的基本原则与方法

1. 内照射的定义 放射性物质经呼吸道、消化道、皮肤、黏膜和伤口及其他各种途径进入机体后,放射性核素发出的核射线在体内对机体进行的照射。内照射的严重性在于射线本身对人体的作用,还在于放射性物质与人体的化学作用显出一定的毒性。控制内照射的基本原则是防止或减少放射性物质进入体内,对于放射性核素可能进入体内的途径要予以防范。

2. 内照射防护的基本原则 制订各种规章制度,采取各种有效措施,阻断放射性物质进入人体的各种途径,在最优化原则的范围内,使摄入量减少到尽可能低的水平。

内照射防护就是防止放射性物质通过各种途径进入人体,或使进入人体的放射性物质的摄入量减少到最低限度或容许限值以下,以保障人体不受超过剂量限值的照射。

放射性核素进入人体的主要途径是经呼吸道、消化道、皮肤等进入体内,其中最主要的途径为经呼吸道进入体内。

3. 内照射对人体的危害特点 内照射的特点是人员即使脱离辐射场与环境,但已进入人体内的放射性物质所发出的辐射仍会造成对人体的辐射。内照射危害较大的射线有 α、β 射线,损伤大小取决于电离密度。对人体的危害主要与以下因素有关：①侵入人体内的放射性核素的辐射类型、能量、半衰期；②进入人体的放射性物质的数量；③核素理化状态，毒性大小；④核素在体内积聚部位和滞留时间等。

4. 内照射防护的基本原则和方法 防护的基本原则和方法是采取各种措施，隔断放射性物质进入人体的各种途径，使摄入剂量减少到容许水平以下至尽可能低的水平。

（1）包容、隔离：包容是指在操作过程中，将放射性物质密闭起来，使之与工作场所的空气隔绝。隔离就是根据放射性核素的毒性大小，操作量多少和操作方式等，将工作场所进行分级、分区管理。

（2）净化、稀释：净化就是采用吸附、过滤、除尘、凝聚沉淀、离子交换、蒸发、储存衰变、去污等方法，尽量降低空气、水中放射性物质浓度、降低物体表面放射性污染水平。稀释就是在合理控制下利用干净的空气或水使空气或水中的放射性浓度降低到控制水平以下。

（3）遵守操作规程、做好个人防护：制订切实可行又符合安全标准的规章制度，工作人员操作放射性物质时必须遵守相关的规章制度，正确使用满足辐射防护特殊要求的个人防护用具。

（4）妥善收集和储存放射性废物：收集储存放射性废物的原则是减少产生，控制排放，减容固化，严密包装，就地储存，集中处理。

5. 内照射损伤的临床特点 放射性核素进入体内后，各有其不同的分布和代谢特点，而且其射线在体内持续照射，直到放射性核素完全衰变成稳定核素，或完全排出体外时才终止。因此，内照射与外照射病有不同的特点。在战争年代和和平年代都可发生，具有以下特点：①选择性损伤；②潜伏期较长；③病程发展缓慢；④病程分期不明显。

因此，我们应正确认识放射防护，实际上放射性核素并没有大家想得那样恐怖，患者不应该惧怕辐射，避免"恐核"心理。

做医学显像反而比其他检查（如 X 线、CT 等）所受辐射要小很多。CT、胸部透视、腹部透视、腰椎摄影、头颅摄影等 X 线检查的辐射当量剂量远远大于相应部位或相当部位的核医学显像和功能测定。我们要加强放射防护，做好健康保护。

【思考题】

简答题

1. 简述放射防护的根本目的。
2. 简述辐射效应的分类。
3. 简述确定性效应和随机性效应的特点。
4. 简述放射防护应遵守的三项基本原则及相互关系。
5. 简述外照射防护的基本原则与方法。

第四章　医用放射源和射线装置

【教学大纲】
　　掌握内容：放射源和射线装置的分类。
　　熟悉内容：①密封源、非密封源；②临床常用射线装置的特性。
　　了解内容：天然放射源。

　　1896 年，法国物理学家贝克勒尔用铀盐和感光板发现铀能发射一种类似于 X 射线的贯穿辐射。1898 年，居里夫妇发现了放射性镭和钋，到了 1919 年英国物理学家卢瑟福利用 ^{214}Po 发出的 α 粒子去轰击氮原子时，在生成 ^{17}O 的同时，放出了一个质子，获得了历史上第一个人工放射性核素。这种由天然或人工的放射性物质放出各种射线的现象称为放射性。

　　利用放射性物质制成的能产生辐射照射的物质或实体而称为放射源。放射源在自然界是客观存在的，人类生活环境中存在着天然放射源和人工放射源。天然放射源（natural sources）即天然存在的电离辐射源，包括地球以外的宇宙射线和存在于地球上的天然放射性核素；人工放射源（artificial sources）是由人类的实践活动产生的，主要有核能生产、核武器爆炸试验、医疗照射及核事故等。放射源品种很多，应用广泛，几十年来，放射源的应用为发展国民经济、保障人民健康做出了重大贡献。在医学方面，放射源广泛用于医学诊断、治疗和消毒灭菌；在农业方面，放射源用于辐照育种、改良品质、增加产量，还可用于灭菌保鲜等；在工业方面，放射源可用于石油、煤炭等资源勘探、矿石成分分析、无损检测、材料改性和料位、密度、厚度测量等；另外，放射源还可用于人造卫星供电、火灾烟雾报警、污水治理等。

第一节　天然放射源

　　天然放射源（图 4-1）包括来自大气层外的宇宙辐射和来自地壳的天然放射性核素产生的陆地辐射。

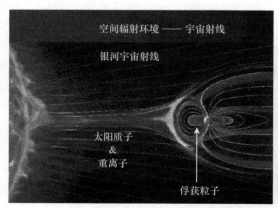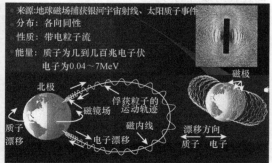

图 4-1　天然放射源

一、宇　宙　辐　射

　　宇宙射线（cosmic radiation）主要是由质子、氦核、铁核等裸原子核组成的高能粒子流，也含有中性的 γ 射线和能穿过地球的中微子流。它们在星系际银河和太阳磁场中得到加速和调制，其中一些最终穿过大气层到达地球。几乎所有外来的高能宇宙线，除中微子外在穿过大气层时都要与大气中的氧、氮等原子核发生碰撞，生成放射性核素，即宇生放射性核素（cosmogenic radionuclide），其中 ^3H、^{14}C 和 ^{22}Na 进入人体后参与生理代谢过程。

二、陆 地 辐 射

陆地上的各种物质和生物体内存在的天然放射性核素统称为原生放射性核素。原生放射性核素核衰变释放出射线对人体产生的照射称为陆地辐射（terrestrial radiation），其主要分为外照射和内照射。在土壤中以痕量水平存在的陆地放射性核素核衰变释放出的 β 射线和 γ 射线对人体产生外照射，照射的具体水平与产生这些土壤来源的岩石类型有关。通过吸入、食入及皮肤途径进入人体的原生放射性核素，通过核衰变释放出的 α 粒子、β 粒子和 γ 射线对人体产生内照射。

第二节　医用放射源

放射源广泛应用于科研院校、医疗机构及工农业生产中，医用放射源多为人工辐射源，即由于临床的需要，以诊断、治疗为目的而制造的。主要包括临床上诊断和治疗应用的放射性同位素和 X 射线。

一、放 射 源 分 类

（一）按放射源对人体健康和环境的潜在危害程度分类

国际原子能机构（International Atomic Energy Agency，IAEA）根据放射源对人体健康和环境的潜在危害程度，从高到低将放射源分为 Ⅰ、Ⅱ、Ⅲ、Ⅳ、Ⅴ类。

1. Ⅰ类放射源　为极高危险源。没有防护情况下，接触这类放射源几分钟到 1h 就可致人死亡。

2. Ⅱ类放射源　为高危险源。没有防护情况下，接触这类放射源几小时至几天可致人死亡。

3. Ⅲ类放射源　为危险源。没有防护情况下，接触这类放射源几小时就可对人造成永久性损伤，接触几天至几周也可致人死亡。

4. Ⅳ类放射源　为低危险源。基本不会对人造成永久性损伤，但会对长时间、近距离接触这些放射源的人造成可恢复的临时性损伤。

5. Ⅴ类放射源　为极低危险源。不会对人造成永久性损伤。

常用不同核素的放射源按表 4-1 进行分类。

表 4-1　放射源分类表

核素名称	Ⅰ类源（Bq）	Ⅱ类源（Bq）	Ⅲ类源（Bq）	Ⅳ类源（Bq）	Ⅴ类源（Bq）
^{241}Am	$\geq 6\times10^{13}$	$\geq 6\times10^{11}$	$\geq 6\times10^{10}$	$\geq 6\times10^{8}$	$\geq 1\times10^{4}$
$^{241}Am/Be$	$\geq 6\times10^{13}$	$\geq 6\times10^{11}$	$\geq 6\times10^{10}$	$\geq 6\times10^{8}$	$\geq 1\times10^{4}$
^{198}Au	$\geq 2\times10^{14}$	$\geq 2\times10^{12}$	$\geq 2\times10^{11}$	$\geq 2\times10^{9}$	$\geq 1\times10^{6}$
^{133}Ba	$\geq 2\times10^{14}$	$\geq 2\times10^{12}$	$\geq 2\times10^{11}$	$\geq 2\times10^{9}$	$\geq 1\times10^{6}$
^{14}C	$\geq 5\times10^{16}$	$\geq 5\times10^{14}$	$\geq 5\times10^{13}$	$\geq 5\times10^{11}$	$\geq 1\times10^{7}$
^{109}Cd	$\geq 2\times10^{16}$	$\geq 2\times10^{14}$	$\geq 2\times10^{13}$	$\geq 2\times10^{11}$	$\geq 1\times10^{6}$
^{141}Ce	$\geq 1\times10^{15}$	$\geq 1\times10^{13}$	$\geq 1\times10^{12}$	$\geq 1\times10^{10}$	$\geq 1\times10^{7}$
^{144}Ce	$\geq 9\times10^{14}$	$\geq 9\times10^{12}$	$\geq 9\times10^{11}$	$\geq 9\times10^{9}$	$\geq 1\times10^{5}$
^{252}Cf	$\geq 2\times10^{13}$	$\geq 2\times10^{11}$	$\geq 2\times10^{10}$	$\geq 2\times10^{8}$	$\geq 1\times10^{4}$
^{36}Cl	$\geq 2\times10^{16}$	$\geq 2\times10^{14}$	$\geq 2\times10^{13}$	$\geq 2\times10^{11}$	$\geq 1\times10^{6}$

续表

核素名称	I类源（Bq）	II类源（Bq）	III类源（Bq）	IV类源（Bq）	V类源（Bq）
^{242}Cm	$\geq 4 \times 10^{13}$	$\geq 4 \times 10^{11}$	$\geq 4 \times 10^{10}$	$\geq 4 \times 10^{8}$	$\geq 1 \times 10^{5}$
^{244}Cm	$\geq 5 \times 10^{13}$	$\geq 5 \times 10^{11}$	$\geq 5 \times 10^{10}$	$\geq 5 \times 10^{8}$	$\geq 1 \times 10^{4}$
^{57}Co	$\geq 7 \times 10^{14}$	$\geq 7 \times 10^{12}$	$\geq 7 \times 10^{11}$	$\geq 7 \times 10^{9}$	$\geq 1 \times 10^{6}$
^{60}Co	$\geq 3 \times 10^{13}$	$\geq 3 \times 10^{11}$	$\geq 3 \times 10^{10}$	$\geq 3 \times 10^{8}$	$\geq 1 \times 10^{5}$
^{51}Cr	$\geq 2 \times 10^{15}$	$\geq 2 \times 10^{13}$	$\geq 2 \times 10^{12}$	$\geq 2 \times 10^{10}$	$\geq 1 \times 10^{7}$
^{134}Cs	$\geq 4 \times 10^{13}$	$\geq 4 \times 10^{11}$	$\geq 4 \times 10^{10}$	$\geq 4 \times 10^{8}$	$\geq 1 \times 10^{4}$
^{137}Cs	$\geq 1 \times 10^{14}$	$\geq 1 \times 10^{12}$	$\geq 1 \times 10^{11}$	$\geq 1 \times 10^{9}$	$\geq 1 \times 10^{4}$
^{152}Eu	$\geq 6 \times 10^{13}$	$\geq 6 \times 10^{11}$	$\geq 6 \times 10^{10}$	$\geq 6 \times 10^{8}$	$\geq 1 \times 10^{6}$
^{154}Eu	$\geq 6 \times 10^{13}$	$\geq 6 \times 10^{11}$	$\geq 6 \times 10^{10}$	$\geq 6 \times 10^{8}$	$\geq 1 \times 10^{6}$
^{55}Fe	$\geq 8 \times 10^{17}$	$\geq 8 \times 10^{15}$	$\geq 8 \times 10^{14}$	$\geq 8 \times 10^{12}$	$\geq 1 \times 10^{6}$
^{153}Gd	$\geq 1 \times 10^{15}$	$\geq 1 \times 10^{13}$	$\geq 1 \times 10^{12}$	$\geq 1 \times 10^{10}$	$\geq 1 \times 10^{7}$
^{68}Ge	$\geq 7 \times 10^{14}$	$\geq 7 \times 10^{12}$	$\geq 7 \times 10^{11}$	$\geq 7 \times 10^{9}$	$\geq 1 \times 10^{5}$
^{3}H	$\geq 2 \times 10^{18}$	$\geq 2 \times 10^{16}$	$\geq 2 \times 10^{15}$	$\geq 2 \times 10^{13}$	$\geq 1 \times 10^{9}$
^{203}Hg	$\geq 3 \times 10^{14}$	$\geq 3 \times 10^{12}$	$\geq 3 \times 10^{11}$	$\geq 3 \times 10^{9}$	$\geq 1 \times 10^{5}$
^{125}I	$\geq 2 \times 10^{14}$	$\geq 2 \times 10^{12}$	$\geq 2 \times 10^{11}$	$\geq 2 \times 10^{9}$	$\geq 1 \times 10^{6}$
^{131}I	$\geq 2 \times 10^{14}$	$\geq 2 \times 10^{12}$	$\geq 2 \times 10^{11}$	$\geq 2 \times 10^{9}$	$\geq 1 \times 10^{6}$
^{192}Ir	$\geq 8 \times 10^{13}$	$\geq 8 \times 10^{11}$	$\geq 8 \times 10^{10}$	$\geq 8 \times 10^{8}$	$\geq 1 \times 10^{4}$
^{85}Kr	$\geq 3 \times 10^{16}$	$\geq 3 \times 10^{14}$	$\geq 3 \times 10^{13}$	$\geq 3 \times 10^{11}$	$\geq 1 \times 10^{4}$
^{99}Mo	$\geq 3 \times 10^{14}$	$\geq 3 \times 10^{12}$	$\geq 3 \times 10^{11}$	$\geq 3 \times 10^{9}$	$\geq 1 \times 10^{6}$
^{95}Nb	$\geq 9 \times 10^{13}$	$\geq 9 \times 10^{11}$	$\geq 9 \times 10^{10}$	$\geq 9 \times 10^{8}$	$\geq 1 \times 10^{6}$
^{63}Ni	$\geq 6 \times 10^{16}$	$\geq 6 \times 10^{14}$	$\geq 6 \times 10^{13}$	$\geq 6 \times 10^{11}$	$\geq 1 \times 10^{8}$
^{237}Np（^{233}Pa）	$\geq 7 \times 10^{13}$	$\geq 7 \times 10^{11}$	$\geq 7 \times 10^{10}$	$\geq 7 \times 10^{8}$	$\geq 1 \times 10^{3}$
^{32}P	$\geq 1 \times 10^{16}$	$\geq 1 \times 10^{14}$	$\geq 1 \times 10^{13}$	$\geq 1 \times 10^{11}$	$\geq 1 \times 10^{5}$
^{103}Pd	$\geq 9 \times 10^{16}$	$\geq 9 \times 10^{14}$	$\geq 9 \times 10^{13}$	$\geq 9 \times 10^{11}$	$\geq 1 \times 10^{8}$
^{147}Pm	$\geq 4 \times 10^{16}$	$\geq 4 \times 10^{14}$	$\geq 4 \times 10^{13}$	$\geq 4 \times 10^{11}$	$\geq 1 \times 10^{7}$
^{210}Po	$\geq 6 \times 10^{13}$	$\geq 6 \times 10^{11}$	$\geq 6 \times 10^{10}$	$\geq 6 \times 10^{8}$	$\geq 1 \times 10^{4}$
^{238}Pu	$\geq 6 \times 10^{13}$	$\geq 6 \times 10^{11}$	$\geq 6 \times 10^{10}$	$\geq 6 \times 10^{8}$	$\geq 1 \times 10^{4}$
^{239}Pu/Be	$\geq 6 \times 10^{13}$	$\geq 6 \times 10^{11}$	$\geq 6 \times 10^{10}$	$\geq 6 \times 10^{8}$	$\geq 1 \times 10^{4}$
^{239}Pu	$\geq 6 \times 10^{13}$	$\geq 6 \times 10^{11}$	$\geq 6 \times 10^{10}$	$\geq 6 \times 10^{8}$	$\geq 1 \times 10^{4}$
^{240}Pu	$\geq 6 \times 10^{13}$	$\geq 6 \times 10^{11}$	$\geq 6 \times 10^{10}$	$\geq 6 \times 10^{8}$	$\geq 1 \times 10^{3}$
^{242}Pu	$\geq 7 \times 10^{13}$	$\geq 7 \times 10^{11}$	$\geq 7 \times 10^{10}$	$\geq 7 \times 10^{8}$	$\geq 1 \times 10^{4}$
^{226}Ra	$\geq 4 \times 10^{13}$	$\geq 4 \times 10^{11}$	$\geq 4 \times 10^{10}$	$\geq 4 \times 10^{8}$	$\geq 1 \times 10^{4}$
^{188}Re	$\geq 1 \times 10^{15}$	$\geq 1 \times 10^{13}$	$\geq 1 \times 10^{12}$	$\geq 1 \times 10^{10}$	$\geq 1 \times 10^{5}$
^{103}Ru（^{103m}Rh）	$\geq 1 \times 10^{14}$	$\geq 1 \times 10^{12}$	$\geq 1 \times 10^{11}$	$\geq 1 \times 10^{9}$	$\geq 1 \times 10^{6}$
^{106}Ru（^{106}Rh）	$\geq 3 \times 10^{14}$	$\geq 3 \times 10^{12}$	$\geq 3 \times 10^{11}$	$\geq 3 \times 10^{9}$	$\geq 1 \times 10^{5}$
^{35}S	$\geq 6 \times 10^{16}$	$\geq 6 \times 10^{14}$	$\geq 6 \times 10^{13}$	$\geq 6 \times 10^{11}$	$\geq 1 \times 10^{8}$
^{75}Se	$\geq 2 \times 10^{14}$	$\geq 2 \times 10^{12}$	$\geq 2 \times 10^{11}$	$\geq 2 \times 10^{9}$	$\geq 1 \times 10^{6}$
^{89}Sr	$\geq 2 \times 10^{16}$	$\geq 2 \times 10^{14}$	$\geq 2 \times 10^{13}$	$\geq 2 \times 10^{11}$	$\geq 1 \times 10^{6}$
^{90}Sr（^{90}Y）	$\geq 1 \times 10^{15}$	$\geq 1 \times 10^{13}$	$\geq 1 \times 10^{12}$	$\geq 1 \times 10^{10}$	$\geq 1 \times 10^{4}$
^{99m}Tc	$\geq 7 \times 10^{14}$	$\geq 7 \times 10^{12}$	$\geq 7 \times 10^{11}$	$\geq 7 \times 10^{9}$	$\geq 1 \times 10^{7}$
^{132}Te（^{132}I）	$\geq 3 \times 10^{13}$	$\geq 3 \times 10^{11}$	$\geq 3 \times 10^{10}$	$\geq 3 \times 10^{8}$	$\geq 1 \times 10^{7}$

续表

核素名称	I 类源（Bq）	II 类源（Bq）	III类源（Bq）	IV类源（Bq）	V 类源（Bq）
^{230}Th	$\geqslant 7\times 10^{13}$	$\geqslant 7\times 10^{11}$	$\geqslant 7\times 10^{10}$	$\geqslant 7\times 10^{8}$	$\geqslant 1\times 10^{4}$
^{204}Tl	$\geqslant 2\times 10^{16}$	$\geqslant 2\times 10^{14}$	$\geqslant 2\times 10^{13}$	$\geqslant 2\times 10^{11}$	$\geqslant 1\times 10^{4}$
^{170}Tm	$\geqslant 2\times 10^{16}$	$\geqslant 2\times 10^{14}$	$\geqslant 2\times 10^{13}$	$\geqslant 2\times 10^{11}$	$\geqslant 1\times 10^{6}$
^{90}Y	$\geqslant 5\times 10^{15}$	$\geqslant 5\times 10^{13}$	$\geqslant 5\times 10^{12}$	$\geqslant 5\times 10^{10}$	$\geqslant 1\times 10^{5}$
^{91}Y	$\geqslant 8\times 10^{15}$	$\geqslant 8\times 10^{13}$	$\geqslant 8\times 10^{12}$	$\geqslant 8\times 10^{10}$	$\geqslant 1\times 10^{6}$
^{169}Yb	$\geqslant 3\times 10^{14}$	$\geqslant 3\times 10^{12}$	$\geqslant 3\times 10^{11}$	$\geqslant 3\times 10^{9}$	$\geqslant 1\times 10^{7}$
^{65}Zn	$\geqslant 1\times 10^{14}$	$\geqslant 1\times 10^{12}$	$\geqslant 1\times 10^{11}$	$\geqslant 1\times 10^{9}$	$\geqslant 1\times 10^{6}$
^{95}Zr	$\geqslant 4\times 10^{13}$	$\geqslant 4\times 10^{11}$	$\geqslant 4\times 10^{10}$	$\geqslant 4\times 10^{8}$	$\geqslant 1\times 10^{6}$

注：^{241}Am 用于固定式烟雾报警器时的豁免值为 1×10^{5}Bq

（二）按放射源是否密封分类

按是否密封将放射源分为密封放射源和非密封放射源，简称密封源和非密封源。

绝大多数医用放射源是密封放射源，某些供实验室用的、强度较低的放射源是非密封放射源。

1. 密封源（sealed source） 是密封在包壳里的或紧密地固结在覆盖层里并呈固体形态的放射性物质。密封源的包壳或覆盖层应具有足够的强度，使源在设计使用条件和磨损条件下及在预计的事件条件下，均能保持密封性能，不会有放射性物质泄漏出来。例如，^{60}Co 放射治疗机是发射 β 射线和 γ 射线的密封放射源；腔内后装治疗机使用的 ^{192}Ir 放射源。

密封源的种类很多，分类方法也是多种多样的。按放射源的几何形状可将其分为点源、线源、平面源、圆柱源、针状源等；按发出的射线可将其分为 α 放射源、β 放射源、γ 放射源及中子源等；按活度的不确定可将其分为检查源、工作源、参考源、标准源等；按用途可将其分为医疗用放射源、工业探伤用放射源、放射性测井用放射源、射线车辐照用放射源、仪表刻度及放射性测量用放射源等。

由于使用要求不同，密封源的核素种类、辐射类型、活度大小、几何形状、密封方式和性能指标等各不相同。下面按所用射线种类（图 4-2）分别介绍密封源的基本性能。

（1）α 放射源：α 射线即氦核组成的粒子流，其粒子由两个质子和两个中子组成，因而带两个单位的正电荷。

常用的 α 放射源，活度一般较低而且 α 粒子的能量一般低于 7MeV，在空气中的射程很短，小于 6cm。α 粒子质量较大，电离密度大，穿透力弱，在组织内通过较慢，用一张纸就可以阻挡它的通过，因此外照射时对机体不会产生什么危害；但能发射 α 粒子的放射性核素一旦进入体内构成内照射时，对机体造成的损伤则有很大的意义。α 射线本身在放射治疗中的重要性较小，但由于许多放射性核素的混合射线中含有 α 粒子，而且快中子和负 π 介子在组织中也产生 α 粒子，这在放射治疗中对杀伤肿瘤细胞起重要作用。

常用的 α 放射性核素有 ^{210}Po、^{238}Pu、^{239}Pu、^{241}Am、^{235}U、^{238}U 等。α 放射源主要用于烟雾报警器、静电消除器和放射性避雷器等的离子发生器。

绝大多数 α 核素属于极毒核素，即使摄入体内的量极少，也会造成严重的内照射损伤。因此，即使没有使用价值的废源，亦应按照相关规定处理，不能随便拆开或扔掉；必须特别注意保护 α 放射源的密封性能；妥善保管防止丢失或被盗。

（2）β 放射源：β 射线是具有一定速度的电子流，带负电荷，其质量很小，与物质主要通过电离损伤、辐射能量损失和多次散射而发生作用。

其由于电离密度弱，穿透力比同样能量 α 粒子约强 100 倍，能量超过 70keV 的 β 粒子可穿透皮肤表层。常用的 β 放射源的 β 粒子能量均大于 70keV，在放射治疗中使用直线加速器产生的高能电子束，照射肿瘤组织时，绝大部分电离将发生在受照射组织的较深部位，可产生照射皮肤损伤，因此应考虑 β 射线外照射的防护。

常用的 β 放射性核素有 ^{3}H、^{14}C、^{60}Co、^{85}Kr、^{90}Sr、^{90}Y 等。临床上 β 放射源主要用作治疗皮肤表浅部位肿瘤。其他用途为 β 活度测量、放射性测厚仪、皮肤敷贴器等。

β 射线穿过周围物质时产生韧致辐射，其穿透能力比 β 射线强得多。β 放射性核素衰变时，常伴随着 γ 辐射或其他形式的光子。因此，在使用 β 放射源时不能忽视 γ 光子的防护，即使是纯 β 放射体，也应注意减少韧致辐射的影响。屏蔽 β 射线应选用低原子序数的材料（如塑料、有机玻璃、铝板等）以减少韧致辐射，外层再用高原子序数的材料屏蔽韧致辐射和其他光子。

（3）γ 放射源：是不带电荷的光子流。电离能力较弱，但其穿透力极强，是使用最多的放射源，广泛用于工业、农业、医疗和科研等各个部门。临床上，γ 放射源主要用于各种肿瘤的体外照射和人体腔内治疗及疾病的诊断上。表 4-2 列出了各种 γ 放射源的主要用途。

表 4-2　γ 放射源的主要用途

用途	常用核素	活度范围，Bq（Ci）
辐射装置	^{60}Co、^{137}Cs 等	$>10^{14}$（$\approx 3 \times 10^3$）
核仪表	^{60}Co、^{137}Cs、^{170}Tm、^{152}Eu、^{241}Am 等	$10^8 \sim 2 \times 10^{12}$（$3 \times 10^{-3} \sim 6 \times 10$）
工业照相	^{60}Co、^{137}Cs、^{192}Ir、^{170}Tm 等	$10^9 \sim 10^{13}$（$3 \times 10^{-2} \sim 3 \times 10^2$）
医疗照射	^{60}Co、^{137}Cs、^{226}Ra、^{192}IR、^{198}Au 等	$10^8 \sim 6 \times 10^{14}$（$3 \times 10^{-3} \sim 1.6 \times 10^3$）
仪表刻度、检查	^{60}Co、^{137}Cs、^{226}Ra、^{241}Am 等	$10^6 \sim 10^{14}$（$3 \times 10^{-5} \sim 3 \times 10^3$）

γ 射线的贯穿能力很强，其辐照范围往往超出工作场所之外。使用 γ 放射源主要防止外照射。应利用建筑物的墙和门进行屏蔽，使屏蔽墙外人员所受照射低于规定的剂量限值。同时，为了防止人员误入辐照室造成误照射，应有可靠的安全联锁装置，设置警告信号和标志等。

（4）中子源：中子是一种穿透力很强的间接电离粒子，它与物质的相互作用发生在原子核内，主要作用方式有弹性散射、非弹性散射和吸收。在临床中，使用的是既有足够能量，又能达到有用的深度剂量分布的快中子流。

利用重核自发裂变产生中子的中子源称为自发裂变中子源，其中 ^{252}Cf 中子源最合适，应用最多，它的半衰期为 2.65 年，自发裂变中子产额为 2.31×10^{12} 中子/（s·Bq）。中子能谱与 ^{235}U 裂变中子能谱相似，中子平均能量为 2.35MeV。^{252}Cf 中子源中子产额高、体积小、可制成点源，常用于肿瘤的体内治疗。

中子的贯穿能力很强，使用中子源时应注重外照射的防护，一般用石蜡、聚乙烯等含氢材料较多的物质，将快中子慢化，然后再用吸收截面大的物质（如锂、硼等）吸收慢中子。在屏蔽中子的同时还要注意对 γ 射线的屏蔽。

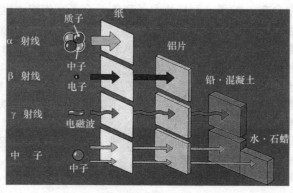

图 4-2　射线种类

2. 非密封源（unsealed source）　为不满足密封源定义中所列条件的源，也称开放源或开放型放射源。这种放射源通常没有被容器密封起来,有的不用时是密封的,使用时就得打开它的密封容器,使放射性物质直接与周围环境的介质接触。使用这种放射源的工作场所称为非密封源工作场所。

　　非密封源在工业、农业、医学和科学研究等方面的应用越来越广泛。使用放射源的种类和数量越来越多。最常用的核素有 ^{125}I、^{131}I、^{99m}Tc、^3H、^{14}C、^{32}P、^{35}S、^{153}Sm、^{89}Sr、^{18}F、^{99}Mo 等,主要用于医学诊断治疗用放射性药物、放射免疫药盒、科研用放射性同位素示踪剂等。

　　非密封源的特点是在使用或操作过程中它们的物理-化学性质可能变化,如加温时固体可变成液体,液体可变成气体。操作中容易溅洒污染环境,液体漏出扩散,造成表面污染。使用非密封源时其会对人员造成外照射和内照射,如果发生事故还会造成工作场所和环境污染,所以在使用或操作过程中需要特别注意。

二、射　线　装　置

　　射线装置(ray apparatus)是指 X 射线机、加速器、中子发生器及含放射源的装置。

(一)射线装置分类

　　根据射线装置对人体健康和环境可能造成危害的程度,从高到低将射线装置分为Ⅰ类、Ⅱ类、Ⅲ类。按照用途可将其分为医用射线装置和非医用射线装置。

　　1. Ⅰ类射线装置　为高危险射线装置,事故时可以使短时间受照射人员产生严重放射损伤甚至死亡,或对环境造成严重影响。

　　2. Ⅱ类射线装置　为中危险射线装置,事故时可以使受照人员产生较严重放射损伤,大剂量照射甚至导致死亡。

　　3. Ⅲ类射线装置　为低危险射线装置,事故时一般不会造成受照人员的放射损伤。常用的射线装置按表 4-3 进行分类。

表 4-3　射线装置分类表

装置类别	医用射线装置	非医用射线装置
Ⅰ类射线装置	能量大于 100MeV 的医用加速器	生产放射性同位素的加速器(不含制备 PET 用放射性药物的加速器)
		能量大于 100MeV 的加速器
Ⅱ类射线装置	放射治疗用 X 射线、电子束加速器	工业探伤加速器
	重离子治疗加速器	安全检查用加速器
	质子治疗装置	辐照装置用加速器
	制备 PET 用放射性药物的加速器	其他非医用加速器
	其他医用加速器	中子发生器
	X 射线深部治疗机	工业用 X 射线 CT 机
	数字减影血管造影装置	X 射线探伤机
Ⅲ类射线装置	医用 X 射线 CT 机	X 射线行李包检查装置
	放射诊断用普通 X 射线机	X 射线衍射仪
	X 射线摄影装置	兽医用 X 射线机
	牙科 X 射线机	
	乳腺 X 射线机	
	放射治疗模拟定位机	
	其他高于豁免水平的 X 射线机	

(二)临床常用射线装置

　　临床常用射线装置包括放射诊断用射线装置和放射治疗用射线装置。放射诊断用射线装置包括

X射线机、X射线模拟定位机、PET/CT、CT模拟定位机等；放射治疗用射线装置包括直线加速器、^{60}Co治疗机、γ-刀治疗机、近距离后装治疗机、质子重离子设备。

1. 放射诊断用射线装置

（1）X射线机（X-ray machine）：1895年，德国物理学家伦琴在研究阴极射线管中气体放电现象时，用一只嵌有两个金属电极（一个为阳极，一个为阴极）的密封玻璃管，在电极两端加上几万伏的高压电，用抽气机从玻璃管内抽出空气。为了遮住高压放电时的光线（一种弧光）外泄，在玻璃管外面套上一层黑色纸板。他在暗室中进行这项实验时，偶然发现距离玻璃管2m远的地方，一块用铂氰化钡溶液浸洗过的纸板发出明亮的荧光。进一步试验，用纸板、木板、衣服及厚约两千页的书，都遮挡不住这种荧光。更令人惊奇的是，当用手去拿这块发荧光的纸板时，竟在纸板上看到了手骨的影像。当时伦琴认定，这是一种人眼看不见、但能穿透物体的射线。因无法解释它的原理，不明它的性质，故借用了数学中代表未知数的"X"作为代号，称为"X"射线（或称X射线或简称X线）。随后首先在医学上开始应用，开创了揭示人体内部结构之先河。

医用X射线机主要是指利用400keV以下X射线治疗肿瘤、疾病诊断和定位的装置。X射线机的种类很多，如诊断X射线机、治疗X射线机、放疗用模拟定位机、X射线分析仪等。

1）基本原理：高速运动的电子作用于钨等重金属靶，发生特征辐射、轫致辐射，产生X射线。产生的X射线的强度正比于靶物质的原子序数、电子流强度和电子加速电压（管电压）的平方。所以，X射线机的管电压、管电流和阳极靶物质是影响X射线强度的直接因素。

2）基本结构

X射线球管：是X射线机的关键构件及核心部分，是由钨做成的灯丝及阳极和真空系统构成。接通高压电源后阴极发射电子束，通过真空系统避免了能量损失。射向熔点较高的钨阳极，发出X射线。调节电压可以改变X射线的质，调节电流可改变X射线的量。

其他构件：主要包括调整X射线球管高度及方向的机械部分、治疗床、控制系统等。

3）临床应用特点：400keV以下的X射线机主要用于体表肿瘤或浅表淋巴结转移性肿瘤的治疗或预防性照射及放射诊断。

（2）X射线模拟定位机：是用来模拟加速器或^{60}Co治疗机机械性能的专用X射线诊断机。

1）基本原理：人体不同组织对X射线吸收的差别是X射线成像的基础，X射线穿过人体时骨骼组织、肌肉及软组织被不同程度地吸收，这种差别经影像增强器处理后可以得到更为清晰的图像。X射线应用于医学诊断主要是利用X射线的穿透作用、差别吸收、感光作用及荧光作用。

2）基本结构：主要由大功率X射线球管、影像增强器、高清晰度电视系统、特制机架、诊查床、控制台等组成。

模拟定位机的机架，诊查床等机械部件要求精度高，因为定位时多在动态下工作，而且又需要模仿各种不同放射治疗机的条件，不仅要求灵活，还需要有良好的重复性，否则就不能达到精确的定位目的。机器运动要求：机架沿中心轴做180°旋转，其精度不能大于1mm。X射线球管的焦点与中心轴能够在60～130cm任选，以满足各种治疗机的需要。X射线球管下面要有准确而灵活的准直器，它包括模拟X射线的灯光、限制照射野范围的光阑及光学测距等。

诊查床的构造也与一般检查床不同，它不但要床面上下、左右、前后运动和以床柱为轴旋转，而且床座也要以X射线的中心垂线为轴旋转，以适应检查的需要。床面要求弯曲很小，长期使用不变形，并对X射线有较小的吸收率，坚固的支承强度。

控制系统则采用模拟电路、数字电路、集成电路等电子技术，具有机械使用和操作安全可靠、噪声低等优点。

X射线模拟定位机的主要任务是模仿各类治疗机，按不同机型的条件定位，制订治疗计划，所以准确性是关键，特别是其中心稳定性和重复性。

3）临床应用特点：主要是指用于疾病诊断和定位的装置。

（3）正电子发射计算机体层显像（positron emission tomography/computed tomography，PET/CT）：

近 20 年来，传统 X 射线成像向数控技术成像迅速推进，新技术、新方法不断涌现，核医学中的放射性核素显像，包括伽马照相、单光子发射计算机断层成像（single-photon emission computerized tomography，SPECT）、PET、PET/CT 形成新的综合图像诊断。

PET 即正电子发射断层显像，它是一种最先进的医学影像技术，PET 技术是目前唯一的用解剖形态方式进行功能、代谢和受体显像的技术，具有无创伤性的特点。其是目前临床上用以诊断和指导治疗肿瘤的最佳手段之一。

PET 的独特作用是以代谢显像和定量分析为基础，应用组成人体主要元素的短命核素如 ^{11}C、^{13}N、^{15}O、^{18}F 等正电子核素为示踪剂，不仅可快速获得多层面断层影像、三维定量结果及三维全身扫描，还可以从分子水平动态观察到代谢物或药物在人体内的生理生化变化，用以研究人体生理、生化、化学递质、受体乃至基因改变。近年来，PET 在诊断和指导治疗肿瘤、冠心病和脑部疾病等方面均已显示出独特的优越性。

PET/CT 是将 PET 和 CT（计算机体层显像）有机地结合在一起，使用同一个检查床和同一个图像处理工作站，将 PET 图像和 CT 图像融合，可以同时放映病灶的病理生理变化和形态结构，明显提高诊断的准确性。CT 与 PET 融为一体，由 CT 提供病灶的精确解剖定位，而 PET 提供病灶详尽的功能与代谢等分子信息，具有灵敏、准确、特异及定位精确等特点，一次显像可获得全身各方位的断层图像，可一目了然地了解全身整体状况，达到早期发现病灶和诊断疾病的目的。PET/CT 的出现是医学影像学的又一次革命，受到了医学界的公认和广泛关注。

1）PET 和多层螺旋 CT 显像的基本原理

A. PET 显像的基本原理

临床显像过程：将发射正电子的放射性核素（如 ^{18}F 等）标记到能够参与人体组织血流或代谢过程的化合物上，将标有带正电子化合物的放射性核素注射到受检者体内。让受检者在 PET 的有效视野范围内进行 PET 显像。放射性核素发射出的正电子在体内移动大约 1mm 后与组织中的负电子结合发生湮灭辐射。产生两个能量相等（511keV）、方向相反的 γ 光子。由于两个光子在体内的路径不同，到达两个探测器的时间也有一定差别，如果在规定的时间窗内（一般为 0~15μs），探头系统探测到两个互成 180°（±0.25°）的光子时，即为一个符合事件，探测器便分别送出一个时间脉冲，脉冲处理器将脉冲变为方波，符合电路对其进行数据分类后，送入工作站进行图像重建。便得到人体各部位横断面、冠状面和矢状面的影像。

B. 多层螺旋 CT 显像的基本原理：图像重建时，根据人体各种组织（包括正常和异常组织）对 X 射线吸收不等这一特性，将人体某一选定层面分成许多立方体小块（也称体素），X 射线穿过体素后，测得的密度或灰度值称为像素。X 射线束穿过选定层面，探测器接收到沿 X 射线束方向排列的各体素吸收 X 射线后衰减值的总和，为已知值，形成该总量的各体素 X 射线衰减值为未知值，当 X 射线发生源和探测器围绕人体做圆弧或圆周相对运动时，用迭代方法求出每一体素的 X 射线衰减值并进行图像重建，得到该层面不同密度组织的黑白图像。

2）PET/CT 结构：PET 系统的主要部件包括机架、环形探测器、符合电路、检查床及工作站等。探测系统是整个 PET 系统中的主要部分，它采用的块状探测结构有利于消除散射、提高计数率。许多块结构组成一个环，再由数十个环构成整个探测器。每个块结构由大约 36 个锗酸铋晶体组成，晶体又带有 2 对（4 个）光电倍增管。锗酸铋晶体将高能光子转换为可见光。光电倍增管将光信号转换成可见光，光电倍增管将光信号转换成电信号，电信号再被转换成时间脉冲信号，探头层间符合线路对每个探头信号的时间耦合性进行检验判定，排除其他来源射线的干扰，经运算给出正电子的位置，计算机采用散射、偶然符合信号校正及光子飞行时间计算等技术，完成图像重建。重建后的图像将 PET 的整体分辨率提高到 2 mm 左右。

3）PET/CT 特点

A. PET/CT 能对肿瘤进行早期诊断和鉴别诊断，鉴别肿瘤有无复发，对肿瘤进行分期和再分期，寻找肿瘤原发灶和转移灶，指导和确定肿瘤的治疗方案、评价疗效。在肿瘤患者中，经 PET/CT 检查，有相当数量的患者因明确诊断，而改变了治疗方案；PET/CT能准确评价疗效，及时调整治疗方案，避免无效治疗。总体上大大节省医疗费用，争取了宝贵的治疗时间。

B. PET/CT能对癫痫灶准确定位，也是诊断抑郁症、帕金森病、阿尔茨海默病等疾病的独特检查方法。癫痫的治疗是世界十大医疗难题之一，难就难在致痫灶的准确定位，PET/CT使这一医学难题迎刃而解。经PET/CT的引导，采用X-刀或γ-刀治疗，收到很好的治疗效果。

C. PET/CT能鉴别心肌是否存活，为是否需要手术提供客观依据。目前，PET/CT心肌显像是公认的估价心肌活力的"金标准"，是心肌梗死再血管化（血运重建）等治疗前的必要检查，并为放疗评价提供依据。PET/CT对早期冠心病的诊断也有重要价值。

D. PET/CT也是健康查体的手段，它能一次显像完成全身检测，可早期发现严重危害人们身体健康的肿瘤及心、脑疾病，达到有病早治、无病预防的目的。

（4）CT模拟定位机：随着放疗技术的发展，特别是现在的加速器已有能力将高能剂量按照放疗医生的规划在指定区域（靶区）照射，但如果没有三维手段和方法确定靶区，仍不能达到精确治疗的目的和效果。普通模拟机虽然成为放射治疗科进行肿瘤定位的一种必不可少的工具，但究其本质仍是一种二维的定位方法。在其图像上所有的信息叠加在一个平面上，很难精确定义靶区和关键器官，阻碍了三维适形放疗的发展。解决此问题的方法就是引入三维手段进行模拟定位。CT的发明改变了普通模拟定位的面貌。CT作为三维成像手段，以其图像高度的空间准确性适用于全身各个部位，以及能提供相应的电子密度用于剂量运算等一系列优势而成为精确放射治疗的首选。现代的CT模拟定位机综合了部分影像系统、计划设计系统和传统X射线模拟机的功能，已经融合成为现代放射治疗技术不可分割的一部分。从肿瘤的定位、治疗计划的设计、剂量分布的计算，到治疗计划的模拟、实施和验证，CT模拟定位机的应用贯穿了放射治疗的全过程，为立体定向放疗特别是三维适形、调强放疗提供了有力的保证。

1）基本原理：基于人体各种组织（包括正常和异常组织）对X射线吸收不等这一特性，借助复杂的计算机软件，实现数字影像图像重建（digitally reconstructed radiograph，DRR）和显示，将计划设计的照射野三维空间分布结果重叠在CT重建的患者解剖资料之上，在相应的激光定位系统的辅助下，实现对治疗条件的虚拟模拟（virtual simulation）。

2）基本结构：CT模拟定位系统主要由以下几个部分组成：①诊断性螺旋CT机；②CT模拟工作站及其软件；③激光射野模拟系统。

大孔径、高速扫描的诊断性螺旋CT机能高速完成较大范围的容积扫描，图像质量好，成像速度快，具有很高的纵向分辨率和很好的时间分辨率。CT模拟工作站及其软件具有CT图像的三维重建、显示及射野模拟功能，图像重建与模拟过程均在同一患者坐标系中进行。DRR是计划系统最重要的三维展示功能，DRR相当于模拟定位机的射野定位片或证实片，但比其能提供更多的信息，可随意观察靶区某一器官或组织。定位激光分为内置和外置两部分。内置激光在机架内，用于扫描位置的定位；由于CT机孔径限制实际都是使用外部激光系统来进行患者摆位、设置患者体表的初始标志和射野中心标记点。两侧激光灯提供水平和垂直面激光线，纵向的激光灯提供矢状面激光线，位于天花板上的激光灯提供横断面激光线。

CT模拟定位机可以看作是诊断性螺旋CT机与普通模拟机的有机结合。但CT模拟定位的精确性和目的性都远高于普通模拟定位，要具体实现CT模拟定位的精度，必须注意CT模拟定位机定位精度检验：模拟定位的精度是放射治疗计划设计质量保证的基础，在模拟定位机的使用过程中，设备的机械运动老化、故障维修等会使其精度下降及激光定位系统精度检验、激光灯的定位误差小于1mm；在实际工作中根据美国医学物理学家协会建议的允许误差范围，常规定期检查，合格才能使用。

2. 放射治疗用射线装置 放射治疗是治疗恶性肿瘤的主要手段之一，每年约有70%的恶性肿瘤在疾病的不同时期接受放射治疗。它是利用各种放射线直接照射肿瘤组织，从而杀灭肿瘤组织来达到治疗疾病目的的一种方法。

（1）直线加速器（linear accelerator）：1928 年维德罗（E. Wideroe）提出加速原理。早期利用频率不太高的交变电场加速带电粒子，1946 年后利用用射频微波来加速带电粒子。在柱形金属空管（波导）内输入微波，可激励各种模式的电磁波，其中一种模式沿轴线方向的电场有较大分量，可用来加速带电粒子。直线加速器是利用微波电场沿直线加速电子然后发射 X 射线或电子线，治疗肿瘤的装置。

直线加速器是一个重要的辐射源，它具有粒子种类多、能量范围广、射线束的定向性好、操作维修方便、可随时启动或停机等特点。

1）基本原理：在真空加速管的一端安置电子源和微波输入装置，另一端安置可移动的靶。微波束由交变的正负电位峰构成，并以光的速度沿加速管移动，注入管中的电子被正电位峰吸引并被负电位峰排斥得以加速，加速后的电子可以直接被引出治疗病变部位，也可以先打靶发射 X 射线来治疗病变部位。直线加速器的加速电场有行波和驻波两类，由于电子即使在低能时也接近光速，大部分电子直线加速器取行波加速方式，采用盘荷波导结构，在行波加速腔内装有环形金属盘片，用以减慢电磁波的相速度。适当调整盘片的位置和圆孔的直径，即能使行波的相速度与粒子同步而持续加速，质子和重离子直线加速器则一般取驻波加速方式。

2）基本结构：主要由加速管、微波功率源、微波功率传输系统、电子枪、束流系统、真空系统、恒温冷却系统、治疗床、控制系统等构成。

3）临床应用优缺点

A. 能发射电子线，所以能在治疗表面病变的同时有效保护深部组织，用于乳腺术后胸壁照射从而不致损伤肺。

B. 可根据的病变部位选择一定能量的 X 射线，对于体部病变亦能达到较理想的剂量分布。

C. 射野方便，射野均匀性好。

D. 便于改装成 X-刀，进一步提高疗效。

E. 直线加速器的缺点是维修相对复杂。

医用加速器可分为医用电子直线加速器、医用质子加速器、医用重离子加速器、医用中子加速器等。临床常用的是医用电子直线加速器，它可直接产生电子线和 X 射线。医用电子直线加速器按 X 射线能量分为低能加速器（4～6MeV）、中能加速器（8～10MeV）和高能加速器（＞10MeV）。

（2）^{60}Co 治疗机（cobalt-60 therapeutic equipment）：临床放射治疗中利用 ^{60}Co 治疗机治疗恶性肿瘤，^{60}Co 治疗机是远距离治疗机的一种，主要将 ^{60}Co 治疗机发射的射线对准人体内的肿瘤进行照射，从而达到杀死肿瘤组织的目的。

1）基本原理：^{60}Co 治疗机是利用放射性同位素 ^{60}Co 发射出的 γ 射线治疗肿瘤的装置。^{60}Co 是一种人工合成的放射性核素，它是将稳定的 ^{59}Co 放在原子反应堆中经中子轰击而形成不稳定核素，并不断释放出 β 射线和 γ 射线。β 射线能量低，易被容器吸收。γ 射线能量高，平均能量为 1.25MeV。临床上是以 ^{60}Co 释放的 γ 射线对肺部肿瘤进行治疗。

2）基本结构：一个密封的放射源、一个源容器及防护机头、具有开关的遮光器装置、具有定向限束的准直器及支持机头的机械系统和附属电子设备（机架、平衡锤、治疗床、控制台等）。

^{60}Co 机头是 ^{60}Co 治疗机的关键结构。其内有直径 1mm、高 1mm 的 ^{60}Co 颗粒封闭在不锈钢容器中，成为直径为 2～3cm、高 2cm 的钴源。钴源通常置于长 6～8cm 的钢柱中心，底面裸露，以便于使用、防护和更换。订购 ^{60}Co 源时，建议用距源 1m 处每分钟或每小时的照射量（Rmm 或 Rhm）来表示钴源的活度。

遮线器装置的目的是当钢柱处于安全位置时，遮挡钴源发出的 γ 射线，当处于治疗状态时，保证射线正常发出，非治疗状态时射线束则被截断，只允许防护规定以内的少部分射线漏出。

准直器系统是通过复式球面结构实现照射野长度和宽度连续可调并保证钴源中心与射野中心一致。根据 ICRP 推荐，准直器厚度应使漏射线量不超过有用照射量的 5%，准直器厚度不小于 4.5

个半值层，对 ^{60}Co 射线，铅半值层为 1.27cm，故用铅做成的准直器应厚度不低于 4.5×1.27=5.7cm，一般取 6cm。

3）临床应用优缺点：^{60}Co 射线平均能量为 1.25MeV 单能。与 X 射线治疗机相比，^{60}Co 治疗机的优点是：

A. 穿透力强：提高了治疗较深部肿瘤的疗效。

B. 保护皮肤：主要是因为 ^{60}Co 射线的建成深度位于皮下 5mm 处，皮肤剂量相对少。

C. 与物质的作用以康普顿效应为主，骨吸收类似于软组织吸收，适用于骨后病变治疗。

D. 旁向散射少，放射反应轻。

E. 经济可靠、维修方便。

但是，^{60}Co 治疗机的缺点是需要换源，不治疗时亦有放射性。

（3）γ-刀治疗机：γ-刀又称立体定向 γ 射线放射治疗系统，是一种融合现代计算机技术、立体定向技术和外科技术于一体的，以治疗颅脑疾病为主的立体定向放射外科治疗设备。它采用 γ 射线几何聚焦方式，通过精确的立体定向，将经过规划的一定剂量的 γ 射线集中射于体内的预选靶点，一次性、致死性地摧毁点内的组织，以达到外科手术切除或损毁的效果。病灶周围正常组织在焦点以外，仅受单束 γ 射线照射，剂量很低，并且剂量锐减，因此其治疗照射范围与正常组织界限非常明显，边缘如刀割一样，人们形象地称之为"伽玛刀""γ-刀"。

γ-刀的组成及结构主要包括辐照装置、头盔、液压系统、患者治疗床、控制台及计算机治疗计划系统 6 部分。

"γ-刀"名为"刀"，但实际上并不是真正的手术刀，它是一个布满准直器的半球形头盔，头盔内能射出 201 条 ^{60}Co 高剂量的射线——γ 射线。它经过 CT 和磁共振等现代影像技术精确地定位于某一部位——靶点。它具有定位准确、误差小、无创伤、不需要全麻、不开刀等优点。γ-刀分为头部 γ-刀和体部 γ-刀。头部 γ-刀是将多个钴源安装在一个球形头盔内，使之聚焦于颅内的某一点，形成一窄束边缘锐利的 γ 射线。在治疗时将窄束射线汇聚于病灶形成局限的高剂量区来摧毁病灶，主要用于颅内小肿瘤和功能性疾病的治疗。体部 γ-刀主要用于治疗全身各种肿瘤。

（4）近距离后装治疗机：近距离后装治疗作为放射治疗的一个重要组成部分已有 100 多年的历史，临床上广泛用于皮肤、头颈、口腔、食管、胰腺、软组织及妇科等恶性肿瘤的治疗。国内大多数的放疗部门都配备了近距离后装放射治疗机，其独特的物理剂量学及放射生物学特点使之成为放射治疗不可缺少的重要部分。其治疗技术主要包括腔内照射、管内照射、组织间照射及术中置管术后照射和模照射。其包括 γ 辐射后装治疗机、中子辐射后装治疗机及放射性粒子植入治疗机。

1）基本原理：近距离后装治疗机采用高活度微型化的放射源，使用后装技术，对病变部位进行治疗。所谓后装技术，是指先把施用器放置在合适的位置或把针插植到病变部位，然后拍片确认，经治疗计划系统计算剂量分布，得到满意结果后，启动开关将源自动送到施用器或针内，开始治疗，治疗结束后放射源自动回到储源器中。在这样的治疗过程中，任何一步未达到要求，均可中止程序重新从第一步开始，本法工作人员隔室操作，比较安全，且患者能得到准确照射。

近距离后装治疗机通常使用 ^{192}Ir 放射源，活度通常为 3.7×10^{11}（^{10}Ci）。^{192}Ir 放射源的 γ 射线能量较低（0.317MeV），易于防护，半衰期为 74 天。

2）基本结构：近距离后装治疗机由治疗计划系统、控制系统及治疗机组成。治疗机包括放射源、储源器、施源器及放射源控制与传输系统。储源器要有足够的防护厚度。

3）特点

A. 放射源微型化：放射源微型化指可通过任何角度，以达到能治疗身体各个部位的肿瘤。同时可保证针细、损伤小。程控步进电机驱动指可任意控制源的储留位置及储留时间，以实现理想的剂量分布。

B. 高活度放射源形成高剂量率治疗：既缩短照射时间，又减轻医护人员的负担。

C. 计算机治疗计划设计：可提高治疗的质量，同时计算机还能提供更好的优化方案。

（5）质子重离子：所谓质子，是指氢原子剥去电子后带有正电荷的粒子。质子粒子极其微小，一万亿个质子排成的直线长 1mm。氢原子通过加速器高能加速，成为穿透力很强的电离放射线，这就是质子放射线。重离子指比 α 粒子（^{4}He）重的离子，如 ^{12}C、^{22}Ne、^{45}Ca、^{56}Fe、^{84}Kr 和 ^{238}U 等。加速带电的 Kr、C 及 He 离子至接近光速，使其处于高能状态，成为穿透力很强的重离子放射线。质子重离子放疗，即是运用质子或重离子射线来治疗肿瘤，是目前国际公认的治疗固定癌肿的最先进手段。

1）基本原理：当带电质子或重离子穿过物质时，在浅层部位剂量曲线相对保持恒定，形成低剂量平坦区，而在射程末端时，质子或重离子速度瞬间变得很低，残余能量完全释放，从而形成一个高电离密度的峰，即布拉格（Bragg）峰。这种特殊的物理特性使得粒子放射线可以以极高的速度进入人体，在体内与正常组织或细胞发生作用的概率极低，当到达癌细胞的特定部位时，速度突然降低并停止，使高剂量分布区调整嵌合在肿瘤靶区上，在三维空间上与肿瘤形状吻合，增加肿瘤剂量，释放最大能量，将癌细胞杀死，同时最大程度地减少了正常组织和细胞的损伤。

2）基本结构：医用重离子加速器系统和医用质子加速器系统基本相同，主要包括加速器系统、束流传输系统、治疗终端系统（旋转机架、治疗头、治疗床）和治疗计划系统。加速器系统是医用加速器的核心部分，目前世界上医用质子重离子加速器治疗中心使用的加速器基本有 3 种类型：直线加速器、回旋加速器和同步加速器。

3）特点

A. 平均每疗程照射次数少：普通光子放疗平均每疗程的照射次数为 30 次，目前质子治疗平均每疗程照射次数为 22 次，重离子照射次数为 12 次。

B. 不良反应轻微：质子及重离子治疗肿瘤剂量分布更优，有利于提升肿瘤剂量和降低正常组织损伤，使得患者对同期化疗的耐受性得到明显改善。

C. 适应证范围广泛：质子重离子放射治疗更具备生物学效应优势，有利于治疗光子线不敏感的肿瘤，其适应证范围更广。

【思考题】

一、名词解释
1. 放射源
2. 密封源
3. 非密封源

二、单项选择题
1. 质子治疗装置属于哪类射线装置（　　）
   A. Ⅰ　　　　B. Ⅱ　　　　C. Ⅲ　　　　D. Ⅳ
2. 天然放射性物质是（　　）
   A. 自然界存在能自发放出射线的物质　　B. 电磁辐射源
   C. 密封源　　D. 射线装置
3. 下列哪项为高危险源（　　）
   A. Ⅱ类放射源　　B. Ⅰ类放射源　　C. Ⅲ类放射源　　D. Ⅳ类放射源
4. PET/CT（　　）
   A. 能对肿瘤进行早期诊断和鉴别诊断，鉴别肿瘤有无复发，对肿瘤进行分期和再分期，寻找肿瘤原发和转移灶，指导和确定肿瘤的治疗方案、评价疗效
   B. 主要是指用于疾病诊断和定位的装置
   C. 主要用于体表肿瘤或浅表淋巴结转移性肿瘤的治疗或预防性照射及放射诊断
   D. 为立体定向放疗特别是三维适形、调强放疗提供了有力的保证

三、多项选择题

1. 关于射线装置以下说法正确的是（　　　）

　　A. 根据射线装置对人体健康和环境可能造成危害的程度, 从高到低将射线装置分为Ⅰ类、Ⅱ类、Ⅲ类

　　B. Ⅰ类为高危险射线装置, 事故时可以使短时间受照射人员产生严重放射损伤甚至死亡, 或对环境造成严重影响

　　C. Ⅱ类为中危险射线装置, 事故时可以使受照人员产生较严重放射损伤, 大剂量照射甚至导致死亡

　　D. Ⅲ类为低危险射线装置, 事故时一般不会造成受照人员的放射损伤

2. γ放射源（　　）

　　A. 是不带电荷的光子流

　　B. 电离能力较弱, 但其穿透力极强

　　C. 临床上主要用于各种肿瘤的体外照射和人体腔内治疗及疾病的诊断

　　D. γ射线的贯穿能力很强, 其辐照范围往往超出工作场所之外

四、简答题

1. 电离辐射源有哪几类？

2. 射线装置如何分类？分为哪几类？

3. 临床常用射线装置有哪些？其特性如何？

第五章　放射诊断中的放射防护

【教学大纲】

掌握内容：①医用诊断 X 射线的防护原则；②X 射线机房防护要点。

熟悉内容：①医疗照射的正当性；②医疗照射防护的最优化；③医疗照射的指导水平与剂量约束；④PET 诊断工作场所的放射防护要求。

了解内容：①放射诊断，辅助防护设施；②PET/CT 应用的辐射防护通用原则。

第一节　概　　述

国际社会对医疗照射十分重视，早在 1977 年 ICRP 在其第 26 号出版物中就给予了专门论述，随后相继发表了第 33 号出版物《医用外照射源的辐射防护》等出版物；1990 年，ICRP 又发表了第 60 号出版物，建议书中依据照射对象的不同，明确地把医疗照射列为 3 种（职业照射、医疗照射和公众照射）类型之一，并提出了医疗照射的防护体系，包括医疗照射实践的正当化和最优化。1996 年 IAEA 的安全丛书 115 号正式出版了由 IAEA、国际劳工组织（International Labor Organization，ILO）、世界卫生组织（World Health Organization，WHO）、经济合作与发展组织核能机构（Organization for Economic Cooperation and Development Nuclear Energy Agency，OECD/NEA）、联合国粮食及农业组织（Food and Agriculture Organization of the United Nations，FAO）和泛美卫生组织（Pan American Health Organization，PAHO）6 个国际组织共同制订的《国际电离辐射防护和辐射源安全的基本安全标准》，它以 ICRP 第 60 号出版物为依据，对医疗照射提出了明确的要求。表 5-1 列出了 ICRP 及其他组织关于医疗照射的出版物或报告。

表 5-1　ICRP 及其他组织关于医疗照射的出版物

出版机构	出版物名称	出版物简称	时间
ICRP	《国际放射防护委员会建议书》	ICRP 第 26 号出版物	1977 年
ICRP	《医用外照射源的辐射防护》	ICRP 第 33 号出版物	1981 年
ICRP	《放射诊断中患者的防护》	ICRP 第 34 号出版物	1982 年
ICRP	《放射治疗中患者的防护》	ICRP 第 44 号出版物	1984 年
ICRP	《核医学中患者的防护》	ICRP 第 52 号出版物	1987 年
ICRP	《国际放射防护委员会关于现行放射诊断中患者防护原则的概述》	ICRP 第 3 专门委员会报告	1989 年
ICRP	《国际放射防护委员会 1990 年建议书》	ICRP 第 60 号出版物	1990 年
IAEA	《国际电离辐射防护和辐射源安全的基本安全标准》	IAEA 安全丛书 115 号由 IAEA 等 6 个国际组织共同制订	1996 年

我国在"九五"期间开展的全国医疗照射水平调查研究表明，我国 1998 年仅 X 射线诊断检查已达 2.3 亿人次。20 世纪 90 年代以来，CT 迅速普及，我国 CT 设备数居世界第三位。2017 年底进行的不完全统计，我国 CT 设备保有量为 19027 台（不含军队医疗机构），并以每年 200 多台的速度增长，在各地已经逐步扭转了 X 射线诊断中透视频率高于摄影频率倾向。医疗照射防护有显著进步之后，包括 CT 在内导致受检者受照射剂量增加的检查及 PET/CT 等新型放射诊断设备的广泛应用，又加大了医用放射防护的难度。为有效加强医用放射防护，必须建立并不断健全医用放射防护标准体系和防护措施体系。本章主要介绍了放射诊断防护的原则，医用 X 射线诊断的放射防

护及 PET/CT 中心的放射防护。

第二节　放射诊断防护的原则

一、放射诊断检查的正当性

　　鉴于放射诊断检查伴有电离辐射危险，受检者或患者接受的任何放射学诊疗必须有正当的理由。一项医疗照射是否正当，在实践前都必须进行正当性分析。临床医师通常是以经验、常识和专业判断为依据进行正当性分析，放射学医师则应对受检者接受的医疗照射程序再做正当性判断。

　　在考虑可供采用不涉及医疗照射的代替方法的利益和危险之后，通过权衡医疗照射给接受诊断或治疗的个人或社会所带来的利益与其可能引起的放射危害证明前者足以弥补后者时，医疗照射才是正当的。根据不同情况有如下原则：

（一）诊断检查

　　我国基本标准规定，在判断放射学或核医学检查的正当性时应掌握好适应证，正确合理使用诊断性医疗照射，并应注意避免不必要的重复检查；对妇女和儿童实施放射学或核医学检查的正当性更应慎重判断。

（二）群体检查

　　用放射学方法对人群进行疾病普查，要求在考虑到通过普查可能查出疾病，对被查出的疾病有可能进行有效治疗和由于某种疾病得以控制而使该地区居民获益，只有这些受益足以平衡在经济和社会方面所付出的代价，这种检查才是正当的，否则对该群体的普查是不正当的。

（三）控制与临床指征无关的放射学检查

　　判定因职业、法律需要或健康保险目的可进行放射学检查是否正当，应考虑能否获得有关受检者健康完善的有用信息及获得这些信息的必要性，并应与有关专业机构进行磋商。

（四）关于医学研究中志愿者的照射

　　基本标准要求对医学研究中志愿者的照射应按照国家的有关规定仔细进行审查；应将接受此类照射的可能危险保持在可以接受的水平并告知志愿受照者；只能由具有相应资格又训练有素的人员执行这种照射操作。

二、放射诊断防护的最优化

　　放射诊断防护最优化是指在完成电离辐射实践正当性判断，决定采用电离辐射之后，通过对受检者或患者的照射剂量管理（进行辐射源选定、验证及工作状态的调整、辐射技术的优选、参数确定、辐射操作的合理设计及准确性），在不影响诊疗效果的前提下，用尽可能小的照射剂量获取尽可能好的诊疗效果。

　　在应用受检者或患者医疗照射防护的最优化原则时，受到的辐射剂量主要取决于临床需要。与职业照射和公众照射不同，对接受医疗照射患者的个人剂量约束是不适用的，因为这样做可能影响受检者的诊断或治疗效果，使弊大于利。但是，对受检者或患者所受照射需要实施有效控制，使其与临床目标相一致。在放射诊断和核医学诊断检查程序的照射中，使用医疗照射指导水平来达到防护最优化的目的。

　　在知情但自愿帮助或安慰受检者的人员（不包括施行诊断或治疗的医师及医技人员）所接受的照射和对生物研究项目的志愿者所接受的照射，对志愿者是没有直接利益的，剂量约束用于限制这

第五章　放射诊断中的放射防护　85

种照射是不公平的，因为在剂量限值的形式中没有对他们进行进一步的保护。

医疗照射设备、设施的设计建造与医疗照射操作规程都直接影响患者的剂量管理和照射防护。

三、放射诊断的指导水平与剂量约束

（一）放射诊断的指导水平

我国基本标准指出，对于常用的诊断性医疗照射，应通过广泛的质量调查数据推导。由相应的专业机构与审管部门制订医疗照射的指导水平，并根据技术进步不断对其进行修订，供有关从业医生作为标准使用。我国的基本标准中对放射诊断、核医学诊断的医疗照射指导水平及其他有关的剂量约束有所规定，详见表5-2、表5-3及图5-1。许可证持有者应保证这些医疗照射的指导水平，而照射不能提供有用的诊断信息和对患者不会产生预期的医疗利益时应按需要采取纠正行为；如果剂量或活度高于该指导水平，则应采取行动改善最优化程度，保证在获得必要诊断信息的同时尽量降低患者剂量。在未进行广泛的调查研究的情况下，应该通过与在基本标准中规定的指定水平的比较来评价放射诊断、荧光透视检查仪和核医学仪器的性能。不应把这些水平视为保证在任何情况下都能达到最佳性能的指南，因为这些水平只适用于典型的成年患者。因此，在实践中应用这些数值时，要考虑具体条件，如医疗水平、患者身材和年龄等。

表5-2　典型成年患者 X 射线摄影的剂量指导水平

检查部位	投照方位	每次摄影入射表面剂量（mGy）
腰椎	AP	10
	LAT	30
	LSJ	40
腹部、胆囊、静脉尿路造影	AP	10
骨盆	AP	10
髋关节	AP	10
胸	AP	0.4
	LAT	1.5
胸椎	AP	7
	LAT	20
牙齿	牙根尖周	7
头颅	AP	5
	PA	5
	LAT	3

注：AP. 前后位投照；LAT. 侧位投照；LSJ. 腰骶关节投照；PA. 后前位投照

入射患者体表剂量系空气中吸收剂量（包括反散射）。这些值是针对通常片屏组合情况，如针对高速片屏组合，则表中数值应减少到1/3～1/2

表5-3　典型成年患者乳腺 X 射线摄影的剂量指导水平

	每次头尾投照的平均剂量*
无滤线栅	1 mGy
有滤线栅	3 mGy

*在一个 50%腺组织和 50%脂肪组织构成的 4.5cm 压缩乳房上，针对胶片增感屏装置及用钼靶和钼过滤片的乳腺 X 射线摄影设备确定的

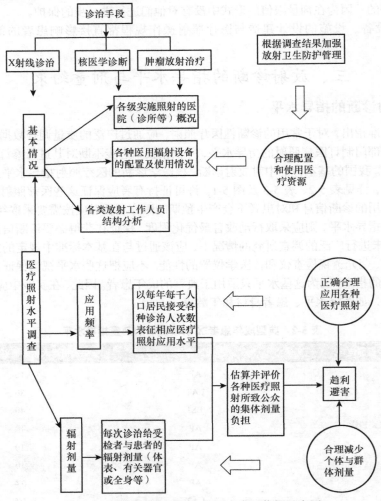

图 5-1　医疗照射水平调查主要内容及作用示意图

（二）其他有关的剂量约束

1. 应对慰问及探视正在接受医疗诊断或治疗的患者的个人所受照射加以约束，使他们在患者诊断检查或治疗期间所受剂量不超过 5mSv。如果探视者是儿童，其所受剂量应限制在 1mSv 以内。

2. 为控制对家庭和公共成员可能的照射，要求接受 ^{131}I 治疗的患者，其体内的放射性活度降至低于 400MBq 之前不得出院。必要时应向患者提供有关他与其他人员接触时的防护指导。

20 世纪 70 年代，我国开展了全国性医用诊断 X 射线卫生防护研究，推进了我国医用放射防护工作；20 世纪 80 年代，我国又开展了医疗照射频度与剂量水平调查，提高了人们对医用放射防护的认识；1998 年，我国制订并全面开展了全国医疗照射调查。这一调查对于促进放射在医学上应用的发展，合理有效控制医疗照射群体水平剂量，保障被检者及患者的健康与安全，保障广大公众及其后代的健康与安全具有重要意义。还要指出的是，我国放射防护工作紧跟国际放射防护概念框架的改变，在观念上发生了重大变化，自 1990 年 ICRP 第 60 号出版物和 1996 年 IEAE 等 6 个国际组织发表《国际电离辐射防护和辐射源安全的基本安全标准》以来，我国做了大量的调查研究工作，加强了对医疗照射受检者和患者的剂量监测和对患者照射剂量的控制，加强了法规与标准的制订，以减少受检者和患者的剂量，降低全民剂量负担；吸取时有发生的放射源事故的经验教训，加强对放射源的管理，减少或避免潜在照射。

第三节 医用 X 射线诊断的放射防护

[部分引自《医用 X 射线诊断放射防护要求》（GBZ 130—2020）]

随着现代科技的发展，放射性物质及有关设备在医学中应用日益广泛，主要用于疾病的诊断与治疗，而用于诊断更为多见。医用 X 射线诊断常用设备主要包括计算机 X 线摄影（computed radiography，CR）、直接数字 X 射线摄影（direct digital radiography，DDR）、X 线透视机（X-ray fluoroscopy machine）、CT 等。本节主要介绍 X 线设备、机房与防护设施的要求，X 线诊断设备方面的要求及医用 X 射线诊断防护安全操作要求。

一、X 线设备、机房与防护设施的要求

（一）防护设计的原则

对 X 射线机房的防护设计，必须遵循放射防护最优化的原则，使工作人员和受检者的受照射剂量保持在可以达到的尽可能低的水平，即尽可能合理降低原则（as low as reasonably practicable，简称 ALARP 原则）。同时，必须保证一般公众成员在 X 射线机房外面接受的剂量不超过国家规定的剂量限值。因此，必须对 X 射线机房毗邻房间和上下楼层房间的工作人员提供足够的防护。

（二）机房的设置与整体布局

为保证周围环境的安全，降低机房建筑造价，X 射线机房以设置在建筑物底层的一端为宜。

X 射线机房的整体布局应遵循安全、方便、卫生的原则。根据医院放射科规模的大小和 X 射线机房的多少，可因地制宜采取下列 3 种布局形式。

1. 全分隔式布局 整个放射科分内、中、外 3 层。内层为工作人员的通道和操作间，有工作门与机房相通，有铅玻璃观察窗进行隔室操作；中层为两侧的 X 射线机房和辅助房间；外层在 X 射线机房的两侧，为患者候诊走廊，有大门（可通过担架床和 X 射线设备）和小门（与患者更衣室相连）与机房相通。这种布局将工作人员走廊与患者走廊分隔，将 X 射线机房与操作室分隔。规模较大的放射科，以此种布局为好。

2. 半分隔式布局 上述全分隔式布局去掉外层的患者走廊，患者与工作人员共用一个走廊，只将操作室与 X 射线机房分隔开，进行陋室操作。这种布局适合于规模中等、建筑面积受限制的放射科。

3. 随意分隔式布局 X 射线机房与操作室不作统一的分隔。根据 X 射线机房的用途、面积大小，在每间 X 射线机房内作不同形式的分隔，进行隔室操作。此种布局适合中小医院的放射科。

（三）机房的防护厚度

X 射线机房的防护厚度应保证在所预计的每周最大工作负荷条件下，使其周围区域内的人员的受照射剂量不超过某相应的剂量当量限值（表 5-4）。根据这一原则，其导出限值是：①如果公众中的个体成员在邻近地区可能度过任何连续的时间（如在居室或病房内），则每周的剂量限值为 $20\mu Sv$；②其他公众成员为 $100\mu Sv$。

表 5-4 不同类型 X 射线机房的屏蔽防护铅当量厚度要求

机房类型	有用线束方向铅当量（mm）	非有用线束方向铅当量（mm）
标称 125keV 以上的摄影机房	3	2
标称 125keV 及以下的摄影机房、牙科全景机房	2	1
透视机房、全身骨密度仪机房、口内牙片机房、乳腺机房	1	1
CT 机房	2（一般工作量） 2.5（较大工作量）	

《医用 X 射线诊断放射防护要求》（GBZ 130—2020）中规定，摄影机房中有用的线束朝向的墙壁，应有 2mm 铅当量的防护厚度，其他侧墙壁和天棚（多层建筑）应有 1mm 铅当量的防护厚度。

机房的建筑材料以普通砖墙为宜。一般 24cm 厚的实心砖墙，只要灰浆饱满，不留缝隙，即可达到 2mm 铅当量。

如果旧房屋改建成 X 射线机房，原墙壁的防护厚度不够，即可加抹一层 5～10mm 厚的含钡、铅、铁等金属元素的混凝土防护涂料，这个厚度的防护涂料约相当于 1mm 铅当量。

（四）机房的使用面积

机房的空间大小应以保证安全操作为原则（表 5-5）。最好每台 X 射线机均有单独机房，双球管的 X 射线机应分别有各自的单独机房。如果限于实际条件，两台 X 射线机或双球管合用一间机房时，应有开机曝光报警装置，以防工作人员和受检者受到不应有的照射。

表 5-5　X 射线机房（照射室）使用面积及单边长度

设备类型	机房内最小有效使用面积（m²）	机房内最小单边长度（m）
CT 机	30	4.5
双管头或多管头 X 射线机	30	4.5
单管头 X 射线机	20	3.5
透视专用机	15	3
乳腺机、全身骨密度仪	10	2.5
牙科全景机	5	2
口内牙片机	3	1.5

（五）机房门窗

国家标准规定，必须合理设置机房门窗，而且机房门窗同样要有合适铅当量的防度。

防护门窗可用铁板、铅板、镀铅铁板或复合防护材料板制作而成。防护门可视情况制成拉门或折页门等；防护窗有活动开启式百叶窗、遮光铁皮窗及铅皮普通窗等。

（六）机房通风

国家标准规定，机房要保持良好的通风。机房通风对消除射线与空气作用产生的射解产物臭氧、氮氧化物等有害气体和保持正负离子平衡等有重要作用。可采用不同形式的机械通风，或利用防护门底部百叶窗式进风口和活动开启百叶窗加强自然通风。一般保持换气次数为每小时 3～4 次。

（七）辅助防护设施

1. 固定式防护设施　国家标准规定，使用单位要因地制宜采用防护厚度为 0.5mm 铅当量的各种摄影防护室。与 X 射线机房或 X 射线机连接在一起的防护设施称为固定式防护设施，如各种不同用途、不同材料制成的防护隔室。

2. 移动式防护设施　在没有固定式透视隔室的 X 射线机房内，可配置移动式防护设施，如各种类型的透视防护室、防护屏、防护椅、卧位透视用防护屏等。有些操作不可能隔室操作，如在 X 射线透视下正骨，为加强放射防护，可采用正骨防护床。

在无固定式防护设施的 X 射线机房内配置摄影防护室或防护屏等。此外，还应备有用于受检者防护而设置在 X 射线管与受检者之间的阴影屏蔽设施。

3. 个人防护用品　是由放射工作者自身行动决定的防护设备，如其自身使用的具有 0.25mm

铅当量的铅橡胶手套、围裙、防护衣等，以及供受检者使用的不小于 0.5mm 铅当量的铅橡胶类接触屏蔽（如护颈防护帽、防护颈套、防护巾、防护三角巾和高领坎肩式防护围裙）等（表 5-6）。

表 5-6　个人防护用品和辅助防护设施配置要求

放射检查类型	工作人员		患者和受检者	
	个人防护用品	辅助防护设施	个人防护用品	辅助防护设施
放射诊断学用 X 射线设备隔室透视、摄影	—	—	铅橡胶性腺防护围裙（方形）或方巾、铅橡胶颈套、铅橡胶帽子	可调节防护窗口的立位防护屏；固定特殊受检者体位的各种设备
口内牙片摄影	—	—	大领铅橡胶颈套	
牙科全景体层摄影、口腔 CT	—	—	铅橡胶帽子、大领铅橡胶颈套	—
放射诊断学用 X 射线设备同室透视、摄影	铅橡胶围裙选配：铅橡胶帽子、铅橡胶颈套、铅橡胶手套、铅防护眼镜	铅防护屏风	铅橡胶性腺防护围裙（方形）或方巾、铅橡胶颈套、铅橡胶帽子	可调节防护窗口的立位防护屏；固定特殊受检者体位的各种设备
CT 体层扫描	—	—	铅橡胶性腺防护围裙（方形）或方巾、铅橡胶颈套、铅橡胶帽子	—
床旁摄影	铅橡胶围裙选配：铅橡胶帽子、铅橡胶颈套	铅防护屏风	铅橡胶性腺防护围裙（方形）或方巾、铅橡胶颈套、铅橡胶帽子	

二、X 线诊断设备方面的要求

医疗照射防护最优化的具体要求首先应该是医用放射源设备的最优化要求。ICRP 指出：只要一项实践被判定为正当的并已采纳，就需要考虑如何最好地使用资源来降低对个人和公众的放射危害。而且，最优化应首先用于任一计划的设计阶段，证实在这里最容易达到节约开支并且有效降低剂量的目的。因此，医疗照射的防护最优化应从医用放射源设备抓起。将医疗照射系统设计成可及时发现系统内单个部件的故障，使对受检者或患者的任何非计划医疗照射减至最小，并有利于尽可能避免或减小人为失误。这是对医疗放射源安全和医用放射设备设计的最基本要求。

（一）X 线诊断设备防护的技术性要求

1. 常规 X 射线机防护的技术要求　X 射线机本身的防护性能主要体现在辐射场内漏射线量、散射线量及用于诊断的有用射线束能量、面积、发射时间的有效控制方面，同时还与影像记录系统（如荧光屏、影像增强器等）的灵敏度有关。

X 射线机防护性能关系到工作人员与受检者受照射剂量与安全。根据国内外 X 射线机的技术标准，将 X 射线机的防护性能列于表 5-7。

表 5-7　诊断用 X 射线机的防护性能

部件	作用	技术标准		
		射线机类型	防护标准	评价指标
X 射线机窗口防护套	防止漏射线	透视与摄影 X 射线机	应有足够的铅当量。管电压低于 100kV 的 X 射线机。可用 2mm 铅和 1mm 铁板复合材料制成	距焦点 1m 处漏射线量不大于 $2.58×10^{-3}$ C/（kg·h）（100mR/h）
		口腔科 X 射线机	应有足够的铅当量。管电压低于 100kV 的 X 射线机。可用 2mm 铅和 1mm 铁板复合材料制成	距焦点 1m 处漏射线量 1h 累积测量不超过 $6.45×10^{-3}$ C/（kg·h）（25mR/h）

续表

部件	作用	技术标准		
		射线机类型	防护标准	评价指标
X 射线机头窗口过滤	滤掉对诊断无用的软射线	透视 X 射线机	固有过滤应标明,附加过滤要适当,总过滤一般不低于 3mm 铅当量	距焦点 1m 处漏射线量不大于 2.58×10^{-3} C/(kg·h)(5mR/min)
		摄影 X 射线机	固有过滤应不小于下列规定值:[E 是管电压(kV)] E<50kV,0.5mm 铅;70kV>E≥50kV,1.5mm 铝;100kV>E≥70 kV,2.0mm 铝;E≥100kV,2.5mm 铝附加过滤;遮线器有更换附加过滤的装置,并备有 0.5mm、1.0mm、2.0mm 铝的附加过滤板各 1 块	
		口腔科 X 射线机	固有过滤应不小于 1.5mm 铝当量	
射线束面积调控装置	调节照射野	透视 X 射线机	X 射线管头组装体有矩形限线板、遮线器和集光筒;X 射线管焦点、遮线器、集光筒和荧光屏的中心均应在一条直线上	遮线器光圈开到最大时,照射野应在荧光屏范围之内,四周留有 1~2cm 的无光区
		摄影 X 射线机	X 射线管头组装体具有带光锥指示的矩形可调遮线器	光野与射野应基本重合
		口腔科 X 射线机	X 射线管头组装体具有矩形限线板和锥形集光筒,集光筒应有 0.5mm 铅当量的防护层	集光筒末端有用线束直径不得超过 70mm
荧光屏铅玻璃	吸收透过受检者射线	透视 X 射线机	铅玻璃的铅当量 管电压 E≤70kV 的,不小于 1.5mm;100kV≥E>70kV 的,不小于 2.0mm;E>100kV 的,每千伏再增加 0.01mm	荧光屏后的照射量率不得大于 1.29×10^{-6} C/(kg·h)(5mR/min)
荧光屏四周及床侧屏蔽防护	降低防护区的照射量	透视 X 射线机	屏周、床侧应设置有效的屏蔽防护,或采取其客观存在的防护措施	操作者防护区照射量率 立位透视不大于 1.29×10^{-6}C/(kg·h)(5mR/min) 卧位透视不大于 3.87×10^{-3} C/(kg·h)(5mR/min)
曝光开关	控制曝光时间	透视 X 射线机	透视曝光开关应是常断式开关,否则应加透视限时装置	
诊视床床板铅当量	减少床板对射线吸收	透视 X 射线机	床板的铝当量不应超过 1mm 铝	

2. CT 装置的防护要求

(1)在 CT 装置中,X 射线源组件和 X 射线管组件应有足够铅当量的防护层,使距焦点 1m 远处球面上漏射线的空气比释动能率小于 1.0mGy/h。

(2)CT 装置在医用诊断条件下,受检者受到的多层扫描平均剂量(multiple scanning average dose,MSAD)应不超过表 5-8 列剂量指导水平。

表 5-8   典型成年患者 X 射线 CT 检查的剂量指导水平

检查部位	多层扫描平均剂量*(mGy)
头	50
腰椎	35
腹部	25

*列的值是由水当量体模中旋转轴上的测量值推导的;体模长 15cm,直径 16 cm(对头)和 30 cm(对腰椎和腹部)

（二）X射线设备及场所的防护检测要求

1. X 射线设备防护性能检测 X 射线设备防护性能应按卫生计生行政部门规定进行验收检测和定期状态检测。X 射线设备防护性能检测要求应符合表 5-9 的规定。

表 5-9 X射线设备防护性能检测要求

检测项目	验收检测 要求	状态检测 要求
焦皮距	≥30cm（透视） ≥20cm（乳腺） ≥20cm（移动式和便携式 X 射线设备） ≥20cm（介入放射学、近台同室操作）	—
立位防护区空气比释动能率	≤50μGy/h	≤50μGy/h
卧位防护区空气比释动能率	≤150μGy/h	≤150μGy/h
透视防护区（介入）工作人员位置空气比释动能率	≤400μGy/h	≤400μGy/h

2. X 射线设备机房防护设施和机房周围辐射剂量检测要求

（1）X 射线设备机房防护检测指标应符合在距机房屏蔽体外表面 0.3m 处，机房的辐射屏蔽防护，应满足下列要求：

1）具有透视功能的 X 射线机在透视条件下检测时，周围剂量当量率控制目标值应不大于 2.5μSv/h；测量时，X 射线机连续出束时间应大于仪器响应时间。

2）CT 机、乳腺摄影、口内牙片摄影、牙科全景摄影、牙科全景头颅摄影和全身骨密度仪机房外的周围剂量当量率控制目标值应不大于 2.5μSv/h；其余各种类型摄影机房外人员可能受到照射的年有效剂量约束值应不大于 0.25mSv；测量时，测量仪器读出值应经仪器响应时间和剂量检定因子修正后得出实际剂量率。

（2）X 射线设备机房的防护检测应在巡测的基础上，对关注点的局部屏蔽和缝隙进行重点检测。关注点应包括四面墙体、地板、顶棚、机房的门、观察窗、传片箱、采光窗／窗体、管线洞口等，点位选取应具有代表性。

（3）X 射线设备机房放射防护安全设施在项目竣工时应进行验收检测，在使用过程中，应按卫生计生行政部门规定进行定期检测。

（4）在正常使用中，医疗机构应每日对门外工作状态指示灯、机房门的闭门装置进行检查，对其余防护设施应进行定期检查。

（5）X 射线设备及其机房防护检测合格并符合国家有关规定后方可投入使用。

三、医用 X 线诊断防护安全操作要求

（一）医用 X 线诊断防护安全操作一般要求

1. 放射工作人员应熟练掌握业务技术，接受放射防护和有关法律知识培训，满足放射工作人员岗位要求。

2. 根据不同检查类型和需要，选择使用合适的设备、照射条件、照射野及相应的防护用品。

3. 按《医用 X 射线诊断受检者放射卫生防护标准》（GB 16348—2010）和《医疗照射放射防护基本要求》（GBZ 130—2020）中有关医疗照射指导水平的要求，合理选择各种操作参数，在满足医疗诊断的条件下，应确保在达到预期诊断目标时，患者和受检者所受到的照射剂量最低。

4. 尽量不使用普通荧光屏透视，使用中应避免卧位透视；健康体检不得使用直接荧光屏透视。

5. X 射线机曝光时，应关闭与机房相通的门。

6. 所有放射工作人员应接受个人剂量监测，并符合《职业性外照射个人监测规范》（GBZ

128—2019）的规定。

7. 对示教病例不应随意增加曝光时间和曝光次数。

8. 不应用加大摄影曝光条件的方法，提高胶片已过期或疲乏套药的显影效果。

（二）透视检查用 X 射线设备防护安全操作要求

1. 应尽量避免使用普通荧光屏透视检查，采用普通荧光屏透视的工作人员在透视前应做好充分的暗适应准备。

2. 进行消化道造影检查时，要严格控制照射条件和避免重复照射，对工作人员、患者和受检者都应采取有效的防护措施。

（三）摄影检查用 X 射线设备防护安全操作要求

1. 应根据使用的不同 X 射线管电压更换附加滤过板。

2. 应严格按所需的投照部位调节照射野，使有用线束限制在临床实际需要的范围内并与成像器件相匹配。

3. 应合理选择胶片及胶片与增感屏的组合，并重视暗室操作技术的质量保证。

4. 应定期对 IP 板进行维护保养，并符合《计算机 X 射线摄影（CR）质量控制检测规范》（WS 520—2017）的规定。

5. 工作人员应在有屏蔽等防护设施的室（区）等防护设施内进行曝光操作，并应通过观察窗等密切观察受检者状态。

（四）牙科摄影用 X 射线设备防护安全操作要求

1. 口腔底片应固定于适当位置，否则应由受检者自行扶持。

2. 确需进行 X 射线检查且固定设备无法实施时才能使用移动设备；曝光时，工作人员躯干部位应避开主射线方向并距焦点 1.5m 以上。

（五）乳腺摄影用 X 射线设备防护安全操作要求

1. 应做好患者和受检者甲状腺部位的防护。

2. 根据乳房类型和压迫厚度选择合适靶/滤过材料组合，宜使用摄影机的自动曝光控制功能，获得稳定采集效果，达到防护最优化要求。

（六）移动式和携带式 X 射线设备防护安全操作要求

1. 在无法使用固定设备且确需进行 X 线检查时才允许使用移动式设备。

2. 使用移动式设备在病房内做 X 线检查时，应对毗邻床位（2m 范围内）患者采取防护措施，不应将有用线束朝向其他患者。

3. 曝光时，工作人员应做好自身防护，合理选择站立位置，并保证曝光时能观察到患者和受检者的姿态。

4. 移动式和携带式 X 射线设备不应作为常规检查用设备。

（七）CT 的操作要求

1. CT 工作者受职业照射的剂量当量限值、摄影场所和附近地区工作人员及居民的剂量当量值应符合《电离辐射防护与辐射源安全基本标准》（GB 18871—2002）的规定。

2. CT 工作者应接受严格的岗前培训和取得操作资格，熟练掌握专业技能和防护知识，在实践中，正确选取和优化 CT 机工作状态和参数，严格遵守各项操作规则，定期检查设备的防护性能，定时进行防护性能参数测定。

3. CT 摄影过程中应对受检者进行全程监控，有效、及时地排除发生的各种意外情况。医务工作者应承担保证受检者辐射安全的义务，并应在摄影过程中采取相应的防护措施。对孕妇和儿童做 CT 检查时应慎重进行，儿童要采取固定措施。除受检者外，其他人员不得滞留在 CT 机房内，当受检者需要携扶者时，必须对携扶者采取必要的防护措施。

4. CT 教学实践中，要充分注意对学员的放射防护。

第四节　PET/CT 中心的放射防护

[部分引自《正电子发射断层成像（PET）的放射防护要求》征求意见稿]

正电子发射断层成像（positron emission tomography，PET）是利用放射性核素发射的正电子的湮没辐射进行计算机断层成像的技术。

PET/CT 指将 PET 与 CT 完美地融为一体，由 PET 提供病灶详尽的功能与代谢等分子信息，而 CT 提供病灶的精确解剖定位，一次显像可获得全身各方位的断层图像，具有灵敏、准确、特异及定位精确等特点，可一目了然地了解全身整体状况，达到早期发现病灶和诊断疾病的目的。

根据 PET/CT 显像的基本原理，PET/CT 中心的放射防护要遵循医用诊断 X 射线、γ 射线及临床核医学等的防护原则及措施。

一、机房布置要求

（一）选址要求

PET/CT 中心为开放性放射工作场所，选址应当根据医院环境及实际建筑物情况考虑：

1. 设计时应远离居民生活区，为便于放射性药物、已注射放射性药物的患者及放射性废物的管理，并且最大限度地将放射源集中在较小范围内，PET/CT 中心应尽可能与核医学科其他项目一同规划。

2. 最好选在一层或建筑物的一端，对于配有回旋加速器的 PET/CT 中心，应使回旋加速器尽量靠近 PET/CT，便于放射性药物的传输，减少对药物运输人员的伤害。

3. 尽量为患者单独设计出口，使其能直接出入建筑物并远离公共出入口，减少对他人的辐射；远离妇产科及儿科，避免患者离开时途经妇产科、儿科及人口密集的门诊大厅等区域，离开路途应避免与妇产科、儿科患者的流向交汇。

4. PET/CT 对电磁干扰要求严格，应与产生磁场的设备（如回旋加速器、核磁等）存在一定距离，确保机房内磁场<1G，以免 PET 探头的光电倍增管受磁场影响，致图像质量下降，甚至无法正常工作。

5. 心电图工作站与系统机架、高压发生器的距离要>5m。

6. 按照我国"综合医院建设标准"相关规定（表 5-10），PET/CT 中心的总面积应达到 $300m^2$。

7. 操作放射性药物的房间、已注射放射性药物的患者候诊室及 PET/CT 扫描室需要进行左、右、前、后、上、下 6 面防护。

8. 如 PET/CT 设备选择安装在 2 层及以上楼层时，应考虑楼板的承重。

表 5-10　综合医院单列项目房屋建筑面积指标

项目名称	单列项目房屋建筑面积（m^2）
正电子发射型磁共振成像（PET/MR）系统	600
螺旋断层放射治疗系统	450
X 线立体定向放射治疗系统	450
直线加速器	470
X 线正电子发射断层扫描仪（PET/CT，含 PET）	300

续表

项目名称	单列项目房屋建筑面积（m²）
内镜手术器械控制系统（手术机器人）	150
计算机断层扫描仪（CT）	260
磁共振成像设备（MRI）	310
γ射线立体定向放射治疗系统	240

注：1. 本表所列大型设备机房均为单台面积指标（含辅助用房面积）；

2. 本表未包括的大型医疗设备，按实际需要确定面积；

3. 正电子发射型磁共振成像系统等大型医用设备的房屋建筑面积，可参照表 5-8 的面积指标增加相应建筑面积

（二）空气要求

温度和湿度：温度一般要求为 18～26℃，温度变化≤3℃/h，湿度要求为 30%～60%，湿度变化≤5%/h。

（三）电源及保护地要求

1. CT 电源要求

（1）（380±38）V，50Hz±2.5Hz，5 线 3 相制，根据实际机型设置最大功率。

（2）CT 的供电网应与建筑的供电网（包括通风、供水、照明等）分开；勿接入大功率电感性负载如空调等设备，以免对 CT 产生干扰。

（3）电缆线径需要根据总长度来定，需要用专用仪器测量，保证电源内阻满足要求。

2. PET 机电源要求   （380±38）V，50Hz±2.5Hz，5 线 3 相制，根据实际机型设置最大功率。

3. 其他电源要求   需要考虑扫描室内有可能使用其他辅助设备及日常清洁、维修保养，建议在扫描室和控制室的墙上每 2m 设置 1 个普通电源插座（220V/10A）。

4. 保护地要求   应邀请专业人员设计、安装保护地，PET/CT 可采用专用独立地。接地电阻通常要求不大于 4Ω（该标准为国家标准，要求当地电业部门测量，并出具相应的检测证明）。为更好地保护患者生命安全，各公司推荐的接地电阻可能更低，如 2Ω 以下。使用线径为 16mm² 以上的多股铜芯电缆连接到配电柜接地。若与其他设备联合接地，接地电阻必须小于 1Ω，并且直接与接地体相连，建议每年对接地体进行检查。

二、PET 诊断工作场所的放射防护要求

（一）布局和分区

1. PET 工作场所应包括注射前候诊区、注射准备区、注射室、给药后患者候诊室、患者厕所、PET 扫描室、扫描控制室、校正源存储室、放射性废物储存区及办公室、报告室等。PET 工作场所平面布局示意图参考图 5-2。

2. PET 工作场所应划分为控制区、监督区及非放射性区。

3. PET 工作场控制区包括注射室、给药后患者候诊室、患者厕所、PET 扫描室、放射性废物储存区等。控制区的入口应设置规范的电离辐射警告标志。

4. PET 工作场监督区包括注射前候诊区、注射准备区、扫描控制室等。

5. PET 工作场所非放射性区域包括办公室、报告室等。

6. PET 工作场所的设计和布局应考虑辐射防护、空气质量、医院感染等方面的因素。

7. PET 工作场所的布局应便于放射性药物的运送、放射性废物的处理和放射性污染的清理、清洗，并应符合《临床核医学放射卫生防护标准》（GBZ 120—2006）的要求。

8. PET 工作场所的布局应有助于开展工作，并避免无关人员通过。应设立工作人员和患者双

通道，患者通道和工作人员通道应避免交叉。合理设置人流和物流的流向，尽量减少已经注射辐射药物的患者对其他人员带来的照射。

9. 应为给药后的患者设置专用的候诊单元，并根据工作量的大小配备足够的候诊单元。

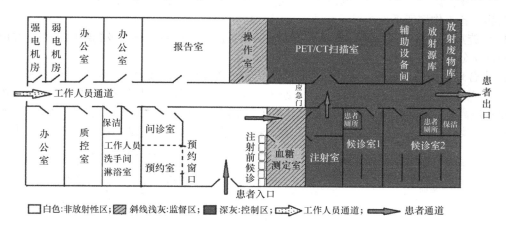

图 5-2　PET 工作场所布局示意图

（二）工作场所的分级

1. 独立的 PET 工作场所，应根据使用的正电子放射性核素，按照《临床核医学放射卫生防护标准》（GBZ 120—2006）临床核医学工作场所分级规定进行分级，并采取相应放射防护措施。

2. 与其他临床核医学规划在一起的非独立的 PET 工作场所，应根据临床核医学使用的所有放射性核素，按照《临床核医学放射卫生防护标准》（GBZ 120—2006）临床核医学工作场所分级规定进行分级，并采取相应放射防护措施。

（三）工作场所的辐射屏蔽要求

PET 工作场所控制区各房间的屏蔽墙、室顶及地板防护厚度应满足相邻房间人员剂量管理目标值的要求。

（四）工作场所的辐射防护措施要求

1. 应设置完善的安保设施，防止放射性物质的丢失、损坏、被盗等事件的发生，保证放射性药物的安全。

2. 操作挥发性或气态正电子药物应在通风橱内进行，并应有单独的通风系统。管道排风口应高于本建筑屋脊。

3. 应配备正电子药物注射用防护器材和转运用防护用品。

4. 应配备足够防护能力的放射性废物存储箱。

5. 注射室、给药后患者休息室和患者专用厕所应设置洗手盆和地漏，墙壁和地板表面应光滑、无缝隙、不易吸水、易清理，便于放射性污染的清洗。

6. 尽量减少给药后的患者与工作人员的接触，应在地上或墙壁画出指示患者走向的标志指示；给药后患者候诊室、扫描室应配备监视设施或观察窗和对讲装置。

三、正电子药物制备的放射防护要求

回旋加速器是产生正电子放射性药物的装置，是利用磁场使带电粒子做回旋运动，在运动中经高频电场反复加速的装置是高能物理中的重要仪器。

（一）布局及通风的要求

1. 正电子药物制备工作场所应包括 4 个功能区域：回旋加速器机房工作区、药物制备区、药物分装区及质控区等。工作场所的设置应满足辐射防护、职业卫生和放射性药物生产等的要求。正电子药物制备工作场所平面布局示意图参考图 5-3。

2. 回旋加速器室、药物制备室及分装区域的设置应便于放射性核素及药物的传输，并便于放射性药物从分装热室至注射室间的运送。

3. 应合理规划工作流程，使放射性物质的传输运送最佳化，减少对工作人员的照射。

4. 正电子药物制备工作场所的气压，原则上应当遵循非放射性区＞监督区＞控制区。进排风口的设置应高进（靠近室顶）低排（靠近地板），且排风口应靠近污染源，进风口远离污染源。

5. 工作场所的排风应满足《临床核医学放射卫生防护标准》（GBZ 120—2006）的要求。

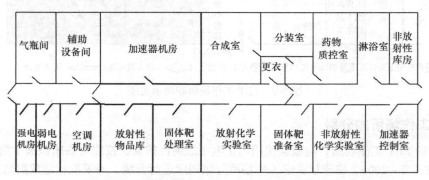

图 5-3　正电子药物制备工作场所布局示意图

（二）回旋加速器机房的要求

1. 不带自屏蔽回旋加速器的机房应有迷路，自屏蔽回旋加速器的机房可以不设迷路。控制室和防护门应避开粒子束打靶的方向。

2. 回旋加速器机房一般采用混凝土建造。混凝土的厚度和组成，由回旋加速器在所有工作条件下所产生中子的最大通量（取决于加速器的类型、能量、粒子类型以及使用的靶等）决定。

3. 机房的建造应避免采用富含铁矿物质的混凝土，避免混凝土中采用重晶石或铁作为骨料。

4. 不带自屏蔽的回旋加速器机房降低放射性的措施

（1）在靶区周围采用"局部屏蔽"的方法，吸收中子以避免中子活化机房墙壁。

（2）机房墙壁内表面设置可更换的衬层。

（3）选择不易活化的混凝土材料。

（4）在混凝土中添加含硼物质。

5. 不带自屏蔽的回旋加速器应有单独的设备间，做好穿墙管线的防护。设备间与回旋加速器机房的距离应尽可能近。

6. 自屏蔽回旋加速器，应通过联锁等措施保障自屏蔽的使用。

7. 回旋加速器机房外应设置工作指示灯。

8. 回旋加速器机房内应安装应急对外通信设施。

9. 回旋加速器机房内应安装固定式剂量率报警仪，门内侧附近墙壁上应安装紧急开门按键。

10. 电缆、管道等应采用"S"形或折形穿过墙壁；在地沟中，水沟和电缆沟应分开。

11. 回旋加速器机房内及附近区域的工作台应耐腐蚀、表面光滑、易清洗且不易产生粉尘。

12. 回旋加速器机房地板表面应坚固、平滑、易清洗。

13. 进行回旋加速器机房的放射防护检测时，应在产生中子多的核反应的条件下进行。典型的是氘、铍或质子反应。

（三）药物制备室的要求

1. 药物制备室应根据工作负荷，采取足够的辐射屏蔽，保证操作者的辐射安全。

2. 药物制备室工作台面应坚固、耐热、耐腐蚀、耐污染、不易渗透、易清理。

3. 药物制备墙壁和地面应光滑、无缝隙、不易吸水、易清理。

4. 药物制备室应保持良好的通风。

5. 药物制备室应安装固定式剂量率报警仪。

6. 合成热室的放射防护要求

（1）合成热室应尽量靠近回旋加速器机房，且靠近本房间的排风口。

（2）合成热室应配备独立的排风系统，具备不低于每小时 20 次的换气能力；工作期间，合成热室应保持负压。

（3）合成热室应具有足够的屏蔽能力，通常不低于 75mm 铅当量。

（四）药物分装的要求

1. 应使用药物分装装置分装药物。

2. 分装热室的放射防护要求

（1）分装热室应尽量靠近合成热室。

（2）分装热室应满足药物分装的洁净要求。

（3）分装热室应具有足够的屏蔽能力，通常不低于 60mm 铅当量。

（五）辅助设施的要求

1. 做好回旋加速器机房到合成热室的放射性核素通道、合成热室到分装热室的放射性药物通道、分装热室到 PET 注射室的放射性药物通道的放射防护，并且尽量采用自动传送装置。

2. 工作场所应设置工作人员淋浴间，注意放射工作人员眼睛和脸部的防护。

3. 应设置用于存放回旋加速器备件、废靶，以及清洗剂、毛巾、污染的衣服、工具等的储物间或防护箱。储物间或防护箱应有足够的空间和良好的屏蔽能力。

四、PET/CT 中心的操作要求

（一）一般要求

1. 对开展 PET 诊断工作的医疗机构、临床核医学执业医师及相关人员的要求，应符合《临床核医学的患者防护与质量控制规范》（GB 16361—2012）的规定。

2. PET 检查的正当性判断、放射防护最优化、医疗照射指导水平和有关剂量约束等患者防护与安全的要求，应符合《临床核医学的患者防护与质量控制规范》（GB 16361—2012）和《医用 X 射线诊断受检者放射卫生防护标准》（GB 16348—2010）的规定。

3. 正电子放射性药物和 PET 设备的质量控制应按照《临床核医学的患者防护与质量控制规范》（GB 16361—2012）的要求执行。

4. 开展 PET 诊断工作，应设有专门的正电子放射性药物储存、分装、注射场所和放射性废物存放场所；应配备活度计、X/γ 剂量率仪、放射性表面污染检测仪等设备。

5. PET 工作场所中放射性废物的处置与管理，应按照《医用放射性废物的卫生防护管理》（GBZ 133—2009）的要求执行。

6. 操作放射性药物时采取的放射防护措施，应符合《操作非密封源的辐射防护规定》（GB 11930—2010）和《临床核医学放射卫生防护标准》（GBZ 120—2006）的规定。

7. 应充分考虑患者注射药物后的放射性。对检查完的患者，应提供放射防护指导。

（二）PET/CT 应用的辐射防护通用原则

1. 实践正当性

（1）大多数情况下，低剂量 CT 即可满足 PET 检查的解剖定位和衰减校正。

（2）作为 PET/CT 检查的一部分，一般不需要进行对比剂加强 CT 扫描。

（3）如果对比剂加强 CT 扫描符合正当性原则，应尽可能省去附加的低剂量扫描。

2. 防护最优化

（1）患者注射药物后，应在安静、光线略暗的房间里休息，避免大脑和肌肉受刺激。45～90min 后扫描，可提高图像质量。在此阶段，患者应注意防护。

（2）扫描前，患者应排空膀胱，避免膀胱内容物对扫描的干扰，同时减少对膀胱的辐射。

（3）扫描范围涉及膀胱时，应从骨盆开始向头部扫描，避免尿液累积产生的高活度照射。

（4）根据目前最好的 CT 检查经验，优化 CT 扫描方案。

（5）制订检查的指导准则。

（6）建立 PET/CT 诊断的参考/指导水平，并应用于实践。

3. 当 PET/CT 用于疗效评价时，采用低剂量 CT 扫描减少患者剂量。

4. 应特别注意育龄妇女进行 PET/CT 检查的正当性与最优化。

5. 做好 PET/CT 工作场所的放射防护，保证公众、非该科室工作人员和毗邻建筑内的人员受照量不超过剂量约束或限值。

五、资料性附录——给药后候诊室和扫描室屏蔽估算示例

1. 给药后候诊室屏蔽估算　患者注射后休息室靠近接待室，接待室配备一名工作人员。每周工作量 50 人次，每位患者 ^{18}F 最大用量 555 MBq，给药后 1h 接受检查，距离接待室工作人员的距离为 4m。则：

患者注射 ^{18}F 后的剂量率常数采用 0.092μSvm^2/MBqh，1h 衰减校正因子 R_{tu}=0.83，距离患者 d 米处关注点的总剂量[$D(t_u)$]根据公式计算：

$$D(t_u)=0.092 \times 555 \times 1 \times \frac{0.83}{16}=2.65\mu Sv$$

每周工作量 50 人次，该关注点的年剂量为 2.65μSv×50×52=6890μSv=6.89mSv。

假设接待室工作人员为非放射工作人员，居留因子 100%，剂量管理目标值为 0.3 mSv/年，则透射因子（B）根据公式计算：

$$B=\frac{0.3}{6.89 \times 1}=0.044$$

根据公式计算所需要屏蔽墙体厚度（x）：22mm 铅或者 25cm 混凝土。

2. PET 扫描室屏蔽举例　PET 扫描室距离控制室 3m。每周工作量 50 人次，每位患者 ^{18}F 最大用量 555 MBq，给药后 1h 进行扫描，平均扫描时间 30min。

给药到扫描时的活度衰减根据公式计算：

$$F_u = e^{\left(\frac{-0.693 \times 60}{110}\right)} = 0.69$$

式中，F_u 表示核素自然衰变校正因子。

扫描前患者需要排空，衰减校正因子 0.85；扫描期间 ^{18}F 衰减的剂量衰减校正因子 R_{ti} 根据公式计算，扫描时间 30min，R_{ti} 等于 0.91。

每位患者扫描所致距离患者 3m 远处关注点的总的剂量[$D(t_i)$]根据公式计算：

$$D(t_i)=0.092 \times 555 \times 0.5 \times 0.91 \times 0.85 \times 0.69/9=1.514\mu Sv$$

每周工作量 50 人次，该关注点的年剂量为 1.514μSv×50×52=3936μSv=3.94mSv。

假设控制室为放射工作人员，居留因子 100%，年剂量管理目标值为 1 mSv/年，则透射因子（B）根据公式计算：

$$B = \frac{1}{3.94 \times 1} = 0.25$$

根据公式计算所需要屏蔽墙体厚度（x）：10mm 铅或者 13.3cm 混凝土。

六、资料性附录——自屏蔽回旋加速器机房的屏蔽估算方法

回旋加速器屏蔽室外的剂量率可采用生产厂家提供的泄漏辐射剂量等高线，采用近似方法估算。估算公式见下式。

$$\dot{H}_R = \left(\frac{r_0}{R}\right)^2 \cdot (\dot{H}_n \times 10^{-x/TVL_n} + \dot{H}_\gamma \times 10^{-x/TVL_\gamma})$$

式中，$\dot{H}_R$ 为回旋加速器室外关注点剂量率，单位为微希沃特每小时（μSv/h）；r_0 为参考点距靶心的距离，单位为米（m）；R 为屏蔽墙外 30cm 关注点距靶心的距离，单位为米（m）；$\dot{H}_n$ 为参考点 r_0 处的中子剂量率，单位为微希沃特每小时（μSv/h），查生产厂家提供的泄漏辐射剂量等高线；$\dot{H}_\gamma$ 为参考点 r_0 处的 γ 射线剂量率，单位为微希沃特每小时（μSv/h），查生产厂家提供的泄漏辐射剂量等高线；TVL_n 为中子射线的 1/10 减弱层厚度，单位为厘米（cm）；TVL_γ 为 γ 射线的 1/10 减弱层厚度，单位为厘米（cm）。对 11MeV 回旋加速器泄漏辐射 γ 射线的能量约为 8MeV，中子的能量约为 5MeV，相应不同屏蔽材料的 TVL 值见表 5-11；x 为屏蔽墙厚度，单位为厘米（cm）。

表 5-11　11MeV 回旋加速器泄漏辐射不同屏蔽材料的 TVL 值

材料名称	密度（g/cm³）	TVL_γ（8MeV）（cm）	TVL_n（5MeV）（cm）
混凝土	2.35	38	43
重晶石混凝土	3.2	24	43
铅	11.3	5	47.8
聚乙烯	0.97	80	24
铁	7.85	10	37

【思考题】

一、名词解释
1. 放射诊断检查的正当性
2. ALARA 原则

二、简答题
1. 放射诊断防护的原则。
2. X 射线机房防护要点。
3. CT 装置的防护要求。
4. PET/CT 中心的操作要求。
5. PET 诊断工作场所的放射防护要求。

第六章　放射治疗中的放射防护

【教学大纲】

掌握内容：放射治疗中的防护原则。

熟悉内容：①医用 γ 射束远距治疗、直线加速器及近距离后装治疗机的放射防护；②放射治疗的质量保证。

了解内容：放射治疗中照射的准确性。

联合国原子辐射效应科学委员会（United Nations Scientific Committee on the Effects of Atomic Radiation，UNSCEAR）2000 年发表的一份报告中指出：在所有人为因素所致的辐射中，98%源自医疗辐射，这些电离辐射的应用在诊断和治疗疾病的同时，也对人类健康造成一定程度的影响和危害。因此，加强放射治疗中的防护工作是放射防护人员和医务工作者的重要任务，亦是放射工作人员研究的重要课题。

放射治疗中的防护有其特殊性，既要保护职业工作人员，保障放射治疗场所及周围环境的安全，又需要保护受照射的肿瘤患者，并遵循辐射实践的正当化、辐射防护的最优化及个人剂量限值三原则。防护患者的任务应当从合适的医学培训、正确的临床判断及治疗方式的利弊分析，选择最佳治疗方案，由培训合格的工作人员正确地使用不同的产生电离辐射的设备及防护器材，建立对患者的防护措施，以便使患者得到更好的治疗。这些措施和方法将有助于促使放射肿瘤学的临床实践达到较高的标准。

放射治疗是指用电离辐射治疗恶性肿瘤，治疗方式分为体外照射和体内照射，又称远距离治疗和近距离后装治疗两类。放射治疗需要在短时间内、一次给予病变部位较大的辐射剂量，从而最大程度地杀伤肿瘤细胞，因此，放射治疗一般采用射线能量较高、剂量率（或活度）较大的加速器或放射源，如医用电子直线加速器（高能电子束或 X 射线）、质子/重离子加速器（质子或重离子）、^{60}Co 放射源（γ 射线，包括 ^{60}Co 治疗机和 γ-刀）及后装治疗源等。放射治疗所使用的射线能量高、穿透能力强、剂量率大，对辐射安全和防护的要求也相应地要高。

第一节　医用 γ 射束远距治疗的放射防护

医用 γ 射束远距治疗是用置于辐射源组件中的放射性核素发出的 γ 射线束，在辐射源至皮肤的距离不小于 50cm 时实施的体外照射，其安全防护要求参见《医用 γ 射束远距治疗防护与安全标准》（GBZ 161—2004），本标准专指 ^{60}Co 放射源治疗，简称 γ 射束远距治疗。

一、γ 射束远距治疗室建筑与防护设施的要求

1. 治疗室的建筑与布局

（1）治疗室的设置为保证周围环境的辐射安全，应单独建造，当条件有限时可建筑在多层建筑物底层的一端。治疗室的面积必须不小于 30m²，层高不低于 3.5m。

（2）治疗室必须与控制室、检查室、候诊室等辅助设施合理布局、相互分开。

（3）治疗室的墙壁及顶棚必须有足够的屏蔽厚度，使距墙体外表面 30cm 的可达界面处，由穿透辐射所产生的平均剂量当量率低于 2.5×10^{-3}mSv/h。屏蔽厚度计算方法可参见《γ 远距治疗室设计防护标准》（GBZ/T 152—2002）。

2. 治疗室的安全防护设施

（1）治疗室的入口应采用迷路形式。有用射束不得朝向迷路。迷路口应安装具有良好屏蔽效果的电动防护门。治疗室建筑物外应设有放射危险标志。

（2）防护门应与放射源联锁，联锁设施原则上不少于两种。门口应安装有指示治疗放射源工作状态的信号灯，且以黄色或橙色信号指示出束治疗状态，绿色信号指示非出束状态，红色信号指示紧急终止非预期运行状态。

（3）治疗室的入口处及治疗室内靠治疗机较近的适当位置应安装有能紧急停止放射源照射的应急开关。

（4）治疗控制室应设有在实施治疗过程中观察患者状态的监视装置和与患者进行信息联络的对讲装置。

3. 治疗室的通风　治疗室应有良好的通风。通风照明良好的治疗室不设窗。单独建筑的治疗室，当其远离（不小于 30m）一般性建筑物时，可在屋顶或非有用射束投照方向的墙壁高处设窗，其面积不宜大于 $1m^2$。通风方式以机械通风为主。通风换气次数一般每小时 3～4 次。

二、γ射束远距治疗设备技术及防护要求

1. 技术性能要求

（1）γ射束远距治疗设备内的 ^{60}Co 放射源应符合《密封放射源一般规定》（GB 4075—2009）的要求。放射源的活度应不少于 37TBq。

（2）γ射束远距治疗设备用于治疗的源皮距不得小于 600mm，源皮距指示器指示的源皮距位置与实际位置的偏差不得大于 3mm。

（3）有用射束在模体校准深度处吸收剂量的相对偏差不大于 ±3%。

（4）辐射野内有用射束非对称性不大于 ±3%。

（5）γ射束远距治疗机计时器在一定时间间隔内控制给出的输出剂量与在相同时间间隔内剂量仪测出的剂量之间的相对偏差不大于 ±2%。

（6）有用射束轴在不同准直器位置时，束轴在与其垂直的参考平面上的投影点的变化范围不大于 2mm。

（7）经修整的半影区宽度不得超过 10mm。

（8）灯光野边界线与照射野边界线之间的重合度每边不大于 2mm。

（9）辐射野的均整度，在辐射野边长 80% 的范围内，最大、最小剂量相对于中心轴剂量的百分偏差不大于 ±3%。

（10）机械等中心在与束轴垂直的参考平面上的投影的轨迹的最大径不大于 2mm。

2. 治疗设备的放射防护性能要求

（1）放射源置于储存位置时，放射源防护屏蔽周围杂散辐射空气比释动能率的限值：①距放射源防护屏蔽表面 5cm 的任何可接近位置不大于 0.2mGy/h；②距放射源 1m 的任何位置不大于 0.02mGy/h。

（2）在正常治疗距离处，对任何尺寸的照射野，透过准直器的泄漏辐射的空气比释动能率都不得超过在相同距离处照射野为 10cm×10cm 的辐射束轴上最大空气比释动能率的 2%。

（3）最大有用射束外泄漏辐射的限值：①在正常治疗距离处，以辐射束轴为中心并垂直辐射束轴、半径为 2m 的圆平面中的最大辐射束以外的区域内，最大泄漏辐射的空气比释动能率不得超过辐射束轴与 10cm×10cm 照射野平面交点处的最大空气比释动能率的 0.2%；平均泄漏辐射的空气比释动能率不得超过最大空气比释动能率的 0.1%。②距放射源 1m 处，最大有用射束外泄漏辐射的空气比释动能率不得超过辐射束轴上距放射源 1m 处最大空气比释动能率的 0.5%。

（4）载源器的表面由于放射源泄漏物质所造成的β辐射污染水平低于 $4Bq/cm^2$。

3. γ射束远距治疗设备的辐射安全性能要求

（1）辐射头外表面上必须清晰、永久性地标有按《电场、磁场、电磁场防护规定》中规定的辐射安全标志。

（2）γ射束远距治疗设备的载源器或快门关、出束状态转换、治疗控制台的显示装置与控制装置、治疗床的负荷及电气与机械等的安全性能应符合医用电气设备　第2部分：γ射束治疗设备安全专用要求（GB 9706.17—2009）的相应要求。

三、γ射束远距治疗的放射防护与安全管理原则

1. γ射束远距治疗的放射防护与安全管理应按照中华人民共和国卫生部《放射工作卫生防护管理办法》（中华人民共和国卫生部令第17号）（2001）的规定执行。

2. γ射束远距治疗设备的放射防护与安全性能应符合医用电气设备　第2部分：γ射束治疗设备安全专用要求（GB 9706.17—2009）的要求。

3. γ射束远距治疗应符合放射工作实践正当化的原则，严格保证放射治疗的适应证。

4. γ射束远距治疗设施的防护设计、建造及放射治疗的实施等各个阶段都应遵守医疗照射防护最优化的原则。

5. γ射束远距治疗的患者防护应遵照《远距治疗患者放射防护与质量保证要求》（GB 16362—2010）规定的原则。

6. γ射束远距治疗设备及工作场所的安全防护联锁系统的设计应遵循下列原则：

（1）多重性：对重要的、其失效可能产生人身危害的安全防护措施必须有足够的冗余，应设有两种或两种以上的安全对策及相应的硬件设备。

（2）多样性：对重要的安全控制器件，应采用两个或两个以上不同原理、不同厂家的产品，以防止因同一原因使执行同一功能的措施同时失效。

（3）独立性：各种安全联锁措施应是相互独立的，以防止同一原因造成两个或两个以上安全措施同时失效。

7. γ射束远距治疗放射源的更换、倒装及退役的放射防护安全管理按照中华人民共和国卫生部《放射工作卫生防护管理办法》（中华人民共和国卫生部令第17号）（2001）的规定执行。

四、γ射束远距治疗应用的要求

1. γ射束远距治疗工作人员

（1）γ射束远距治疗单位应配备放射治疗的医学专家、物理学工作者和技术人员，以正确合理地使用放射治疗并保证放射治疗的质量。

（2）γ射束远距治疗工作人员除应具备高中以上文化水平和放射治疗专业知识外，还应掌握放射防护知识，经过培训并考试合格。

2. γ射束远距治疗与卫生防护的质量保证

（1）实施γ射束远距治疗应建立质量保证体系，保证辐射照射的准确性及卫生防护的最优化。

（2）实施γ射束远距治疗应使用符合标准的γ远距治疗设备，建设合格的治疗室，配备辐射剂量和辐射防护的测量仪器，并由有资格的人员进行质量控制检测。同时应做好患者防护。

第二节　电子直线加速器治疗的放射防护

电子直线加速器是利用微波电磁场把电子沿直线轨道加速到较高能量的装置，由于其产生的射线能量高、束流强度大，需要足够的屏蔽防护和完备的安全措施。电子直线加速器的防护要求参照《电子加速器放射治疗放射防护要求》（GBZ 126—2011）。

一、治疗室建筑设施要求

1. 加速器治疗室的选址和建筑设计必须符合相应的放射卫生防护法规和标准要求，保障职业场所和周围环境安全。

2. 有用线束直接投照的防护墙（包括天棚）按初级辐射屏蔽要求设计，其余方向的墙壁按次级辐射屏蔽要求设计，辐射屏蔽设计应符合《放射治疗机房的辐射屏蔽规范　第1部分：一般原则》（GBZ/T 201.3—2014）的要求。

3. 在加速器迷宫门处，控制室和加速器机房墙外30cm的周围剂量当量率应不大于2.5μSv/h。

4. 穿越防护墙的导线、导管等不得影响其屏蔽防护效果。

5. X射线标称能量超过10MeV的加速器，屏蔽设计应考虑中子辐射的防护。

6. 治疗室和控制室之间必须安装监视和对讲设备。

7. 治疗室应有足够的使用面积，新建治疗室不小于45m²。

8. 治疗室入口必须设置防护门和迷路，防护门必须与加速器联锁。

9. 治疗室外醒目处必须安装辐照指示灯及辐射危险标志。

10. 治疗室通风换气次数不少于每小时4次。

二、加速器治疗设备及操作的质量控制要求

1. 加速器设备功能显示和控制要求

（1）加速器设备应有驱动设备及其他部件的安全控制，并应符合《医用电气设备　第2部分：能量为1～50MeV 医用电子加速器　专用安全要求》（GB 9706.5—2008）的有关规定。

（2）使用的设备应有双道剂量监测系统，该系统的探测结果应能用来计算受照靶体积内某一参考点的剂量，并应满足以下要求：

1）双道剂量监测系统可以是冗余剂量监测组合，也可以采用主-次剂量监测组合方式。在冗余剂量监测组合时，两道剂量监测都应达到厂家技术说明书所规定的性能；主-次剂量监测组合时，至少主剂量监测系统应达到厂家技术说明书所规定的性能。

2）某道剂量监测系统发生故障时，应保障另一道剂量监测系统能正常工作；每道剂量监测系统都应能独立地终止照射；冗余剂量监测组合时，每道剂量监测系统都应设置为达到预置参数时能终止照射；主-次剂量监测组合时，主道应设置为达到预置参数时能终止照射，次道应设置为超过预置参数时就应终止照射。

3）任何原因引起的剂量监测读数变化大于5%时，应能自动终止照射。

4）在校准双道剂量监测系统时，应使其对同一剂量在双道剂量监测系统的读数一致。

5）电源故障或元件失灵造成照射中断或终止时，两道剂量监测系统显示的预选参数和剂量数据应保持不变，失效时刻的预选参数和剂量读数应以可读出的方式储存起来，保留20 min以上。

6）中断或终止后应把显示器复位到零，下次照射才能启动；控制台上确定剂量监测系统预选参数前，不得开始照射。

（3）当固定附加过滤器、电子控制系统或计算机控制系统的故障可能产生剂量分布变化时，应对其进行监测。此时，要求辐射剂量探测器能够监测到辐射束的不同部分；在规定的均整度测量的深度上，当吸收剂量分布相对偏差超过10%时，或辐射探测器吸收剂量分布探测信号指示变化大于10%时，其累积照射吸收剂量达0.25 Gy之前，应终止照射。

（4）控制台应配置带有时间显示的照射控制计时器，并独立于其他任何控制照射终止系统。当照射中断或终止后，应保留计时器读数；在每次启动之前应检查计时器是否复零，只有在复零后才能启动照射；控制计时器的设定值应不超过使用说明书给定的限制，设定值应小于要剂量控制预置值照射所需时间的120%，或在所需时间上加0.1 min，两者取其大。

（5）在任何故障状态下，若设备在正常治疗距离处能产生技术说明书最大规定值 2 倍以上的

吸收剂量率，则其应提供联锁装置，以便在吸收剂量率超出规定最大值，又不大于该值的 2 倍时就终止照射；如果设备在正常治疗距离处能产生比技术说明规定的最大规定值高 10 倍以上的吸收剂量率，则应提供辐射束的监测装置。此装置应独立于剂量率监测系统，安装在照射束分布系统患者一侧，并将照射野内任何一点的剂量限制在 4Gy 以下。

（6）在既能产生 X 射线辐射又能产生电子辐射的设备中，辐射终止后，在控制台上重新选择辐射类型之前，要有不能照射的联锁装置；当要求辐射治疗室内和控制台上都能选择辐射类型时，仅在两处的选择都完成后才能在控制台上显示出来；当两处的选择不一致时，也要有不能照射的联锁装置；联锁装置应确保，仅在辐射类型的选择及相应的附件（例如，电子照射的电子束阻束器、X 线照射时的楔形过滤器）都到位的情况下，才能开启照射；当使用电子照射用的射线束分布或电流控制装置到位时，应能阻止 X 射线的发射；当使用 X 射线照射用的射线束分布或电流控制装置到位时，应能阻止电子照射。

（7）在控制台上未选择好能量以前，不能启动设备；当要求辐射治疗室内和控制台上都能选择辐射能量时，仅在两处的选择都完成后才能在控制台上显示出来；当两处的选择不一致时，也要有不能照射的联锁装置；在选定的照射情况下，若轰击 X 射线靶的平均能量为 E，而发生下列情况之一时，应停止照射：

1）在 X 射线靶上 E 的偏差超过 ±20% 时。

2）电子辐射窗上 E 的偏差超过 ±20% 时或 ±2MeV（取其小者）时。

（8）对于既能进行固定放射治疗又能进行移动束放射治疗的设备，在控制台上未选择好固定放射治疗或移动束放射治疗以前，不能启动照射；当要求辐射治疗室内和控制台上都进行这类选择时，仅在两处的选择都完成后才能在控制台上显示出来，当两处的选择不一致时，也要有不能照射的联锁装置。

（9）对移动束放射治疗，若运动件的实际位置与用剂量计算出的所需位置在正常治疗距离处的差异大于 5 或大于 10mm 时，应有终止照射的联锁装置；联锁装置应由两个位置传感器组成冗余组合，其中一个失效时不能影响另一个的功能；当可以选择逆时针或顺时针方向时，则应在控制台上选择一个方向才能启动，但选定的旋转方向与实际旋转方向不一致时，应有终止辐射的联锁装置。

（10）在使用可互换靶或可移动的辐射束产生装置的设备中，在某一辐射类型的一个能量下，可以用多个同类型装置时，应首先选择一个规定的装置，并使该装置标识在控台上显示出来才能照射；当要求辐射治疗室内和控制台上都进行这类选择时，仅在两处的选择都完成后才能在控制台上显示出来，当两处的选择不一致时，也要有不能照射的联锁装置；若装置的任何部件未正确定位，则应有两个独立的联锁装置阻止或终止照射。

（11）使用可移动的束散射过滤器的设备时，若某一辐射类型的某能量不止可以使用一个过滤器，应首先选择一个规定的束散射过滤器，并使该装置标识在控制台上显示出来才能照射；当要求辐射治疗室内和控制台上都进行这类选择时，仅在两处的选择都完成后才能在控制台上显示出来；当两处的选择不一致时，也要有不能照射的联锁装置；若所选过滤器未正确定位，则应有两个独立的联锁装置来阻止或终止照射；任何一个可用手移动的过滤器应有确定该过滤器身份的清晰标志。

（12）在未采用束散射过滤器而采用其他措施，如电子束扫描而获得分布的设备中，应有两个独立的装置及其相应的联锁装置来监测控制信号，当控制信号超过技术说明书中规定的限制时，应有联锁装置来阻止或终止照射。

（13）对于带有可选择分布系统的设备，照射终止后，在治疗控制台上重新选择规定的分布系统之前，要使该系统标识在控制台上显示出来才能照射，但此时还不能开启设备；当要求辐射治疗室内和控制台上都进行这类选择时，仅在两处的选择都完成后才能在控制台上显示出来；当两处的选择不一致时，也要有不能照射的联锁装置；若所选过滤器未正确定位，则应有两个独立的联锁装置来阻止或终止照射；若所选系统未正确定位，则应有两个独立的联锁装置来阻止或终止照射，可用手拆卸的任何分布系统应有确定该系统身份的清晰标志。

（14）照射开始前，在控制台上选择好一个规定的楔形过滤器或无楔形过滤器之前，不能启动照射；当要求辐射治疗室内和控制台上都进行这类选择时，仅在两处的选择都完成后才能在控制台上显示出来；当两处的选择不一致时，也要有不能照射的联锁装置；配有楔形过滤器的设备，应能够在控制台上显示出正在用的楔形过滤器，每个楔形过滤器应有清晰的识别标记；若所选楔形过滤器未正确定位，则应有两个独立的联锁装置来阻止或终止照射；在治疗室内应有一个清晰可见的指示，它表明带楔形过滤器旋转的限束系统在 0°位置，楔形过滤器薄的那边应指向机器；当楔形过滤器要求定位在其他位置时，则应在控制台上显示出相对于 0°位置的角移位，楔形过滤器的旋转轴相对于限束系统旋转轴的线性位移；对于只能用工具卸下、自动插入或缩回机构的楔形过滤器，在控制台上应显示所选楔形过滤器已正确插入时的剂量预选值及楔形过滤器缩回时的剂量值。

（15）在用电子束限束器和辐射束成形装置托盘时，在控制台选择好规定的电子束限束器和辐射束成形装置托盘之前，不能启动照射；当要求辐射治疗室内和控制台上都进行这类选择时，仅在两处的选择都完成后才能在控制台上显示出来，当两处的选择不一致时，也要有不能照射的联锁装置；若所选的电子束限束器和辐射束成形装置托盘定位错误，则应有联锁装置来阻止或终止照射。

2. 为防止不必要照射和超剂量照射的要求

（1）控制台应显示辐射类型、标称能量、照射时间、吸收剂量、吸收剂量率、治疗方式、楔形过滤器类型及规格等照射参数预选值。

（2）照射启动应与控制台显示的照射参数预选值联锁，控制台选择各类照射参数之前，照射不应启动。

（3）应装备检查所有安全联锁的设施，用于在照射间歇期间检查安全联锁（包括防止剂量率大于预选值 10 倍的联锁），确保各类系统终止照射的能力和防止超剂量照射。

（4）控制台和治疗室内应分别安装紧急停机开关。

（5）使用计算机控制系统的加速器软件和硬件控制程序应加密，未经允许不得存取或修改；用于监视或作为测量线路、控制线路一部分的计算机一旦发生故障，应终止照射。

三、安全操作要求

1. 加速器使用单位应配备工作剂量仪、水箱等剂量测量设备，并应配备扫描仪、模拟定位机等放射治疗质量保证设备。

2. 使用单位必须有合格的放射治疗医生、物理人员及操作技术人员；操作技术人员必须经过放射卫生防护和加速器专业知识的职业卫生培训，考核合格后方可上岗。

3. 操作人员必须遵守各项操作规程，认真检查安全联锁，禁止任意去除安全联锁，严禁在去除可能导致人员伤亡的安全联锁的情况下开机。

4. 辐照期间，必须有两名操作人员值班，认真做好当班记录，严格执行交接班制度。

5. 严禁操作人员擅自离开岗位，必须密切注视控制台仪表及患者状况，发现异常及时处理。

6. 辐照期间，除接受治疗的患者外，治疗室内不得有其他人员。

7. 必须防止各类事故，万一发生意外，立即停止辐照，及时将患者移出辐照野，并注意保护现场，便于正确估算患者受照射剂量，做出合理评价。

四、辐射防护监测

1. 加速器安装竣工投入运行前或维修后，运行参数及屏蔽条件等发生改变时，应委托有相应监测资质的技术服务机构进行 M 区内外杂散辐射的防护监测、患者平面内外辐射防护测量及患者和其他人员的辐射防护测量，并据此做出辐射安全评价。

2. 加速器设备正常工作中，使用加速器设备的单位可根据需要委托有相应监测资质的机构开展 M 区内外杂散辐射的防护监测、患者平面内外辐射防护测量及患者和其他人员的辐射防护测量。

3. 加速器正常运行情况下，安全联锁系统每月检查 1 次。

4. 加速器正常运行情况下，工作场所和周围区域辐射水平每年监测 1 次。

第三节　后装 γ 源近距离后装治疗的放射防护

近距离后装治疗是相对于远距离治疗而言的，在国内约 1/2 的放疗部门装备了近距离后装机，接受近距离后装治疗的肿瘤患者占放疗患者总数的 5%～10%。所谓后装治疗指先将施用器放于接近肿瘤或需要治疗的人体天然腔管道或将空心针管植入瘤体，再导入放射源进行治疗，多用于计算机程控马达驱动的近距离后装治疗。其可分为腔内、管道内、组织间插植、术中置管术后照射和表面敷贴等主要治疗手段。近距离后装治疗防护要求参见《后装 γ 源近距离后装治疗放射防护要求》（GBZ 121—2017）。

一、治疗室建筑设施的要求

1. 治疗室应与准备室、控制室分开设置。治疗室内有效使用面积应不小于 20m²，应将治疗室设置为控制区，在控制区进出口设立醒目的符合《电离辐射防护与辐射源安全基本标准》（GB 18871—2002）规定的辐射警告标志，严格控制非相关人员进入控制区；将控制区周围的区域和场所设置为监督区，应定期对这些区域进行监督和评价。

2. 治疗室应设置机械通风装置，其通风换气能力应达到治疗期间使室内空气每小时交换不少于 4 次。

3. 治疗室入口应采用迷路形式，安装防护门并设置门机联锁，开门状态不能出源照射，出源照射状态下若开门，放射源则自动回到后装治疗设备的安全位置。治疗室外防护门上方要有工作状态显示。治疗室内适当位置应设置急停开关，按下急停开关应能使放射源自动回到后装治疗设备的安全位置。

4. 治疗室防护门应设置手动开门装置。

5. 在控制室与治疗室之间应设监视与对讲设施，如设置观察窗，其屏蔽效果应与同侧的屏蔽墙相同。

6. 设备控制台的设置应能使操作者在任何时候都能全面观察到通向治疗室的通道情况。

7. 应配备辐射监测设备或便携式测量设备，并具有报警功能。

8. 治疗室墙壁及防护门的屏蔽厚度应符合防护最优化的原则，治疗室屏蔽体外 30 cm 处因透射辐射所致的周围剂量当量率应不超过 2.5μSv/h。

9. 在治疗室迷路出、入口处设置固定式辐射剂量监测仪并应有报警功能，其显示单元应设置在控制室内或机房门附近。

10. 治疗室内应配有合适的储源容器、长柄镊子等应急设备。

11. 治疗室内合适的地方应张贴应急指示。

二、治疗设备安全防护要求

1. 放射源　①后装治疗用 γ 放射源，应符合《密封放射源　一般要求和分级》（GB 4075—2009）的规定。应尽可能选择高比活度、能量合适的 γ 放射源。②放射源应有生产厂家提供的说明书及检验证书。说明书应载明放射源编号、核素名称、化学符号、等效活度与标定日期、表面污染与泄漏检测结果和生产单位名称等。③放射源外观活度值与检测值的相对偏差应不超过±5%。④放射源的更换应由专业技术人员进行，在换源过程中应加强操作人员的放射防护措施和辐射剂量监测。⑤放射源的运输应符合《放射性物品安全运输规程》（GB 11806—2019）的规定。⑥退役放射源应按国家有关规定进行处理。

2. 储源器 ①放射源运输储源器表面应标有放射性核素名称，最大容许装载活度和牢固醒目的、符合《电离辐射防护与辐射源安全基本标准》（GB 18871—2002）要求的电离辐射警告标志。②工作储源器内装载最大容许活度的放射源时，距离储源器表面 5cm 处的任何位置，因泄漏辐射所致周围剂量当量率不应大于 50μSv/h；距离储源器表面 100 cm 处的球面上，任何一点因泄漏辐射所致周围剂量当量率不大于 5μSv/h。③装载放射源的运输储源器或工作储源器，应存放在限制一般人员进入的放射治疗室或专用储源库内。

3. 施源器 ①施源器的形状、结构设计及材料选择应适应靶区的解剖特点，保证放射源在其中正常驻留或运动。②施源器应按照剂量学原则，形成各种预定的剂量分布，最大限度地保护邻近正常组织和器官。

4. 放射源控制与传输 ①后装治疗设备的控制系统，应能准确地控制照射条件，应有放射源启动、传输、驻留及返回工作储源器的源位显示与治疗日期、通道、照射总时间及倒计数时间的显示。②后装治疗设备控制系统应有安全锁等多重保护和联锁装置。应能防止由于计时器控制、放射源传输系统失效，源通道或控制程序错误及放射源连接脱落等电气、机械发生故障或发生误操作的条件下造成对患者的误照射。③实施治疗期间，当发生停电、卡源或意外中断照射时，放射源应能自动返回工作储源器，并显示和记录已照射的时间和剂量，直到下一次照射开始，同时应发出声光报警信号。当自动回源装置功能失效时，应有手动回源措施进行应急处理。④在控制台上，应能通过 γ 射线监测显示放射源由工作储源器内输出和返回储存位置的状态。控制台上应有紧急停机开关。⑤控制照射时间的计时误差应小于 1%。⑥连接施源器各通道与施源器的放射源传输管道及施源器应平滑，具有可允许的最小曲率半径，以保证放射源传输畅通无阻。⑦连接施源器与放射源传输管道时，应使接头衔接严密、牢固，防止放射源冲出或脱落。⑧放射源在施源器内驻留位置的偏差不大于±1mm。⑨后装治疗程序中放射源的输送路径应保持尽可能短。

三、实施后装治疗时的防护要求

1. 后装治疗应配备相应的治疗计划系统，应制订并实施质量保证计划，确保剂量准确，既能使治疗区获得合理的剂量及其分布，又能控制正常组织的受照范围，最大限度地缩小正常组织的受照射剂量与范围。

2. 在治疗开始前对设备及相关防护措施进行检查，确保治疗设备和防护设备处于正常工作状态。

3. 后装治疗的质量控制检测，其内容和方法按后装 γ 源近距离治疗质量控制检测规范（标准编号 WS 262—2017）进行。

4. 每个治疗疗程实施前，应由放射治疗医师和医学物理师分别核对治疗计划。

5. 首次治疗时，放射治疗医师应指导放射治疗技术人员正确摆位，落实治疗计划。

6. 治疗中，技术人员应密切注视控制系统的各项显示与患者状况，以便及时发现和排除异常情况。不得在去掉保护与联锁控制装置的条件下运行。

7. 实施治疗时，应详细记录治疗日期、治疗方式、治疗源类型、活度、数目、通道、照射时间、单次照射剂量及总剂量和放射源在施源器内的驻留位置及照射长度，并绘示意图存档。

8. 实施治疗时，除患者外，治疗室内不得停留任何人员。

9. 施源器、治疗床等表面因放射性物质所造成的污染水平应低于 $4Bq/cm^2$，若高于此污染水平应采取相应去污和放射源处理措施。

10. 治疗单位应按《职业性外照射个人监测规范》（GBZ 128—2019）的要求对放射工作人员进行个人剂量监测，并建立个人剂量档案；放射工作人员进入治疗室应携带个人剂量报警设备。

四、近距离后装治疗机防护检测

新安装或大修后的后装治疗设备，正式投入使用前，必须组织专业技术人员进行验收检测，检测项目包括：

1. 距离储源器表面5cm处的任何位置及距离储源器表面100cm处任一点的泄漏辐射空气比释动能率的测量。

2. 后装治疗机控制台的源位指示、声光报警、剂量监测、监视器、对讲机和计时器运行功能的检验。

3. 放射源参考点空气比释动能率的测量。

4. 放射源在传输系统及施源器内的运动状态（驻留、步进与振荡）与返回储源器的功能检验。

5. 放射源从储源器至施源器内预定位置传输时间的测定。

6. 后装治疗机控制计时器的误差检验。

7. γ辐射剂量监测仪表的校验。

8. 放射源的表面污染及泄漏，施源器、治疗床等设备的表面污染检测。

9. 放射源在施源器内驻留位置的偏差检验。

10. 治疗室及其周围环境中辐射水平的测量。

11. 使用中的治疗设备必须进行定期检测，当其中任一项怀疑有损坏或发生障碍及其他问题时，应随时进行检测。

五、辐射事故应急管理

1. 后装治疗应用单位应制订辐射事故应急计划，其内容应简明易懂，应考虑源的脱出、卡源、污染、事故照射等潜在紧急情况。

2. 应制订后装治疗设备的应急程序 应包括但不限于下述内容。

（1）在控制台上观察错误信息或紧急指示（声、光报警信号）。

（2）控制台上恢复源回到安全位置（如按紧急停机按钮）。

（3）携带便携式辐射测量设备进入治疗室内（打开防护门激活联锁，使放射源回到屏蔽位置）。

（4）监测室内辐射水平。

（5）后装治疗机上恢复源回到安全位置（在后装治疗机上按紧急停机按钮）。

（6）手动回源（采用一个手摇柄）。

（7）检测患者和后装设备（验证源处于安全位置）。

（8）移出施源器，放置于应急容器内。

（9）检测患者和应急容器（验证患者体内和容器内没有放射源）。

（10）将患者移出治疗室（在检测后）。

3. 紧急处理后，进行如下的程序

（1）维修工程师进行检查，如果需要的话，对设备进行维修。

（2）医学物理师对患者剂量进行评估，并明确维修后机器投入使用。

（3）辐射防护负责人对紧急处理或恢复操作的人员进行剂量评估。

（4）记录评估结果。

（5）向监督管理部门报告。

第四节　质子重离子治疗的放射防护

质子、重离子放射治疗是由质子或重离子组成的离子射线作为治疗媒介的一种放射治疗技术。质子是构成氢原子的离子；重离子是质量较大原子的离子。质子或重离子经由同步加速器加速至约70%的光速，能量达到100～400MeV时被引出射入人体。在到达肿瘤病灶前，射线能量释放不多，但是到达病灶后，射线会瞬间释放大量能量，形成名为"布拉格峰"的能量脉冲峰，辐照过程好比是针对肿瘤的"立体定向爆破",能够对肿瘤病灶进行强有力的照射,同时又可以避开照射正常组织,实现疗效最大化。

质子重离子放疗,因具有能级高、穿透性强的特点,属于先进的放射治疗领域,其适应证范围比普通光子治疗有较大幅度的拓宽。粒子由于具有能量高、辐射源项复杂、辐射场瞬间变动等特点,对质子重离子治疗的放射防护提出新的挑战。本节内容主要参照上海市质子重离子医院并结合国外质子重离子治疗机构的辐射防护标准(上海市质子重离子医院是全球第三家、国内第一家同时具备质子重离子放射治疗设备的医疗机构)。

上海市某医院在 2014 年运用粒子治疗设备进行了临床试验,做了少数病例的测量,结果显示质子和碳离子束流照射结束后 1min,距离患者肿瘤 30cm 处的剂量率分别为 0.96μSv/h 和 0.30μSv/h;有研究结论显示,医务工作者和患者陪护人员所受的照射剂量远低于 ICRP 所推荐的限值。除此之外,目前国内对于质子重离子放射治疗造成的职业照射研究尚属空白。2019 年上海市该医院对该院治疗师在质子重离子临床实践中受到的职业照射进行了更加全面系统的研究并总结出了影响职业照射的因素,评估了该院治疗师所受的年平均剂量,结果显示质子和碳离子束流治疗结束约 1min 后,距肿瘤最近的皮肤处剂量率为(20.68±21.91)μSv/h,此处是各测量点位中剂量率最大的点位,受质子或重离子照射后的肿瘤是本研究中治疗师职业照射的辐射源;距肿瘤约 30cm 处(治疗师立位处)的平均剂量率为(2.03±2.84)μSv/h;控制室内剂量率为(0.08±0.01)μSv/h,患者的固定装置、床、机械臂、束流应用及监测系统窗口处的剂量率为(0.09±0.01)μSv/h;未检测到中子,放疗师受到的年平均剂量为 0.508μSv,研究结论显示医务工作者和患者陪护人员所受的照射剂量远低于 ICRP 所推荐的限值。究其原因,质子或重离子路径上的空气和人体正常组织也会被活化,但由于质子或重离子束的"布拉格峰"形的剂量分布并且该院质子重离子设备可将"布拉格峰"调制到肿瘤处,空气和正常组织的活化对治疗师的职业照射贡献很小。该院的粒子治疗设备采用先进的点扫描技术,既提高了束流利用率,又在不使用患者补偿器和准直器的情况下实现了调制束流;同时采用同步加速器,实现了主动能量调制而不需要调制器、过滤器、降能器等会使粒子产生散射和能散变宽的器件,减少了中子和放射性核素的产生。

综上,我国目前针对医疗领域的核技术应用制订了相关的辐射防护国家标准,标准体系基本完善,对辐射治疗设备和辐射工作场所进行规范,基本能满足职业照射、公众照射和医疗照射的辐射防护要求,为辐射安全和防护监管提供了依据。但也存在一些不足之处,如缺少新的放射治疗设备——质子/重离子加速器的防护标准,有待尽快制订和完善。

第五节　照射的准确性和质量保证

一、照射的准确性

对放疗患者防护的首要任务是对预定的靶区能够给出可以重视的特定放射剂量,而使靶区以外的其他组织接受尽量小的剂量。放射治疗的总体质量的优劣取决于放疗过程中每个步骤的质量,包括剂量测定、治疗计划的最优化和计划中的治疗实施。在一个疗程的放射治疗中由于随机或系统误差,肿瘤累积的剂量偏差在 5%或更大的情况预期会在 3%～4%的患者中发生,这包括每日射束定位的误差和所给出的各项机器参数的误差。要把误差降低到这个水平以下,也许是困难的。

（一）剂量学方面的要求

放射剂量测量的准确性取决于医院剂量测量仪器的质量和刻度的准确性、机器常规剂量的检测、射野有关参数的定期测量等。就体外射线束治疗来说,在规定条件下对某些特定点的放射剂量测定应当具有±3%的准确性。深度剂量楔形板和托盘因数的测量所能达到的精度应当在 0.5%～

2%。控制靶区规定剂量的剂量仪，应该定期同次级标准比较，进行校准。校准的目的是确保不同放射治疗中心提供的剂量资料有可比性。

确定近距离后装治疗放射源并定期对其放射性衰变进行修正。应当保存好近距离后装治疗用的每个放射源的校准证书。用户在收到新的源后应当自行测量源的活度。如果用于靶区插植的源包括多个小源（如 ^{125}I 小颗粒），那么这批源的总放射性活度的误差应在±5%以内，而各个源的活度的差异不应超过 15%。

（二）治疗计划的最优化

临床治疗计划制订的首要问题是确定临床靶区范围和靶区剂量的大小，最佳的靶区剂量应该是最大程度杀伤肿瘤而放射并发症最少，即肿瘤得到最大的局部控制率而无并发症所需要的剂量。对不同类型和分期的肿瘤，应该有一个最佳的靶区剂量。偏离这个最佳剂量一定范围就会对预后产生影响，指靶区剂量的精确性。已有的证据证明对一些类型的肿瘤，原发灶的根治剂量的精确性应好于±5%。确认治疗计划时始终使靶区所接受的吸收剂量在处方剂量的-5%～5%，同时尽可能降低靶区周围正常组织的剂量。治疗计划要涉及靶区邻近的区域，以便对靶区外其他的组织和器官的照射剂量进行计算，以估计发生并发症的危险概率。

体外照射治疗计划中的物理部分，涉及剂量分布的计算、照射野的设计及治疗方针的制订。为了实现靶区剂量的总不确定度不超过±5%，计划设计过程中所允许误差的范围：模体中处方剂量不确定度为 2.5%；剂量计算为 3.6%；靶区范围的确定为 2%。此外，用计算机做治疗计划时应当有一套质量保证程序。制订治疗计划用的资料包括深度剂量资料和剂量分布资料，若由治疗机制造厂家提供这些资料，未经自己实测验证时，不应当在临床上使用。

为各个患者制订治疗计划所需要的解剖学参数应当与患者在进行治疗时所保持的实际体位相一致。身体轮廓在头颅部位可以确定到几毫米的准确度，腹部可能确定到 10mm 以内的准确度。在治疗中有理由怀疑身体轮廓发生明显变化时，如肿瘤缩小或体重减轻，此时应对身体轮廓重新测量，并相应地修正治疗计划。

近距离后装治疗的治疗计划与体外治疗应有相同程度的准确性。计划包括足够的资料以计算靶区和靶区以外特定器官和组织的放射剂量。采用后装技术时，剂量计算应在放射源置入人体内之前完成，对某些特定器官的剂量最好进行实际测量。若使用已装上源的施用器，则剂量计算花的时间不要超过预定施用时间的 5%。这样，如果经过验算结果认为施用器不合适时，还来得及对放射源的分布和位置加以调整，这时患者只受到一小部分剂量。所以，使用计算机计算是有价值的。

（三）治疗的实施

在对患者开始放射治疗之前，无论是用体外治疗还是用近距离后装治疗，所有的剂量计算结果均需要由另一位医生独立地进行核对。验算至少应包括靶区的最小和最大剂量，以及其他组织尤其是邻近重要器官受到的有造成临床上显著损伤危险的剂量。对每个患者的剂量计算应认真审核并定期评议；对每次治疗的累积剂量应记录在案，并定期进行独立的核对。对处方剂量的预定照射时间或监测到的读数应进行计算并要经过独立的核对。

为在执行治疗计划中对正常组织和器官的放射剂量在临床上不致构成特别危险，应当在第一次治疗期间在患者体内或体表进行必要的测量，以便估算这些组织和器官的总剂量，并与治疗计划所要求的剂量加以比较。这样，如果有必要对治疗模式做出任何修正，便可在疗程执行之初进行。

验证射束位置的照片应当在疗程开始和疗程中定期摄取，以保证治疗过程连续地保持准确，摄影间隔时间按临床要求而定。在治疗计划执行过程中发生任何偏差时均应及时报告主管该患者的放射治疗医师，如果发生失误或设备的性能失常，或者怀疑有这些情况时，均应报告科室负责人，并认真记录在案，以便提供给另外的使用者和厂家。

二、设备参数的精度与质量保证

（一）设备重要参数应达到的精度

现代放疗设备的设计，在机械稳定性、旋转、斜角、照射野大小和照射野定位等方面均应当有高度的准确性。以下是放疗设备的某些重要参数应达到的精度。

1. 机架旋转轴垂直水平 4 个位置每年检查 1 次，误差小于±0.5°。

2. 治疗野定位灯光的中轴应与射束一致，在通常的源-野距条件下，照射野面积为 10cm×10cm 时，灯光定出的照射野应与射束 50%的等剂量线在相当于最大剂量深度处定出的照射野轮廓相一致，误差小于 2mm。

3. ICRP 69 号出版物《公众成员摄入放射性核素的年龄依赖剂量》（第 3 部分：食入剂量系数）明确提出，应当核查射束均匀度，对于峰值电压高于 2MeV 的 X 线治疗机，在深度 10+处的最大照射野的 80%面积上的剂量变化应小于±3%；射线束均匀度是以在水中一定深度处垂直于射束中轴的平面内的相对剂量分布表示；用射束均匀度对直线加速器检验很有必要。

4. 源皮距离指示全部角度范围最大偏差小于±5mm。

5. 各个修正射束形状的挡块厚度至少要有 5 个半值厚度，即挡块应能使射束强度减到 3%以下。

6. 对可能发生剂量变化的一些没有预计到的因素，应当尽可能及早查明。例如，加速器治疗机至少有以下项目每周或每月检验 1 次的规定：射线输出量、射束能量的适当测量、剂量监测系统和照射野测定装置的可靠性与灵敏度的校验等。

7. 对新的放射源安装后第一年内的 ^{60}Co 治疗机，应每 3 个月进行 1 次射线束剂量测定，测定仪器应具有误差在±0.5 的重复性。

8. 控制高剂量率后装设备照射时间的计时器和校验计时器的误差应在±0.5%以内。

（二）质量保证

质量保证为经过周密计划而制订的一系列必要的制度、规范或措施，以确保一项工程的各个环节均能按照一定的准备准确安全地执行。良好的质量保证有助于保持治疗机和辅助设备的精确性。确保放射治疗的精确实施。质量保证程序包括对治疗设备、辅助设备、模拟治疗机、记录系统和剂量监测系统及信息处理系统等设备参数的调试及检测和运行状态的定期性能试验及定期进行专业及防护知识培训等内容。具体如下：

1. 配备专（兼）职的管理人员，负责放射诊疗工作的质量保证和安全防护。其主要职责是：

（1）组织制订并落实放射诊疗和放射防护管理制度。

（2）定期组织对放射诊疗工作场所、设备和人员进行放射防护检测、监测和检查。

（3）组织本机构放射诊疗工作人员接受专业技术、放射防护知识及有关规定的培训和健康检查。

（4）制订放射事件应急预案并组织演练。

2. 放射治疗设备和检测仪表应当符合下列要求

（1）新安装、维修或更换重要部件后的设备，应当对其进行检测，合格后方可启用。

（2）定期进行稳定性检测、校正和维护保养，每年至少进行 1 次状态检测。

（3）按照国家有关规定检验或者校准用于放射防护和质量控制的检测仪表。

（4）放射诊疗设备及其相关设备的技术指标和安全、防护性能，应当符合有关标准与要求。

3. 定期对放射治疗工作场所、放射性同位素储存场所和防护设施进行放射防护检测，保证辐射水平符合有关规定或者标准。

4. 放射治疗工作人员应当按照有关规定佩戴个人剂量仪。

5. 放射治疗工作人员进行上岗前、在岗期间和离岗时的健康检查，定期进行专业及防护知识培训，并分别建立个人剂量、职业健康管理和教育培训档案。

6. 制订与本单位从事的放射治疗项目相适应的质量保证方案，遵守质量保证监测规范。

7. 放射诊疗工作人员对患者进行医疗照射时，应当遵守医疗照射正当化和放射防护最优化的原则，有明确的医疗目的，严格控制受照射剂量；对邻近照射野的敏感器官和组织进行屏蔽防护，并事先告知患者和受挫者辐射对健康的影响。

8. 在对受检者实施放射治疗前，应当进行影像学、病理学及其他相关检查，严格掌握放射治疗的适应证。对确需进行放射治疗的，应当制订科学的治疗计划，并按照下列要求实施：

（1）对体外远距离放射治疗，放射治疗工作人员在进入治疗室前，应首先检查操作控制台的源位显示，确认放射线束或放射源处于关闭位时，方可进入。

（2）对近距离放射治疗，放射治疗工作人员应当使用专用工具拿取放射源，不得徒手操作；对接受敷贴治疗的患者采取安全护理，防止放射源被患者带走或丢失。

（3）在实施永久性籽粒插植治疗时，放射治疗工作人员应随时清点所使用的放射性籽粒，防止在操作过程中遗失；放射性籽粒植入后，必须进行医学影像学检查，确认植入部位和放射性籽粒的数量。

（4）治疗过程中，治疗现场至少应有 2 名放射治疗工作人员。并密切注视治疗装置的显示及患者情况，及时解决治疗中出现的问题；严禁其他无关人员进入治疗场所。

（5）放射治疗工作人员应当严格按照放射治疗操作规范、规程实施照射；不得擅自修改治疗计划。

质量保证的实施并不减少工作人员的责任，任何工作人员在完全熟悉设备的全部操作技术（正常状态或紧急状态）之前，不得操作治疗机。尽管现代的高能治疗机配备有越来越多的联锁装置和精密的校对及验证系统以避免发生误差，但是这些安全系统可能失效或被误用，不可能完全保证不发生错误。因此，工作人员在执行治疗时必须不间断地观察患者和控制台的仪器，这是十分重要的。

【思考题】

简答题
1. 简述 ^{60}Co-γ 远距离治疗机设备安全防护的主要内容。
2. ^{60}Co-γ 远距离治疗机治疗室建筑与防护设施的要求有哪些？
3. 简述电子直线加速器设备安全防护的主要内容。
4. 电子直线加速器治疗室建筑与防护设施的要求有哪些？
5. 放射治疗中质量保证的内容有哪些？

第七章　核医学中的放射防护

【教学大纲】

掌握内容：①核医学内照射的特点及防护基本原则；②核医学放射性药物操作时的放射防护；③核医学治疗时患者的防护；④去除表面放射性污染的原则及方法。

熟悉内容：放射性废气、废液及固体废物的处理方法。

了解内容：开放型放射工作场所建筑和设置要求。

核医学技术作为一种快速、准确的诊断和治疗手段正在越来越广泛地被医疗单位所应用。核医学是放射医学的一个重要分支，在人类的防病治病中起着重大作用，但同时它产生的放射危害也不能被忽视，随着它的不断发展和普及，如何趋利避害越来越引起普遍关注。核医学的放射防护与X射线为主的放射科、体外放射源治疗的放疗科有所不同，后者的辐射源是固定的，一定程度上是可控制的或可躲避的，而核医学科的辐射源主要是放射性药物，属开放源，它有无形和无处不在的特点，患者、排泄物、丢弃的医疗器械等这些因素一方面给核医学科的放射防护带来了一定的困难，另一方面也造成了核医学工作人员思想上的麻痹。近年来又逐渐引进了生产正电子药物的医用回旋加速器和PET/CT、PET/MR设备，这给核医学科的放射防护带来了新问题。

一、核医学辐射分类及特点

核医学辐射按照射方式分外照射与内照射两种，对患者而言主要是内照射，对工作人员及公众而言主要是外照射。外照射（external exposure）是指辐射源在体外对人体的照射。其辐射特点与X射线外照射相近，不再赘述；内照射（internal exposure）是指进入人体内的放射性核素作为辐射源对人体的照射。放射性物质进入体内，造成的辐射损伤不同于外照射，其主要特点：

1. 照射的持续性　进入体内的放射性核素在未完成衰变成为稳定性核素或全部排出体外之前，会对所沉积的器官或组织产生持续性照射。

2. 放射性核素分布的选择性　大多数放射性核素在体内分布不均匀，不同的放射性核素有各自的靶器官（target organ），表现为各个不同的器官与组织的生物效应与损伤。例如，^{45}Ca、^{90}Sr、^{226}Ra、^{90}Y等放射性核素，进入体内后主要蓄积在骨髓内。又如，^{144}Ce、^{232}Th等放射性核素进入体内后主要分布在肝脏；而^{238}U、^{160}Ru等素呈亲肾型分布。

放射性核素在体内达到一定蓄积量时才能表现出明显的损伤作用，另外也往往表现为核素进入与排出途径的局部损伤作用明显，特别是发射α、β射线的放射性核素在局部会给予很大的剂量。当放射性核素在体内污染严重时，可以引起内照射放射病（radiation sickness from internal exposure），它是内照射引起的全身性疾病，既有电离辐射作用所致的全身性表现，也有该放射性核素对靶器官的损害。

内照射防护基本原则：在内照射实践正当化和防护最优化判断的基础上，对于所有内照射医疗实践积极采取一切有效措施，切断非医疗照射的放射性物质进入人体内的各种途径，减少或避免该类物质进入人体的一切机会。减少或防止人体受到不必要的内照射的危害。

二、不同射线的防护原则

1. 对α射线（α-ray）的防护　α射线穿透能力极弱，一般不需要特殊的外照射防护，但α射线的传能线密度很高，一旦进入人体，便会在局部造成损伤，因此，要极力避免α衰变核素进入体内。

2. 对β射线（β-ray）的防护　β射线与物质相互作用依据其能量、作用物质的原子序数的不同而出现电离激发、轫致辐射、散射等形式。屏蔽射线首选原子序数较低的材料，如塑料、有机玻璃等，对于能量较高的 β 射线，常采用内层用塑料、有机玻璃衬里，外层用铅的屏蔽防护方式。

3. 对 γ 射线（γ-ray）的防护 γ 射线的穿透能力很强，外照射危害很大，通常以铅、混凝土等材料进行屏蔽防护，具体的屏蔽厚度需要经过专门的计算方可确定。

第一节　核医学中的环境防护

开展核医学实践活动应对其辐射防护与安全全面负责，对开展核医学实践的辐射工作场所划分出控制区和监督区，合理布局工作场所，规划好人流、物流路径，妥善收集、处置和管理产生的放射性废物；保障核医学工作人员、患者、陪护人员及公众的健康与安全；制订合理的辐射事故应急预案，做好辐射事故应急准备和响应的工作安排，有效防范辐射事故。

一、核医学工作场所的分级和分区

为了对核医学开放型放射源工作场所进行防护和管理，根据其所使用的放射性核素的毒性高低和数量的多少，对这类工作场所进行分级和分区。

（一）放射性核素的毒性

放射性核素相对毒性的大小，取决于许多因素，主要因素：①放射性核素的核物理特性，辐射类型、能量、半衰期等；②一般的理化性质，分散度、化合物形态、溶解度、挥发性等；③放射性核素的生物学特性，进入机体的方式、途径和选择地局限于某一器官的能力及自体内排出的速率等。

目前，对核素毒性分组方法基本是综合考虑引起一定危害所需的放射性核素的活度和相应的质量，我国基本安全标准将核素分为 4 组：极毒组、高毒组、中毒组和低毒组。对于不同毒性组别的放射性核素，其活度值分别不得超过：

极毒组（一组）：5×10^3 Bq（1.4×10^{-7} Ci）。

高毒组（二组）：5×10^4 Bq（1.4×10^{-6} Ci）。

中毒组（三组）：5×10^5 Bq（1.4×10^{-5} Ci）。

低毒组（四组）：5×10^6 Bq（1.4×10^{-4} Ci）。

主要放射性核素按照其相对毒性的分组，详见表 7-1。

表 7-1　放射性核素毒性分组

毒性分组	放射性核素
极毒组	^{148}Gd, ^{210}Po, ^{223}Ra, ^{224}Ra, ^{226}Ra, ^{228}Ra, ^{225}Ac, ^{227}Ac, ^{227}Th, ^{228}Th, ^{229}Th, ^{230}Pa, ^{231}Pa, ^{230}U, ^{232}U, ^{233}U, ^{234}U, ^{236}Np, ^{236}Pu, ^{238}Pu, ^{239}Pu, ^{240}Pu, ^{242}Pu, ^{241}Am, ^{243}Am, ^{240}Cm, ^{242}Cm, ^{243}Cm, ^{244}Cm, ^{245}Cm, ^{248}Cm, ^{250}Cm, ^{247}Bk, ^{248}Cf, ^{249}Cf, ^{250}Cf, ^{251}Cf, ^{252}Cf, ^{254}Cf, ^{253}Es, ^{254}Es, ^{257}Fm, ^{258}Md
高毒组	^{10}Be, ^{32}Si, ^{44}Ti, ^{60}Fe, ^{60}Co, ^{90}Sr, ^{94}Nb, ^{106}Ru, ^{108m}Ag, ^{113m}Cd, ^{126}Sn, ^{144}Ce, ^{146}Sm, ^{150}Eu, ^{152}Eu, ^{154}Eu, ^{158}Tb, ^{166m}Ho, ^{172}Hf, ^{210}Pb, ^{210}Bi, ^{210m}Bi, ^{212}Bi, ^{210}Po, ^{211}At, ^{244}Ac, ^{226}Ac, ^{228}Ac, ^{226}Th, ^{227}Pa, ^{228}Pa, ^{230}Pa, ^{237}Np, ^{241}Cm, ^{241}Am, ^{249}Bk, ^{246}Cf, ^{253}Cf, ^{245m}Es, ^{252}Fm, ^{253}Fm, ^{254}Fm, ^{255}Fm, ^{257}Md 气态放射性核素：^{126}I, ^{193m}Hg, ^{194}Hg 等
中毒组	^{22}Na, ^{24}Na, ^{28}Mg, ^{26}Al, ^{32}P, ^{33}P, ^{35}S, ^{36}Cl, ^{45}Ca, ^{47}Ca, ^{44m}Sc, ^{46}Sc, ^{47}Sc, ^{48}Sc, ^{48}V, ^{52}Mn, ^{54}Mn, ^{55}Fe, ^{59}Fe, ^{57}Co, ^{58}Co, ^{63}Ni, ^{65}Ni, ^{65}Zn, ^{65m}Zn, ^{72}Ga, ^{73}As, ^{74}As, ^{76}As, ^{77}As, ^{75}Se, ^{82}Br, ^{86}Rb, ^{85}Sr, ^{89}Sr, ^{91}Sr, ^{92}Sr, ^{90}Y, ^{91}Y, ^{92}Y, ^{93}Y, ^{95}Zr, ^{97}Zr, ^{93m}Nb, ^{95}Nb, ^{99}Mo, ^{96m}Tc, ^{97}Tc, ^{103}Ru, ^{105}Ru, ^{105}Rh, ^{103}Pd, ^{109}Pd, ^{105}Ag, ^{110m}Ag, ^{111}Ag, ^{109}Cd, ^{132}I, ^{133}I, ^{134}I, ^{135}I, ^{134}Cs, ^{135}Cs, ^{136}Cs, ^{137}Cs, ^{131}Ba, ^{140}Ba, ^{140}Ls, ^{141}Ce, ^{143}Ce, ^{142}Pr, ^{143}Pr, ^{147}Nd, ^{147}Pm, ^{149}Pm, ^{151}Sm, ^{153}Sm, ^{152m}Eu, ^{152}Eu, ^{155}Eu, ^{153}Gd, ^{159}Gd, ^{160}Tb, ^{66}Dy, ^{165}Ho, ^{169}Tm, ^{171}Tm, ^{175}Yb, ^{177}Lu, ^{181}Hf, ^{182}Ta, ^{181}W, ^{185}W, ^{187}W, ^{183}Re, ^{186}Re, ^{188}Re, ^{185}Os, ^{191}Os, ^{193}Os, ^{190}Ir, ^{192}Ir, ^{194}Ir, ^{191}Pt, ^{193}Pt, ^{197}Pt, ^{196}Au, ^{197}Au, ^{199}Au, ^{197m}Hg, ^{203}Hg, ^{201}Tl, ^{204}Tl, ^{212}Pb, ^{206}Bi, ^{207}Bi, ^{212}Bi, ^{220}Rn, ^{222}Rn, ^{223}Ac, ^{233}Pa, ^{240}U, ^{239}Np, ^{242}Am, ^{250}Bk, ^{254}Fm, ^{255}Fm 气态放射性核素：^{14}C, ^{125}I, ^{131}I, ^{203}Hg 等

续表

毒性分组	放射性核素
低毒组	^{3}H, ^{7}Be, ^{14}C, ^{18}F, ^{31}Si, ^{38}Cl, ^{37}As, ^{41}As, ^{51}Cr, ^{58}Co, ^{59}Ni, ^{64}Cu, ^{69}Zn, ^{71}Ge, ^{35m}Kr, ^{85}Kr, ^{87}Kr, ^{87}Rb, ^{85m}Sr, ^{91}My, ^{93}Zr, ^{97}Nb, ^{96m}Tc, ^{99m}Tc, ^{97}Ru, ^{103}Rh, ^{113m}In, ^{115m}In, ^{129}Te, ^{131m}Xe, ^{133}Xe, ^{135}Xe, ^{131}Cs, ^{134m}Cs, ^{144}Nd, ^{149}Nd, ^{141}Sm, ^{142}Sm, ^{147}Sm, ^{167}Yb, ^{187}Re, ^{193m}Pr, ^{197m}Pt, ^{197}Hg, ^{200}Ti, ^{203}Pb, ^{231}Th, ^{243}Pu, ^{244}Am, ^{249}Cm 等

（二）开放型放射性工作场所的分级

在我国的基本标准中，将开放型放射性工作场所按放射性核素日等效最大操作量分为 3 级，详见表 7-2。

表 7-2 开放型放射源工作场所的分级

工作场所级别	日等效最大操作量（Bq）
甲级	$>4 \times 10^{9}$
乙级	$2 \times 10^{7} \sim 4 \times 10^{9}$
丙级	豁免活度值以上 $\sim 2 \times 10^{7}$

放射性核素的日等效操作量（equivalent daily handling quantity）等于各种核素实际日操作量（Bq）与该核素毒性因子的积除以与操作方式有关的修正因子所得的商。

毒性组别修正因子是因不同毒性的核素危害是不同的，为便于安全管理，以高毒组为 1 来确定其他组的毒性的。表 7-3 中给出了核素毒性组别修正因子。

表 7-3 放射性核素毒性组别修正因子

核素毒性组别	毒性修正因子	核素毒性组别	毒性修正因子
极毒组（一组）	10	中毒组（三组）	0.1
高毒组（二组）	1	低毒组（四组）	0.01

在计算日等效操作量时，需要根据操作方式的性质及放射性核素的物量状态加以修正，如表 7-4 所示，即日实际操作量乘以有关操作的修正因子，操作修正因子与不同作业的污染危害有关。

表 7-4 操作方式与核素形态修正因子

方式	表面污染很小的固体	液体、溶体、悬浮液	表面有污染的固体	气体、蒸气、粉末压力液体、固体
源的储存	1000	100	10	1
很简单操作	100	10	1	10^{-1}
简单操作	10	1	10^{-1}	10^{-2}
包含特别危险的操作	1	10^{-1}	10^{-2}	10^{-3}

各种操作性质的说明：

（1）源的储存：把盛放于容器的核素溶液、样品和废液密封后放在工作场所的通风柜、手套箱、样品架、工作台或专用储柜内的操作。

（2）很简单的操作：把少量稀溶液合并、分装或稀释，洗涤污染不太严重的器皿等。在操作过程中会有少量液体洒漏或飞溅。

（3）简单的操作：溶液的取样、转移、沉淀、过滤或离心分离、萃取或反萃取、离子交换、色层分析、吸移或滴核素溶液等操作。这类操作可能会有较多的放射性物质扩散，污染物体表面和空气。

（4）特别危险的操作：对溶液加温、蒸发、烘干，对强放射性溶液取样，粉末物质称量或溶解、对干燥物质收集与转移等操作。工作过程中会产生少量气体或气溶胶。操作过程污染事故发生概率较大，后果也较严重。

（三）开放型放射性工作场所的分区

为了便于辐射防护管理和职业照射控制，应将开放型放射性工作场所进行分区，分区的划定通常基于运行经验与判断，要考虑到预期的照射水平和照射的可能变化这两个方面。

根据我国基本安全标准，将开放型放射性工作场所分为控制区和监督区。控制区（controlled area）注册者和许可证持有者应把需要和可能需要专门防护手段或安全措施的区域定为控制区，以便控制正常工作条件下的正常照射或防止污染扩散，并预防潜在照射或限制潜在照射的范围，确定控制区的边界时，应考虑预计的正常照射的水平、潜在照射的可能性和大小，以及所需要的防护手段与安全措施的性质和范围，对于范围比较大的控制区，如果其中的照射或污染水平在不同的局部变化较大，需要实施不同的专门防护手段或安全措施，则可根据需要再划分出不同的子区，以方便管理。

对于控制区的边界设置，要求采用实体手段划分边界；采用实体手段不现实时也可以采用其他适当的手段，在控制区的进出口及其他适当位置设立醒目的符合规定的警告标志，并给出相应的辐射水平和污染水平的指示，制订职业防护与安全措施，包括在控制区的入口处提供防护衣具、监测设备和个人衣物储存柜；按需要在控制区的出口处提供皮肤和工作服污染监测设备、由该区携出的物品污染监测设备、冲洗或淋浴设施及放置被污染防护衣具的适当的储存柜；定期审查该区的条件，以确定是否有必要改变控制区的防护手段或安全措施或控制区边界。

监督区（supervised area）是未被定为控制区的区域，在其中通常不需要采取专门的防护手段和安全措施，但需要经常对其职业照射条件进行监督和评审，在考虑监督区内辐射危害的性质和程度之后，注册者和许可证持有者应采用适当的手段划出监督区的边界；在监督区入口处的适当地点设立牌；定期审查该区的条件，以确定是否需要采取防护措施和做出安全规定，或是否需要更改监督区的边界。

为了便于控制污染，通常需要对开放型放射性工作场所按污染危险程度划分为几个区域进行布置和管理，一般可按清洁区—卫生通过间—污染区三区原则布置，以限制放射性物质的转移和扩散。

二、开放型放射源安全设计要求

为了控制潜在照射，必须保证源的安全，我国基本安全标准要求，许可证持有者应对其所负责的源的潜在照射的控制负责。保证其实践中的源是经良好设计和建造、符合有关防护与安全要求和质量标准的，并保证经过检查确认源是符合相应技术规格书的要求的。

在源的设计和建造过程中，要符合下列一般要求：

（1）符合基本标准规定的防护与安全要求。

（2）满足工程、性能和功能方面的技术规格书。

（3）满足部件系统的防护与安全功能和性能相适应的标准。

对于简单源，应备有关于正确安装、使用和安全注意事项资料；对于复杂源，还应备有设计资料。在《中华人民共和国放射性污染防治法》（2003 年 6 月 28 日由第十届全国人民代表大会常务委员会第三次会议通过）中规定，核设施选址应当进行科学论证，并按国家有关规定办理审批手续。

（一）开放型放射源的选址

为具有大量放射性物质和可能造成这些放射性物质大量释放的开放源选址时，应考虑到可能影响该源的辐射安全的各种场址和可能受该源影响的场特征，并应考虑实施场外干预（包括实施应急计划和防护行动）的可行性，这类源在选址时，一般要求地势要高，地下水位要低，人口密度要小，并且是常年主导风向的下风侧，从而最大限度地减少集体剂量负担。

另外，在选址时还必须考虑到放射性工作单位排放放射性"三废"以及可能发生的意外事故时对周围环境的影响和污染，因而要建立防护监测区以便定期监测，而且还应与居住区隔开，防止正常工作时放射性物质对居住区的污染，减少事故对居民的影响。

在考虑开放型放射性工作场所的设置时，要求这类工作场所应设在单独的建筑物内，并与非放射性工作场所分开；可设在一般建筑物（无人长期居住的实验室、教学、办公室等建筑物）内，但应集中在一层或一端，与非放射性工作场所隔开，有单独的出入口，从防护的角度和保证公众安全的角度出发，放射性工作场所不应与哺乳室、托儿所、食堂、宿舍和食品仓库建在一起。

对小型源的装置设置时，除考虑可能影响该源的安全和保安因素外，还要考虑到可能影响该源引起职业照射和公众照射的因素，包括如通风、屏蔽、与人员活动区的距离等和工程可行性，这类源的选址可设在市区，其工作场所可设在通用建筑物内，但要集中于同一层或某一端内，与非放射性工作场所彻底隔开。

（二）开放型放射性工作场所建筑和设置要求

对开放型放射性工作场所的主要防护要求是场所的各部分要合理布局、气流有序和装修后易于去污，以防止和减少放射性物质的散播及交叉污染为原则。

1. 工作场所的布局　工作场所合理的布局是防止和减少放射性核素散播及交叉污染的必要条件，对于操作放射性较强的开放型工作场所，一般应按三区原则布置，设立卫生通风间。

开放型放射性工作场所一般均属乙级以下的工作场所，对乙级工作场所应严格执行卫生通过间制度，即把整个工作场所分成清洁区和污染区（低、中、高活性区），在两者之间设置卫生通过间。

清洁区：包括测量室、一般化学药品及材料储存室、办公室等。

污染区：包括放射性核素储存室、分源室、操作室、各种水平的放射化学实验室、洗涤室及污物储存室等。

在污染区和清洁区间设立卫生通过间，卫生通过间起控制污染的作用，应设有淋浴、更衣处等，污染检查合格后，才能进入清洁区。

各区的布置原则上要求危险程度最高的区域依次要被危险程度较低的区域包围起来。

人员在各区域之间的通行，应遵循下列原则：进入时只可能从危险程度较低的区域到较高的区域，出来时相反由危险程度较高的区域到危险程度较低的区域。

在污染区工作的人员，必须经卫生通过间淋洗、更衣、污染检查合格后，才能进入清洁区，事故紧急出口的数量、位置及其类型依照控制放射性的危险需要加以考虑，工作场所内只有从事放射性工作所需的房间和设施，尤其是在其污染区域内不应有与从事放射性工作无关的工作和活动的地方。

2. 门、窗结构及供应设置要求　工作场所的门、窗和内部的设计及设备都应尽量简单，而且所用材料应当易于去除污染。窗应是不能开启的。地面与墙壁相交处和墙壁与墙壁相交处应当是圆角，以便于水洗去污染。地面应当有一定的坡度趋向于地漏。地表面、墙面、顶棚和工作台面等都应当用吸附性和渗透性小、抗酸碱、耐老化的材料铺设、喷涂或粉刷。供水、供电、供热和通风的管道、线路力求暗装。供水开关应当是脚踏式或肘开式的。

3. 材料的选择和使用　建筑物的结构材料除考虑一般的机械特性外，还应具备较好的耐火性能，对贯穿辐射和意外的污染扩散具有有效的防护性能。

使用放射性核素的房间，墙壁和天花板及其他面应选用易于去污的材料装修，地面应光滑、无缝隙、无缺损、耐酸碱、易清洗放射性沾染，通常多用氯乙烯、硬橡胶和耐酸的金属板，在铺设时，每块板之间要密合，与墙壁连接处要翻转到墙上 20cm 以上，地面要有一定的坡度，在最低处设有地漏，便于清洗。

4. 通风设施　开放型放射性工作场所应有良好的通风设施，可以很好地组织气流，以确保室内有足够的换气。气流方向必须由清洁区→污染区；低活性区→高活性区；严防污染气体倒流。机械通风的进风口不能设置在常年主导风抽的下风侧,以免进风口受到排出气体的污染。为了使风管内保持足够的负压,排风机应设在靠排风口一端,排风口应超过周围(50m 范围内)的最高屋脊3m 以上。

换气时可根据不同的区域选择不同的次数:通常为 6~10 次/小时或 3~4 次/小时。

同时注意,为防止污染扩散,污染区采光的窗户是不能打开的,从外界补充进入工作场所的空气,应当经过粗过滤器过滤;而释放到大气中排出气体,则应当经过高效过滤器过滤。

根据工作性质,工作室内应配备必要的工作箱和通风橱等设备(操作产生放射性气体、气溶胶或粉尘的工作场所)。

5. 监测设备　在工作人员逗留的各区域或通过的地点以及与外面接触的一些位置上,应安装一些监测仪器,如测量空气放射性和照射量率的监测仪表。

6. 其他安全措施　应提供良好的防火设备;对排到大气的废气使用耐火或不易燃的过滤器净化过滤,电气管道应加以密封,以使它不会成为通风管道。应有备用照明设备,一旦发生停电事故能提供电源等。对不同级别工作场所室内表面和设备的具体防护要求详见表 7-5。

表 7-5　对不同级别工作场所室内表面和设备的具体防护要求

场所级别	地面	表面	通风柜	室内通风	下水管道	去污设备
甲级	无缝隙	易清洗	需要	机械通风	特殊要求	需要
乙级	易清洗	易清洗	需要	较好通风	一般要求	需要
丙级	不渗透	易清洗	需要	自然通风	一般要求	仅需要清洗设备

三、开放型放射性物质的安全操作、安全储存和安全运输

为了防止人体受到放射的损害,同时也为了防止放射性物质的交叉污染以及辐射探测设备受到外辐射场的干扰,操作、储存和运输开放型放射性物质需要使用专门的技术、设备和装置,以减少外照射和控制污染。

（一）开放型放射性物质的安全操作

在进行开放型放射性物质的操作工作前,要拟订精细的工作计划,做好充分的准备,检查仪器设备是否正常,准备齐全操作中所需的工具、器皿和试剂;佩戴好个人防护用品,必要时佩戴个人剂量计;还应做好可能事故的预想,确定好对策和措施。

当辐射剂量率足够低时,最有效的操作方法是直接观察法。由于没有采用屏蔽,工作人员可以采用距离控制的基本工具如镊子、钳子和专门的各种操作器械和操作设备等,以实现距离防护;利用源本身容器、操作设备和近屏蔽设备等实现屏蔽防护。

直接观察操作通常应在有适当通风的通风橱或在手套箱内进行,利用通风橱或手套箱等污染控制设备进行操作。

屏蔽设备以防止工作人员受操作空间内的放射性物质的辐射。当直接观察法不便于采用时,在一段时间内要进行多种操作而需要多种设备时,而辐射的活性水平不需要考虑来自邻近墙壁或其他物体的 γ 散射时,可采用屏蔽设备,如侧面操作屏、铅砖屏、移动屏及密封屏蔽设备等。

（二）开放型放射性物质的安全储存

1. 开放型放射性物质的储存管理　开放型放射性物质的丢失、误拿或混淆都会造成辐射事故或环境污染,甚至会造成人身伤害的严重后果。因此,我国《放射性污染防治法》中明确规定,放射性同位素应单独存放,不得与易燃、易爆、腐蚀性物品等一起存放。其储存场所应采取有效的防火、防盗、防射线泄漏的安全防护措施,并指定专人负责保管,储存、领取、使用、归还放射性同位素时,应当进行登记、检查,做到收支清楚,账物相符。对放射性物质储存处,应有"辐射—危

险"标志，以免将放射性物质误用或有人随意接近。生产、销售、使用、储存放射源的单位，应当建立健全保卫制度，指定专人负责，落实安全责任制，制订必要的事故应急措施。发生放射源丢失、被盗和放射性污染事故时，有关单位和个人必须立即采取应急措施，并向公安部门、卫生行政部门和环境保护行政主管部门报告。

公安部门、卫生行政部门和环境保护行政主管部门接到放射源丢失、被盗和放射性污染事故报告后，应当报告当地人民政府，并按照各自的职责立即组织采取有效措施，防止放射性污染蔓延，减少事故损失，当地人民政府应当及时将有关情况告知公众，并做好事故的调查、处理工作。

2. 开放型放射性物质储存场所和储存容器 放射性物质储存的基本要求是既要有足够的屏蔽，又要在人不受过多辐照的情况下易于辨认和取出这些物质。

使用开放型放射性核素的单位必须留出一间或几间房间或场所分别用于储存放射性物质和处理的放射性废物。

储存器既要密封，又要容易开启。化学性质不稳定的放射性溶液或含有 β 放射性核素的稳定溶液，当它们的放射性活度超过 2×10^{-9}Bq 时，应储存在带出气孔的容器内，在储存过程中，器皿要放在另一只不易破碎的容器或盘子中，当器皿破碎时要能盛下所有的溶液。

玻璃受到大剂量辐照后可变得易碎，应换掉由于辐照而老化的玻璃容器。^{3}H 能透过聚乙烯扩散，应使用玻璃容器储存 ^{3}H。

储存 β 放射性核素的容器壁厚要大于 β 粒子的射程，能量在 1MeV 以上的，需要注意屏蔽轫致辐射。

用铅屏蔽罐存放单个源是很合适的，可以把许多样品同时存放在铅砖屏蔽的后面，然后通过留在屏蔽外部的标签和绳子迅速提取所需要的瓶子。

当要储存大批样品时，可采用储存井结构。一些具有适当直径的管径可以水平或垂直地设置在混凝土中，样品分别放入各个塑料罐（α 辐射体和低能 β 辐射体）或铅罐（γ 辐射体和高能 β 辐射体）内，把这些罐子插在管形孔内浇灌水，以增加屏蔽效能。

（三）开放型放射性物质的安全运输

由于放射性物质不断衰变释放出各种射线对机体具有一定的危险作用，因此，运输放射性物质过程中也必须同操作和使用放射性物质一样要注意安全防护。

在运输过程中涉及剂量控制和污染控制两方面安全问题，放射性物质的运输必须按国家有关运输规定进行包装和剂量检查，经当地卫生行政部门指定放射防护机构检查，取得检查证明后方可运输。

放射性物质运输货包规定分为 3 个等级，见表 7-6。

表 7-6 放射性物质运输货包的等级

运输等级	货包外表面任一点的最大辐射水平 H（mSv/h）	运输指数* T_1
I 级（白色）	$H<0.005$	$T_1=0$
II 级（黄色）	$0.005<H\leq0.5$	$0<T_1<1$
III 级（黄色）	$0.5<H\leq2$	$1\leq T_1\leq10$
III 级（黄色、专载）	$2<H\leq10$	$T_1>10$

*运输指数 T_1 是指该货件表面 1m 处的最大辐射水平，如果辐射水平以 mSv/h 表示，其数值乘以 100 则为运输指数

在运输放射性物质过程中，应采取下列措施：

1. 运输的放射性物品应按运输的要求包装。运输中必须摆放牢固、稳妥。包装外表面有核素名称和活度标签，并有"当心电离辐射"的安全专用标志。

2. 运输放射性物品应使用具备防护条件的专用车辆和容器，并不得与其他危险品同载一车辆，禁止携带放射性物质骑自行车和乘坐公共交通车辆。

3. 装运Ⅱ级、Ⅲ级包装放射性物品的车辆内除司机、助手、搬运和押运和人员外，不得搭载其他人员；各类人员座位处的辐射水平一般不得超过 0.02mSv/h。

4. 运输过程中，应采取相应的安全防护措施，装有Ⅱ级、Ⅲ级包装放射性物品的车辆，不得停放在工作人员、旅客或公众经常逗留的场所，并注意看守，防止无关人员进入车内。

5. 承运单位和人员在收、发放射性物质时必须进行登记、检查，严格遵守国家有关规定，做好安全运输工作。

四、安全操作规则

从事开放型放射性工作的单位要结合本单位的工作特点制订出切实可行的安全操作规则。通常情况下安全操作规则中应包括以下主要内容：

1. 工作人员应熟悉所从事的放射性工作的性质。工作前要拟订详细的工作计划，检查仪器、设备是否正常，通风是否良好，个人防护用品是否备齐。

2. 在进行难度较大的操作、新项目的操作或事故处理及检修时，事前要进行训练和预演，以提高操作技巧和熟练程度，缩短操作时间。

3. 从事放射性液体的开瓶、分装、煮沸、烘干、蒸发等操作，或产生放射性气体、气溶胶和粉尘的操作，必须在有通风设备的通风橱或手套箱内进行。

4. 应在表面铺有不锈钢、玻璃板、塑料等的工作台面上操作，盛装开放型放射性物质的容器应置于铺有吸水纸的搪瓷盘内，以防污染扩散和便于去污。

5. 用移液管移取放射性液体时，严禁用口吸取，应使用橡皮球或注射器等移液器具吸取。

6. 操作 β 放射性物质时，为了保护面部和眼睛免受照射，应使用有机玻璃防护屏，戴普通玻璃或有机玻璃防护眼镜。

7. 使用 γ 放射性物质的工作场所，应使用铅、钢、铁或混凝土等制作的移动式或固定式的防护屏，尽可能使用远距离操作器械进行远距离操作。

8. 开放型放射性工作场所每天应进行湿式清扫，清扫工具要专用，不得带出放射性工作场所。

9. 工作中产生的放射性废物，要放入专门盛装放射性废物的容器中。

10. 操作开放型放射性物质时，思想要集中，操作要细心，防止和尽量减少洒落等事故的发生。

11. 工作人员平时应接受事故处理的训练，应掌握处理意外事故的原则，并熟悉一般事故的处理方法。一旦发生事故能迅速及时处理。

12. 少量放射性物质洒落时应及时采取下述去污措施

（1）如为液态放射性物质，可用吸水纸吸干；如为粉末状放射性物质，可用湿抹布等清除。

（2）在上述处理的基础上，用温水仔细清洗污染处，清洗时要防止污染扩散，应从污染轻的部位周围向污染重的部位进行清洗。去污不完全时，可根据放射性物质的化学性质和污染表面性质选用有效的去污剂做进一步去污。

13. 发生严重污染事故时，要保持镇静，依据具体情况采取各种必要的紧急措施，防止污染扩散和减少危害。主要的紧急措施如下。

（1）立即通知在场的其他人员。

（2）迅速标出污染范围，以免其他人员误入。

（3）皮肤或伤口受到污染时，应立即清洗；眼睛受到污染时，应立即用水冲洗；凡放射性物质有可能进入体内时应通知医务人员，及时采取急救促排措施。

（4）污染的衣服，应脱掉留在污染区。

（5）污染区的人员在采取减少危害和防止污染扩散所应采取的必要措施后，应立即离开污染区。

（6）事故发生后应尽快通知防护负责人和主管人员，防护人员应迅速提出全面处理事故的方案并协助主管人员组织实施。处理的人员应用适当的个人防护用品和携带必要的用具。污染区经去污、监测后，在防护人员的同意下方可重新开始工作。

（7）详细记录事故的经过和处理情况，将其作为查找事故原因，改进防护工作和日后鉴定工作人员健康状况的一项重要依据，并向有关部门报告。

五、去除放射性表面污染

在开放型放射性作业中，不遵守操作规程或意外事故的发生等原因可引起工作场所各种物体表面的污染。

如果发生严重污染，不但可能使工作人员遭受外照射与内照射危害，而且还能够增加工作环境的辐射本底，影响测量结果的准确性，甚至还会通过各种传播途径，造成对工作场所以外人员或器具的再污染。由于目前尚不能用任何物理、化学方法减慢和停止放射性衰变过程，因此，采取及时有效的措施清除放射性污染是十分重要的。

放射性核素与物体表面结合可以是机械性沉着、物理吸附或是化学性结合。由此将污染在物体表面上的放射性物质按照其与物体表面结合的牢固程度分为非固定性污染和固定性污染两类。污染刚发生时，放射性物质表面的结合多较松散。污染表面的放射性物质能转移到其他清洁表面上，这种能转移的污染称为非固定性污染或松散性污染；对难以转移的污染称为固定性污染。但是这两者又是相对的，因可转移的程度往往与污染核素的特性、污染时间的长短、二者接触表面性质、接触的方式和媒介物质的物理性质和化学性质等因素有关。一般情况而言，表面污染随着污染时间的增长，由于物理-化学作用，放射性物质与表面形成了牢固性结合，去污难以彻底。因此，一旦发生放射性污染，应尽可能做到立即去污。

总之，在分析具体的污染对象时，要从放射性物质和被污染的物体综合起来考虑，要抓住主要问题，选择一种或两种互相配合的有效方法，以达到高度去污的目的。放射性表面污染，应在控制放射防护规定的水平以下。

（一）去除表面放射性污染的原则和效果评价

1. 去除表面放射性污染的原则 放射性物质一旦对物体表面产生污染，无论这些物体是何种物质，一般都要遵循以下去除原则。

（1）去污染越早越好，放射性物质与物体表面接触时间越短越容易去除。

（2）按污染程度不同，去污次序由低浓度污染到高浓度污染，防止污染扩大，污染程度不同的物品应分开处理。

（3）选择合适的去污试剂，不同种类的试剂用于不同种类的去污物质表面其效果也不同，应根据去污对象选择相应的试剂。

（4）合理选择去污方法，要按照被污染物体的特点、污染核素和表面介质的性质、处理的条件等因素选择去污的方法，如浸泡、淋洗、冲刷、擦拭等。

（5）去除污染要做好安全防护，配备必要的个人防护用品。在去污过程中要防止交叉和扩大污染。

（6）认真处理去除过程中产生的放射性废物和废液，有价值的放射性物质可再利用，并防止环境污染。

2. 评价去污效果的表示方法 常用的评价去污效果的表示方法有下列几种。

（1）去污率（decontamination rate，DR）

$$去污率=\frac{去污前活度-去污后活度}{去污前活度}$$

（2）去污指数（decontamination index，DI）

$$去污指数=\log\frac{去污前活度}{去污后活度}$$

（3）去污因子（decontamination factor，DF）

$$去污因子=\frac{去污前活度}{去污后活度}$$

（二）常用的去污方法和表面去污剂

1. 常用去污方法　根据放射性核素与物质表面相互作用的原理，常用的去污方法主要分为机械去污方法、物理去污方法和化学去污方法。

（1）机械去污方法：指利用机械力消除放射性污染。主要采用清洁水冲洗、擦洗或刷洗，也可以是拍打、扫、抖搂等。

（2）物理去污方法：依据物理作用，常用超声波和表面活性剂。超声波是人耳不能听到的高频率声音，由于超声波具有乳化、分散作用，具有很好的洗涤效果。表面活性剂能够显著降低溶液或溶剂表面张力的物质，能够将附着在物体上的放射性物质溶在液体内，达到去污效果。

（3）化学去污方法：利用去污剂与放射性核素发生化学作用，达到消除放射性污染的目的。

2. 表面去污剂　去污剂能有效地去除放射性污染，是因为它们与存在于物体表面的放射性核素发生物理、化学作用，或是破坏放射性核素与表面的结合，使之脱离表面，或是使放射性核素转移到去污剂中去，从而脱离物体表面。

良好的去污剂应具备下列条件：①有较高的去污能力（作为皮肤去污剂，对皮肤应无腐蚀、无刺激作用，不增加皮肤对放射性物质的渗透性，也不被皮肤吸收而产生对机体的毒害）；②来源容易；③使用方便。

由于被污染的表面性质不同，去污的方法及采用的去污剂也就有差异。

水是最常用、最普通的去污剂。一般情况下，去污时先用水清洗去污，不能达到去污要求时，再选用其他有效去污剂。

常用的去污剂有表面活性剂（如肥皂、合成洗涤剂等）、络合剂[乙二胺四乙酸（EDTA）及其钠盐、六聚磷酸等]、无机酸及其盐类（硝酸、盐酸、磷酸、硫酸及其盐类）、有机酸及其盐类（酒石酸、枸橼酸、草酸及其盐类）、氧化剂（高锰酸钾和过氧化剂）、吸附剂（淀粉、氧化钛、白陶土、高岭土、木屑）等。

（三）各种物体表面的去污方法

1. 皮肤的去污　完好的皮肤是防止大多数放射性核素进入人体的有效屏障，但是对某些核素（如氚）通过皮肤的直接吸收是一种潜在的摄入途径，当皮肤破裂、刺伤或擦伤时，放射性核素能够穿透皮下组织而被吸收到体液中去。

皮肤的去污方法很多，一般有擦拭、浸洗、冲洗、贴膏等。对于面部、颈部及小面积皮肤污染，用擦拭法较好；对于手、足污染的去污，宜用软毛刷刷洗。清洗时，要按顺序进行，先轻后重，防止交叉污染。水温对去污有一定影响，温度高有利于去污，但温度过高易引起表面血管扩张，促进放射性核素吸收，故一般主张使用温水即可。去污次数不宜过多。正确掌握去污方法十分重要。

去污方法视具体情况而定，如手上及其他皮肤裸露部分发生较轻的污染，可用肥皂[或乙二胺四乙酸二钠（EDTA-Na$_2$）肥皂]、软毛刷、温水反复洗刷直至污染水平以下为止。当污染程度较高时，单用肥皂清洗皮肤，往往不能达到满意的去污效果，那就需要选择一些专用的去污剂做进一步去污。

去污完毕，用毛巾擦干皮肤后监测去污效果，合格后则在洗过的皮肤上涂以羊毛脂或其他类似的油脂，以保护皮肤，防止干裂。

常用的皮肤去污剂有：

（1）高锰酸钾（KMnO$_4$）溶液（取 6.5g KMnO$_4$ 溶于 100ml 蒸馏水中）或 5%次氯酸钠，可用于污染核素不明或难以去除的局部污染，先用它们浸泡后，再用 10%～20%的盐酸羟胺刷洗脱色。

（2）乙二胺四乙酸溶液（取 10g EDTA-Na$_2$ 溶于 100ml 蒸馏水中）。

（3）亚硫酸氢钠溶液（取 4.5g 亚硫酸氢钠溶于 100ml 蒸馏水中）。

（4）复合络合剂（5g EDTA-Na$_2$、5g 十二烷基磺酸、35g 无水碳酸钠、5g 淀粉和 1000ml 蒸馏水混合）。

2. 个人防护用品的去污 个人防护用品主要包括乳胶手套、工作服、工作鞋、塑料围裙和套袖等。最经常污染的是乳胶手套，一般污染时，在脱下个人防护用品之前，用肥皂或去污剂清洗。严重污染又难以清洗时，不应继续使用。对于大量工作服的去污，应由专人负责进行。其包括接收、分类、清洗、烘干和污染检查等步骤。接收时，工作服按污染程序分组，以免交叉污染。对污染严重的衣物，在清洗之前，应将严重污染部分剪去。否则，可能造成其他工作服的再污染。

3. 工作场所、仪器设备表面的去污 有关工作场所、仪器设备表面的污染情况十分复杂。设备和器械表面的去污方法很多，归纳起来就是如下两类：

一类是化学去污法，用能溶解或吸附放射性物质的化学试剂去污。

另一类是物理去污法，可采用擦拭刷洗、切割、刨削及超声波去污等方法。

在去除污染时，需要结合实际具体情况灵活选用不同的去污方法。

仪器、设备或水泥地上的放射性污染，在经一般擦拭后仍不能除去的就很难再去污了。由于这些材料的结构很稀疏，使用酸、碱溶液去污多不能取得效果，反而会使污染向深处渗透。这种情况下多采用局部削刨、更新或覆盖的方法。例如，表面粗糙污染情况严重而擦拭去污效果不佳时，可采取局部切割法。钢、铁、铅等金属的表面很容易吸收大量的放射性物质，污染后随即用一般去污剂进行反复擦拭多次可取得较好效果；铝、钢制品的表面被污染时，用普通去污粉擦拭也有相当好的效果。

不锈钢表面去污时，可用较弱的无机酸或有机酸溶液清洗，难以去污时可进一步用较强的酸处理。

贵重仪器设备的表面去污，用枸橼酸、草酸、三聚磷酸钠或偏磷酸清洗效果较好。表 7-7 列出了常用的去污剂及其用法。

表 7-7 常用的去污剂及其用法

表面性质	去污剂	用法	备注
橡胶制品	肥皂、合成洗涤剂	一般清洗	
	稀硝酸	冲刷，冲洗	不适用于 ^{14}C、^{131}I
玻璃和瓷制品	肥皂、合成洗涤剂	冲刷，冲洗	
	铬酸混合液、盐酸、枸橼酸	将器皿放入盛有 3%盐酸和 10%枸橼酸溶液中浸泡 1h，取出用水冲洗后，再置于洗液（重铬酸钾在浓硫酸中饱和溶液）中浸泡 15min，最后用水冲洗	浓盐酸不适用于 ^{14}C、^{131}I
金属器皿	肥皂、合成洗涤剂和枸橼酸钠、乙二胺四乙酸等	一般清洗	
	枸橼酸和稀硝酸	不锈钢，先置于 10%枸橼酸溶液中浸泡 1h，用水冲洗后再置于稀硝酸中浸泡 2h，再用水冲洗	
油漆类	温水、水蒸气、合成洗涤剂等	对污染局部进行擦洗	
	枸橼酸、草酸	3%溶液刷洗	
	磷酸钠	1%溶液刷洗	不能用于铝和油漆
	有机溶剂	用二甲苯等有机溶剂擦洗	注意通风
	NaOH、KOH	浓溶液擦洗去掉油漆	
		刮去	用于局部
混凝土和砖	盐酸、枸橼酸	用两者混合液多次清洗	
		刮去或更换	用于局部

续表

表面性质	去污剂	用法	备注
瓷砖	盐酸、乙二胺四乙酸、磷酸钠	10%溶液擦洗	
		更换	用于局部
漆布	四氯化碳、枸橼酸铵、乙二胺四乙酸、盐酸	配成溶液清洗	
塑料	枸橼酸铵	用煤油等有机溶剂稀释后刷洗	
木涂漆木器具	酸类、四氯化碳	稀释液清洗	
		刨去表层	

（四）放射性物质污染表面的控制水平

对各种被放射性物质污染的表面去污时，去污程度越高越好。实际上，在很多情况下，绝对去污是不可能的，也没有必要。因此，我国基本标准中规定了表面污染的控制水平。在不同的工作区域（控制区、非限制区、监督区）对极毒性的 γ 放射性物质和 β 放射性物质分别在各种物体（工作台、设备、地面、工作服等）表面污染的控制水平有不同的要求。

根据基本剂量限值 20mSv/年所导出的放射性表面污染控制水平，如表 7-8 所示，应用这些控制水平时应注意：

表 7-8　表面放射性物质污染控制水平（Bq/cm^2）

表面类型及所在区域		α 放射性物质污染		β 放射性物质污染
		极毒性	其他	
工作台、设备、墙壁、地面	控制区	4	4×10	4×10
	监督区	4×10^{-1}	4	4
工作服、手套、工作鞋	控制区	4×10^{-1}	4×10^{-1}	
	监督区	4×10^{-2}	4×10^{-2}	4
手、皮肤、内衣、工作袜		4×10^{-2}	4×10^{-2}	4×10^{-1}

1. 表中所列数值指表面上固定污染和松散污染的总数。

2. 手、皮肤、内衣、工作袜污染时，应及时清洗，尽可能清洗到本底水平，其他表面污染水平超过表中所列数值时，应采取去污措施。

3. 设备、墙壁、地面经采取适当的去污措施后，仍超过表中所列数值时，可视为固定污染，经辐射防护部门检查同意，可适当提高控制水平，但不得超过表中所列数值的 5 倍。

4. β 粒子最大能量小于 0.3MeV 的 β 放射性物质的表面污染控制水平，可为表中所列数值的 5 倍。

5. ^{227}Ac、^{210}Pb、^{228}Ra 等 β 放射性物质，按 γ 放射性物质的表面污染控制水平执行。

6. 氚和氚化水的表面污染控制水平，可为表中所列数值的 10 倍。

7. 表面污染水平可按一定面积上的平均值计算：皮肤和工作服取 100cm^2，地面取 1000cm^2。

工作场所中的某些设备与用品，经去污使其污染水平降低到表 7-8 中所列设备的控制水平的 1/50 以下时，经辐射防护部门测量同意后，可当作普通物品使用（但不得用于炊具）。

六、放射性废物的处理

放射性废物是放射性污染的重要来源。放射性污染的防治是关系到保护环境、保障人民健康、发展生产的一个重要问题。国家对放射性污染防治的方针是实行"预防为主，防治结合，严格管理，安全第一"的方针。放射性污染的重点是预防放射性污染的发生，首先应研究放射性废物的产生过程、数量，改进工艺流程，尽可能把放射性废物消灭在生产过程中；其次是通过放射性废物管理设施将放射性废物妥善处理或综合利用，减少或不向环境中排放。

（一）放射性废物及分类和分级

在实践或干预活动中都会产生放射性废物。放射性废物是来自实践或干预的、预期不会再被利用的废弃物（不管其物理形态如何），它含有放射性物质或被放射性物质所污染，并且其活度或浓度大于规定的清洁解控水平。

1. 放射性废物特点　放射性废物不同于其他的废物，其主要特点有以下几点：

（1）对放射性废物采用一般的物理、化学和生物方法是不能将其消灭或破坏的，只能通过放射性核素的自身衰变而逐渐减少。所以，放射性"三废"的基本处理方法是稀释分散、减容储存和回收利用。

（2）废物中的某些放射性物质将对人体产生辐射危害，并且放射性物质的衰变释放出热量、辐射分解产生气体等。这就要求在放射性"三废"处理过程中，采取较复杂的屏蔽措施、远距离操作及通风、冷却等措施。

（3）废物中的某些放射性物质的危害比非放射性化学毒物的危害性要大许多倍。因此，放射性废物的处理比对一般工业废物的处理要严格得多。

（4）废物中放射性物质含量极微，一般都处于高度稀释状态。所以，需要采取很复杂的处理手段进行多次处理才能达到净化要求。

（5）废物中放射性物质具有可变性，废物中的放射性核素都随时间衰变在处理过程中，要予以考虑和采取相应的措施。

（6）放射性物质中往往含有非放射性有害物质，必须兼顾非放射性物质的处理问题。

2. 放射性废物分类和分级　根据其物理状态分放射性气载废物、放射性液体废物、放射性固体废物三类。根据其放射性比活度进行分级。

（1）放射性气载废物的分级

第Ⅰ级（低放废气）：浓度小于或等于 $4 \times 10^7 Bq/m^3$。

第Ⅱ级（中放废气）：浓度大于 $4 \times 10^7 Bq/m^3$。

（2）放射性液体废物的分级

第Ⅰ级（低放废液）：浓度小于或等于 $4 \times 10^6 Bq/L$。

第Ⅱ级（中放废液）：浓度大于 $4 \times 10^6 Bq/L$，小于或等于 $4 \times 10^{10} Bq/L$。

第Ⅲ级（高放废液）：浓度大于 $4 \times 10^{10} Bq/L$。

（3）放射性固体废物的分级：放射性固体废物中半衰期大于 30 年的 α 发射体核素的放射性比活度在单个包装中大于 $4 \times 10^6 Bq/kg$（对近地表处置设施，多个包装的平均 α 发射体核素的放射性比活度大于 $4 \times 10^5 Bq/kg$）的为 α 废物。

除 α 废物外，放射性固体废物按其所含寿命最长的放射性核素的半衰期长短分为 4 种。

1）含有半衰期小于或等于 60d（包括核发素 ^{125}I）的放射性核素的废物，按其放射性比活度水平分为 2 级。

第Ⅰ级（低放废物）：放射性比活度小于或等于 $4 \times 10^6 Bq/kg$。

第Ⅱ级（中放废物）：放射性比活度大于 $4 \times 10^6 Bq/kg$。

2）含有半衰期大于 60d、小于或等于 5 年（包括核素 ^{60}Co）的放射性核素的废物，按其放射性比活度水平分为 2 级。

第Ⅰ级（低放废物）：放射性比活度小于或等于 $4 \times 10^6 Bq/kg$。

第Ⅱ级（中放废物）：放射性比活度大于 $4 \times 10^6 Bq/kg$。

3）含有半衰期大于 5 年、小于或等于 30 年（包括核素 ^{137}Cs）的放射性核素的废物，按其放射性比活度水平分为 3 级。

第 I 级（低放废物）：放射性比活度小于或等于 4×10^6Bq/kg。

第 II 级（中放废物）：放射性比活度大于 4×10^6Bq/kg、小于或等于 4×10^{11}Bq/kg，且释热率小于或等于 2kW/m³。

第 III 级（高放废物）：释热率大于 2kW/m³，或放射性比活度大于 4×10^{11}Bq/kg。

4）含有半衰期大于 30 年的放射性核素的废物（不包括 α 废物），按其放射性比活度水平分为 3 级。

第 I 级（低放废物）：放射性比活度小于或等于 4×10^6Bq/kg。

第 II 级（中放废物）：放射性比活度大于 4×10^6Bq/kg，且释热率小于或等于 2kW/m³。

第 III 级（高放废物）：放射性比活度大于 4×10^{10}Bq/kg，且释热率大于 2kW/m³。

豁免废物是指对公众成员照射所造成的年剂量值小于 0.01mSv，对公众的集体剂量不超过 1mSv/a（每年 annum 缩写 a）的含极少放射性核素的废物。

（二）放射性废物的管理

对于放射性废物的管理，要求注册者和许可证持有者确保其所负责的实践和源的运行所产生的放射性废物的活度与体积在现实可行的条件下保持最小；并且按照国家的有关标准和法规的要求，将其负责的实践和源的运行所产生的放射性废物进行预处理、处理、整备、运输、储存和处置，以确保放射性废物对工作人员与公众的健康及环境可能造成的危害降低到可以接受的水平；使放射性废物对后代健康的预计影响不大于当前可以接受的水平，不使后代增加不适当的负担。我国《放射性污染防治法》第三十九条规定：核设施营运单位、核技术利用单位、铀（钍）矿和伴生放射性矿开发利用单位，应当合理选择和利用原材料，采用先进的生产工艺和设备，尽量减少放射性废物的产生量。第四十条：向环境排放放射性废气、废液，必须符合国家放射性污染防治标准。第四十一条：产生放射性废气、废液的单位向环境排放符合国家放射性污染防治标准的放射性废气、废液，应当向审批环境影响评价文件的环境保护行政主管部门申请放射性核素排放量，并定期报告排放计量结果。第四十二条：产生放射性废液的单位，必须按照国家放射性污染防治标准的要求，对不得向环境排放的放射性废液进行处理或者贮存。产生放射性废液的单位，向环境排放符合国家放射性污染防治标准的放射性废液，必须采用符合国务院环境保护行政主管部门规定的排放方式。禁止利用渗井、渗坑、天然裂隙、溶洞或者国家禁止的其他方式排放放射性废液。第四十三条：低、中水平放射性固体废物在符合国家规定的区域实行近地表处置。高水平放射性固体废物实行集中的深地质处置。α 放射性固体废物依照前款规定处置。禁止在内河水域和海洋上处置放射性固体废物。第四十四条：国务院核设施主管部门会同国务院环境保护行政主管部门根据地质条件和放射性固体废物处置的需要，在环境影响评价的基础上编制放射性固体废物处置场所选址规划，报国务院批准后实施。有关地方人民政府应当根据放射性固体废物处置场所选址规划，提供放射性固体废物处置场所的建设用地，并采取有效支持放射性固体废物的处置。第四十五条：产生放射性固体废物的单位，应当按照国务院环境保护行政主管部门的规定，对其产生的放射性固体废物进行处理后，送交放射性固体废物处置，并承担处置费用。放射性固体废物处置费用收取和使用管理办法，由国务院财政部门、价格主管部门会同国务院环境保护行政主管部门规定。第四十六条：设立专门从事放射性固体废物贮存、处置的单位，必须经国务院环境保护行政主管部门审查批准，取得许可证。具体办法同国务院规定。禁止未经许可或者不按照许可的有关规定从事贮存和处置放射性固体废物的活动。禁止将放射性固体废物提供或者委托给无许可证的单位贮存和处置。第四十七条：禁止将放射性废物和被放射性污染的物品输入中华人民共和国境内或者经中华人民共和国境内转移。

另外，第三十二条规定："生产、使用放射性同位素和射线装置的单位，应当按照国务院环境保护行政主管部门的规定对其产生的放射性废物进行收集、包装、贮存。生产放射源的单位，应当按照国务院环境保护行政主管部门的规定回收和利用废旧放射源；使用放射源的单位，应当按照国务院环境保护行政主管部门的规定将废旧放射源交回生产放射源的单位或者送交专门从事放射性固体废物贮存、处置的单位。"

根据放射性废物中核素含量半衰期、浓度及废物的体积和其他理化性质的差异，应将不同类型的放射性废物进行分类收集和处理。

（三）放射性废物处理的指标

对某种放射性废物来说，表示其特征的主要指标有放射性比活度、组成成分、数量级等，当考虑放射性废物处理效果时，则要涉及净化系数、减容比等指标。

1. 放射性比活度　也称比放射性，是单位数量废物内所含的放射性剂量。通常用 Bq/L、Bq/m、Bq/kg 等表示。

2. 去污因子　也称为净化系数，表示废物放射性比活度经处理后降低的倍数。

$$去污比（DF）=\frac{处理前废物的放射性比活度}{处理后废物的放射性比活度}$$

常以放射性水平降低的数量级 n（10^n）表示。

也可用净化效率表示净化效果：

$$净化效率=\frac{处理前废物的放射性比活度-处理后废物的放射性比活度}{处理前废物的放射性比活度}\times100$$

3. 体积浓缩倍数（CF）　也称减容比，即放射性废物体积减小的倍数。

$$体积浓缩倍数（CF）=\frac{净化前废物体积}{净化后废物体积}$$

对放射性废物的处理效果，最好能得到尽可能高的净化效率和减容比。净化效率越大，说明经净化后废物中剩余的放射性物质越少；而减容比高则意味着处理后的放射性浓集物的体积小，便于储存和处理。

（四）放射性废物的处理方法

在放射性废物处理之前对废物的收集、分拣、化学调剂和去污等操作，被称为预处理，预处理可为处理废物提供一定条件。

1. 液体废物的处理方法　一般来说，废水中的放射性核素的放射性浓度超过露天水体中该核素的导出限值浓度的 1/10 时，就应当按放射性废水处理。所有放射性废液的处理有 4 种方法：

（1）稀释排放：低放射性比活度的放射性废水，稀释至限值以下排入下水道。

（2）储存排放：对于短半衰期的低浓度放射性废液，放置 10 个半衰期后，做一般废液排放处理。

（3）浓缩储存：对于长半衰期高活度的废液，以化学沉淀、离子交换、隔离膜分离法、蒸发法和生物法等，将放射性物质浓集，缩小体积，以利长期储存。

（4）固化储存：经浓缩处理后的放射性残渣，可与水泥、沥青等融合成固态废物，再储存。

应当注意，向环境排放放射性废水之前，必须经过实际监测并由放射防护人员和环保部门认可以后，方能实施排放。

2. 放射性气体废物的处理方法　放射性气体废物包括放射性气体、放射性气溶胶和放射性粉尘。它们在空气中的扩散是造成环境污染和人员内照射的重要根源。

由于放射性气体废物的来源和性质不同，具体处理方法也不同，一般要从以下 3 方面考虑：①从空气中将混于其中的有害气体或蒸气除去；②从空气中将悬浮于其中的微粒分离除去；③利用烟囱排气，借助大气的稀释作用降低有害物质的浓度。

对于产生放射性粉尘的工作场所，如铀水冶厂的破碎、磨矿、筛分等工艺过程所产生大量的放射性粉尘，最好采用湿式作业，设备加密封罩，加强通风和排气除尘。除尘方法有机械除尘、过滤除尘、洗涤除尘和静电除尘等。

对放射性气溶胶的处理比粉尘处理难度更大一些,可用各种过滤器捕集。为了提高捕集放射性气溶胶的效率,在过滤器中应填充各种有效的过滤材料,如玻璃纤维、石棉纤维、聚氯乙烯纤维、特种滤布等。

对于用过滤法不能去除的放射性气体,可采用化学吸附法、吸收法等进行处理。

应当注意,气体过滤器的滤膜已受到了放射性污染,在更换它的时候必须细心操作,并将它作为固体废物处理。洗涤器和气体吸收床是大型花钱的设备,只有在大的工作单位才用它们。

放射性废气排放量相当少的工作场所,废气可以从屋顶或低于屋顶高度处的排放系统排放到大气中。但是必须仔细选择排放地点,因为在某些气象条件下,湍流和局部气流可以使释放到大气中的放射性物质通过建筑物的空气入口处,甚至通过开着的窗户回流进入原来的工作场所。因此,为了使烟囱排放得到较好的扩散效果,烟囱高度一般应当高出附近最高建筑物 3m 以上。

3. 固体废物处理方法　在开放型放射性工作场所应当把放射性固体废物随时收集到有脚踏开启顶盖、内衬塑料袋的金属污物桶内。待固体废物装满时扎住塑料袋口提出塑料袋送到专用的放射性固体废物库中。废物库内的固体废物应当按所用核素的半衰期不同,分开档次存放。

对于半衰期≤15d 的放射性固体废物放置 10 个半衰期以后可以作为一般垃圾处理;对于半衰期较长的放射性固体废物应长期处置,直到其衰变完为止,或专门处置。

废物库及其附近的 γ、β 辐射水平可能明显较高,应当注意屏蔽防护。在收集固体废物时应注意切勿夹杂易燃、易爆和有腐蚀性物质,以免发生燃烧或爆炸事故。

对于放射性比活度较高、量又不太大的固体废物处理方法有两种:

(1)储存法:把放射性固体废物送入专门设计的固体废物库,或者送入与地下水隔绝的地质岩层内或盐矿中,进行永久性储存。

(2)固化法:常用的有水泥固化、沥青固化、玻璃固体、陶瓷固化、塑料固化、石膏-蛭石固化、石膏-水玻璃固化等。

放射性废液储槽、固体废物库、固体废物容器和实验室及一切应用、操作、储存放射性物质的地方均应有电离辐射标志。

第二节　核医学中的人员防护

核医学辐射防护不仅关系到放射医疗场所周围的环境安全,还关系到众多核医学工作人员的身体健康,也关系到广大患者的身体健康,即职业照射和公众照射的防护显得更为重要。

一、核医学工作人员的防护

核医学工作人员使用放射性药品诊治疾病时,不论是配制剂、检测样品,还是对患者进行体外测量或护理患者,都存在着内、外照射的危害,主要是外照射的危害。

（一）外、内照射的来源

核医学诊疗实践中工作人员受到的外照射主要来自:①准备放射性药品时受到的照射;②换药或注射时受到的照射;③用药后患者的照射。例如,核医学操作中的开瓶分装、核发生器淋洗、放射性药物的标记、服药、注射及显像等均会受到外照射。

核医学诊疗过程中,要对开放性放射源进行操作,因此,工作环境和工作人员的面部、手、衣服等都有可能被开放源污染,因而存在对工作人员内照射的危险。

（二）核医学诊疗时工作人员防护

1. 工作人员健康管理

(1)就业前体检,具有以下病症者不得从事核医学工作。若工作后出现,则应减少接触,短期脱离，疗养或调离工作岗位。

1）严重心脏病及心血管病症。

2）白细胞、血小板减少症、红细胞增多症及严重造血系统疾病。

3）严重肝、肾、肺疾病及糖尿病。

4）精神异常者。

5）严重反复发作的皮炎。

6）严重的眼晶状体混浊或高度近视。

7）其他器质性或功能性疾病。

（2）已从事核医学的工作人员，应定期进行体格检查，并建立个人剂量监督和健康档案。

（3）健康体检主要包括临床内科、外周血象、肝功能及尿常规，遇有与放射性损伤相关的症状和体征，应弄清原因，采取相应措施。

（4）妊娠、可能妊娠的妇女应减少甚至脱离与放射线相关的接触。

2. 个人防护及防护用品

（1）个人防护：皮肤受到放射性物质污染后会造成许多不良后果。U、Th、Ra、Po、Sr、P、S和I等放射性物质的可溶性化合物可以直接穿透完整的皮肤进入体内；有些放射性物质可对皮肤产生外照射；而受到污染的手、各种物品、设备又可使放射性物质间接食入或吸入人体。为防止放射性物质进入体内，工作人员应严格遵守个人卫生规则：

1）从事开放性工作的人员，在进入各级工作场所前，应根据工作性质正确使用相应的个人防护用品。工作后，个人防护用品应及时清洗除污。

2）严格执行有关的卫生通过间制度。工作结束离开工作场所前，要更衣、仔细洗手；如果身体受到污染应仔细淋洗，经测定检查合乎规定方可离去，严禁工作人员穿着个人防护用品进入非放射性工作场所活动。

3）严禁在放射性工作场所吸烟、进食或存放食物。

4）工作人员的皮肤暴露部位有伤口时，应很好地包扎处理，防止放射性污染；并根据具体情况确定是否适宜从事开放型放射性物质的操作。手部有伤口的人员，不应从事有可能受到放射性污染的工作，可暂时去做与放射性无关的工作。

5）工作场所内的设备和用具，用完后要及时清洗，严禁将污染的设备、个人防护用品和清扫工具带出放射性工作场所。对那些不能继续使用的个人防护用品和用具，应集中处理，不得随意乱丢乱放。

6）讲究个人卫生，经常剪指甲、理发、洗澡、更衣，养成良好的卫生习惯。

在进行设备检修或处理事故之前，工作人员可服用某些药物，以减少放射性物质的内污染。

某些放射性核素的阻吸收剂：①工作前 8～24h 口服适量碘化钾可减少 ^{131}I 在甲状腺的沉积量；②工作前口服适量褐藻酸钠（sodium alginate）可减少进入胃肠道的 ^{90}Sr、^{226}Ra、^{133}Ba 和 ^{60}Co 等二价阳离子的吸收量；③工作后强制性多饮茶水，有利于 ^{3}H 等放射性物质的排泄；④体表曝露部位涂用滋润皮肤的油膏，可以保护皮肤，减少放射性物质的皮肤渗入，并有利于局部去污。

（2）个人防护用品：采取个人防护时所应用的一切物品称为个人防护用品。在从事核医学放射性工作中，应用个人防护用品的主要目的是防止放射性物质进入工作人员体内。对个人防护用品的基本要求是来源广泛，价格低廉；符合生理卫生要求，穿着舒适。

个人防护用品分为基本个人用品和附加个人防护用品两类。基本个人用品是一般情况下经常使用的，如各种类型的工作服、工作帽、靴鞋、手套和口罩等。附加个人防护用品是在特殊情况下需要补充使用的用品，它包括各种类型的薄膜工作服、围裙、套袖、防护眼镜等。

在工作中应根据所使用的放射性核素的种类、数量、性质和操作方式等情况，合理地选择个人防护用品。丙级工作场所一般穿致密的白大衣、帽子、工作鞋、乳胶手套、防尘口罩、围裙等即可。甲级和乙级工作场所应按工作所在的区域要求，着各种类型的合成纤维工作服、帽子、手套、靴鞋、衬衣和高效过滤口罩等，并根据工作需要使用不同的附加个人防护用品。个人防护用品的应用效果，在很大程度上取决于保管的质量。个人防护用品在使用后应及时清洗去污，进行监测，去污后的个人用品晾干后存放在专用橱柜内。

3. 个人剂量监测

（1）对控制区的工作人员必须进行个人剂量监测；对监督区的工作人员仅在确定工作场所是否安全和对个别操作安全性进行验证时或预计个人职业照射剂量大于 1mSv/年才进行个人剂量监测，剂量监测应有专人组织实施。

（2）个人外照射剂量监测：目前常用热释光剂量计，佩戴在个人的胸前或手腕部，测定累积的受照射剂量，主要测量γ射线或能量较高的β射线。

（3）体内污染监测：内污染γ核素，可通过体外测定估计内污染水平，内污染 α、β核素时主要通过分析排泄物或生物样品然后做出估算。

4. 放射性药物操作时的防护

（1）操作放射性药物时应在专门场所进行，使用前应足够屏蔽。

（2）给药用的注射器应有屏蔽，难以屏蔽时，应先建立静脉通道后再注射，这样可大大缩短操作时间，降低注射时的受照射剂量。

（3）操作放射性药物时工作人员应佩戴个人防护用品，并在衬有吸水纸的托盘内进行。操作放射性碘化物时应在通风橱内进行，操作者应注意对甲状腺的保护。用完的药品应及时封存。

（4）为体外放免分析而使用含 ^{3}H、^{14}C、^{125}I 等核素的放免药盒，可在一般化学实验室进行，无须专门防护。

（5）工作人员操作后离开工作室前应洗手，并做表面污染监测，如超过相应的导出限值时，应及时去污。

（6）从控制区取出的任何物件，均需要进行表面污染检查，以保证不超过有关导出限值。

（7）在控制区和监督区内不得进食、饮水、吸烟，也不得从事无关工作和存放无关物件。

5. 临床核医学诊断时的防护要求

（1）诊断场所的布局应有助于工作程序，遵循从低放射性到高放射性的布局；如一端为放射性药物储存室，依次为给药室、候诊室、检查室。应避免无关人员通过。

（2）给药室、候诊室应与检查室分开。候诊室应靠近给药室和检查室。

（3）必须在检查室给药时，应配备相应的防护设备。

（4）建立全科室的放射性监测网络，进出高活性区域（标记室和病房等）测量是否被污染。

（5）患者和工作人员的走道要分开。

（6）患者应有专用卫生间。

（7）仅为诊断目的使用放射性核素的受检者，进行手术时无须特殊防护措施。

6. 临床核医学治疗时的防护要求

（1）使用治疗量γ放射体药物的区域应划为控制区。用药后患者床边 1.5m 处或单人病房应划为临时控制区。控制区入口处应有放射性标志，无关人员不得入内，患者也不应随便离开该区。

（2）配药室应靠近病房，以减少放射性药物和已接受治疗的患者通过非控制区。

（3）病房有防护栅栏，以与患者保持足够距离，或使用附加屏蔽，限制工作人员在附近的工作时间。有条件的，前几天应尽量避免直接面对面查房，而采用对讲机和监视设备进行，尤其是针对那些接受大剂量 ^{131}I 治疗的甲状腺癌患者。

（4）根据使用放射性核素的形式、活度，确定病房的位置及防护墙、地板、天花板厚度。

（5）接受治疗的患者应使用专用便器、专用浴室及厕所。

（6）接受治疗患者的衣被等个人用品，使用后应做去污处理，并进行去污检查以符合导出限值的要求。

（7）使用过的放射性药物的注射器、绷带和敷料，应执行污染处理或执行放射性废物处理。

（8）接受放射性核素内放射治疗的患者，在出院时体内允许的最大活度为 400MBq。

（9）对近期接受过放射性药物治疗的患者，外科手术处理应遵循下列原则：

1）应尽可能推迟到患者体内放射性水平低到可接受水平，不需要辐射安全防护时再行手术处理。

2）进行手术的外科医师及护理人员需要佩戴个人剂量计。

3）对术后的手术间应进行辐射监测和去污，对敷料、覆盖物等物件应进行监测，无法去污的可行放射性废物处理。

二、核医学诊疗中患者的防护

实施核医学诊疗手段是直接与特定患者获得诊疗利益相关联的实践。核医学医师是决定患者是否接受核医学检查和选择何种核医学检查技术的决策者。因此，合理的临床判断是减少患者受照射剂量的最重要环节，这就要求核医学医师应具有高尚的职业道德、优良的专业技术和系统的放射防护知识。

1. 核医学医师对受检者使用放射性核素进行诊断检查、治疗时必须要遵守实践的正当性、放射防护的最优化及个人剂量限制的原则，避免一切不必要的照射。

2. 经评价必须进行的核医学诊治，核医学医师应针对具体临床问题逐例进行计划，并选取物理-化学特性合适的放射性药物及恰当的诊治程序和技术。

3. 核医学医师有责任及时将新的或改进了的核医学技术通告给其他临床科室的医师，以便采用现有的最好办法处理患者的临床问题。

4. 如果患者近期做过核医学检查，特别是做过和本次申请相同的检查，核医学医师应对该次检查残存的放射性活度是否会干扰本次申请检查的诊断质量做出判断，并采取相应的措施。

5. 核医学科室所有的放射职业人员上岗前必须接受放射防护知识培训，经考核合格后方可从事相应的放射性工作，上岗后，每 2 年参加 1 次防护知识培训。

（一）核医学诊断检查时患者的防护

1. 恰当地选择放射性药物　核医学诊断过程中，患者主要受到放射性核素内照射危害，检查时，应挑选能达到同样诊断效果的危害相对较小的放射性药物。放射性药物的选择主要取决于放射性药物对作用器官的特异性、代谢和化学特性。核素的选择，主要是取决于核素的物理特性如半衰期、辐射能量和辐射类型。随着放射性药物的发展和放射性核素的优化选择，^{131}I 的应用日趋减少，而 ^{99m}Tc 的应用日渐广泛。这是由于放射性核素 ^{99m}Tc 物理-化学性质佳、能量低、半衰期短、发射纯 γ 射线，获得的图像质量佳，也减少了患者的受照射剂量。

要求在实施某一诊断中有几种放射性药物可供选择时，核医学医生应根据每种放射性药物的物理、化学和生物学性质，在保证给出必需的诊断信息的前提下，使患者受到的吸收剂量和其他危害减少到最低限度。

有调查显示，甲状腺显像使用 ^{131}I 所致甲状腺吸收剂量比 ^{99m}Tc 高 600 倍，有效剂量当量高 57 倍。用胶体 ^{198}Au 进行肝脾显像，所致肝脏吸收剂量比 ^{99m}Tc 高 13～20 倍，有效剂量当量高 10 倍左右。为保护患者，在不影响诊断质量的前提下，应尽量选用 ^{99m}Tc 来代替 ^{131}I 和 ^{198}Au 进行甲状腺和肝脾显像。

2. 在保证显像效果的前提下，使用放射性药物剂量必须尽量小。

3. 使用的放射性药物要做好放射性活度测量和质量控制。

4. 从放射性药物的准备到给予患者，应建立完备的制度，准备使用的放射性药液，必须有清晰的标志，标明核素的名称、活度和日期等，避免给药的失误。

5. 诊断检查时尽量采用先进的测量和显像设备，以便获得更多的信息，提高诊断水平，同时尽可能降低使用的放射性活度。

6. 诊断工作中使用的核医学仪器，做好质量控制，保证处于良好的工作状态，确保获得最佳效果。

7. 核医学检查过程结束后，帮助患者尽快排出体内放射性核素，以减少患者的吸收剂量。

（1）大多数放射性药物和（或）其代谢产物通过尿液排泄，在检查后 24～48h 增加饮水量或利尿，可减少膀胱及其周围器官（如性腺）的吸收剂量。因此，用药后，尤其在检查后的短时间内应鼓励患者排尿。

（2）使用阻滞剂，当使用放射性碘化合物或锝酸盐形式的 ^{99m}Tc 做甲状腺成像时，可使用 KI 类的阻断剂，甚至在已经获得数据后（如在 Meckel 憩室闪烁显像中）还可以给予，仍有减少甲状腺吸收剂量的效果。

（3）缓泻剂的使用可以用来增加进入胃肠道的放射性药物和（或）其代谢产物的排泄速率。

一般来说，核医学诊断对单个器官所产生的吸收剂量不会超过数十毫戈瑞（mGy）。但世界上某些地区仍使用 ^{131}I 进行甲状腺显像，可使甲状腺的吸收剂量达数百毫戈瑞（mGy）。一些放射性药物可透过胎盘对胚胎、胎儿形成照射。通常核医学检查使用的放射性药物给予胚胎的照射剂量小于 0.01Gy。而 0.1Gy 以下的胚胎照射剂量对先天畸形、发育迟缓和胎儿死亡的发生率不会有影响，但可能有致癌或致突变效应。

（二）对特殊人群进行核医学检查的考虑

1. 育龄妇女 为了保证不使胚胎或胎儿受到照射或将照射减少至最低程度，符合生育条件的育龄妇女，要考虑妊娠的可能性。

（1）对于就诊（已婚）育龄妇女要仔细询问，以估计妊娠的可能性。

（2）将核医学检查时间安排在妊娠可能性不大的月经开始后的 10d 内进行，即 WHO 提出的"十日法则"。

（3）如果她们提请核医学检查时月经已过期或休止，无特殊情况，为审慎起见应视为已经妊娠。当遇到月经周期不规律，难以判断时，必要时在进行核医学检查前也可做妊娠试验。

（4）为使可能妊娠的患者能主动陈述，以减少胚胎受照，应在候诊室等处张贴"如果您自己认为也许已经怀孕，请在接受检查前告知医生！"之类的告示。

2. 孕妇 原则上妊娠期应禁用放射性药物。某些放射性药物可通过胎盘分布于胎儿组织中，也可由于母体其他器官或组织内的放射性药物通过外照射作用于胎儿，因此当计划给孕妇施行核医学检查时，应认真分析这种检查是否必须。如果不采用这种诊断，可能带来的危险要大于胎儿受辐射照射的危险，那么做这种检查就具有正当的理由。

膀胱作为通过肾脏排出放射性药物的储蓄器官，可成为胎儿和其他器官受照的重要辐射源，故在给予短半衰期的放射性药物之后，应当力求频繁排尿，当然在膀胱已有部分充盈时给予放射性药物的做法对减少胎儿剂量是有益的。

3. 哺乳期妇女 有许多放射性药物可分泌在乳汁中，会使靠人乳哺育的婴儿有受到照射危险，故应当在婴儿受照危险与母亲的疾病得到及时诊治的利益之间做出权衡。一般来说，母亲施行核医学诊断后，婴儿不要马上由母乳哺育，要等母乳分泌出来的放射性药物数量不致对婴儿产生不良影响为止。ICRP 对不同药物休止哺乳时间提出建议供参考，见表 7-9。

表 7-9　ICRP 对不同药物休止哺乳时间的建议

类别	停止哺乳时间	放射性药物
第 I 类	停止哺乳至少 3 周者	①除标记的邻碘马尿酸钠以外的所有 ^{131}I 和 ^{125}I 放射性药物
		②^{22}Na、^{67}Ga、^{201}Tl、^{75}Se-蛋氨酸类放射性药物
第 II 类	停止哺乳至少 12h 者	①^{131}I、^{125}I 和 ^{123}I-邻碘马尿酸钠
		②所有的 ^{99m}Tc 化合物，除标记的红细胞，磷酸盐和 DTPA
第 III 类	停止哺乳至少 4h 者	^{99m}Tc-红细胞，磷酸盐和 DTPA 类放射性药物
第 IV 类	不需要停止哺乳者	^{51}Cr-EDTA

注：DTPA，二乙撑三胺五乙酸；EDTA，乙二胺四乙酸

4. 儿童

（1）儿童（尤其是新生儿）与成人相比，有更高的辐射敏感性，且预期寿命较长，因此医学工作者对儿童的核医学检查须做周密考虑，一般情况下，不作为首选方法，仅当有明显的临床指征时可施行放射性核素显像，但所用的放射性活度必须较成人少，一般可根据年龄、体重或体表面积按成人剂量折算，也可按年龄组粗算用药量，即 1 岁以内的用量为成人用量的 20%～30%、1～3 岁的用量为成人用量的 30%～50%、3～6 岁的用量为成人用量的 40%～70%、6～15 岁的用量为成人用量的 60%～90%。

（2）为减少辐射影响需要尽量选用能量适中、半衰期较短的放射性核素。例如，^{99m}Tc，其能量为 140keV，半衰期为 6.03h。

（3）对儿童施行核医学检查应由儿科医师协同进行，检查时可根据情况谨慎地采用有效的镇静方法和各种固定措施。

（三）接受核医学治疗时患者的防护

1. 对恶性疾病进行放射治疗时，对正常组织会给出接近或超过确定性效应的阈水平的吸收剂量；对良性疾病进行放射治疗时，也必须认识到有可能使患者诱发癌症或使其后代产生遗传性疾病的危险有所增加，对此必须加以权衡。患良性疾病的年幼者更应慎重，因为损伤可在较长的预期寿命中表现出来。

2. 对接受治疗患者做好治疗前的充分准备及宣教工作。

3. 对接受治疗患者治疗剂量的选择，应根据患者个体具体情况的差异，实行治疗剂量的个体化。

4. 对于拟定采用放射性核素治疗的患者，正确地选择放射性药物和合理地分次给予，对保护正常组织是有益的。

5. 大多数放射性药物和（或）其代谢产物通过尿液排泄，治疗后增加饮水量或利尿，可减少膀胱及其周围器官（如性腺）的吸收剂量。因此，用药后短时间内应鼓励患者排尿。

6. 使用缓泻剂可以用来增加进入胃肠道的放射性废物的排泄速率。

7. 接受 γ 射线放射性药物内放射治疗的患者最好住在单独的房间，没有接受同位素治疗的患者不应入内，以减少患者间交叉照射。

8. 对 ^{131}I 等典型核素治疗所进行的调查表明，如果用相似的放射性活度治疗的患者彼此相距 1m，外照射的 γ 射线剂量对靶器官以外的贡献不会超过患者本人身体内的放射性核素照射所给出平均剂量的 1%，故从辐射防护的角度，应充分考虑患者间的距离防护。

9. 要经常清除病房中的放射性废物，尽量减少与治疗价值无关的照射。

10. 在一般情况下，孕妇不宜使用放射性核素治疗，若必须使用，则应考虑终止妊娠。

11. 接受放射性核素治疗育龄妇女，以其体内留存的放射性药物不致使胚胎受到约 1mGy 吸收剂量照射作为妊娠的控制限剂量。例如，用 ^{131}I 治疗甲状腺功能亢进的育龄妇女，一般要 6 个月后方可妊娠。^{131}I 治疗分化型甲状腺癌的患者 6 个月内须避孕。

12. 哺乳期妇女接受放射性核素治疗后应在一定时期内停止哺乳，以保证婴幼儿免受辐射影响。

三、有关公众成员的防护

这里的公众成员，指采用放射性核素进行诊治的患者家属及其探访者。公众成员的照射主要为外照射。一般说来，医用放射性核素的有效半衰期较短，每一位社会成员又是偶然使用，所以对患者家属和来访者的辐射危害通常是很小的。表 7-10 列出了距成人用药患者不同距离不同时间的吸收剂量率。

表 7-10　距成人用药患者不同距离不同时间的吸收剂量率

检查	放射性药物	给予活度范围（MBq）	吸收剂量率［nGy/（h·MBq）］					
			给药后即刻			2h 后		
			接近	0.3m	1m	接近	0.3m	1m
骨闪烁显像	^{99m}Tc-亚甲基二磷酸盐(MDP)	150～600	27	13	4	13	7	2
肝闪烁显像	^{99m}Tc-胶体	10～250	27	13	4	20	10	3
心肌闪烁显像	^{201}Tl	50～110	36	18	6	36	18	6
血池显像	^{99m}Tc-红细胞	550～740	27	13	4	20	10	3

1. 在诊断用药后最初几小时内尽量减少患者与家庭成员之间持续密切接触，便可减少受照机会。

2. 为控制患者对其家庭及公众成员可能受到的照射，接受 γ 射线核素内放射治疗的患者应该住院。

3. 一次门诊放射性核素治疗允许使用的内照射放射性活度为等于或小于 400MBq 的 ^{131}I 或相当辐射剂量的其他放射性药物。

4. 患者一次使用 ^{131}I 活度大于 400MBq 或相当辐射剂量的其他放射性药物进行内放射治疗时，要求患者必须住院治疗。

5. 放射性核素内放射治疗的住院患者原则上应无陪伴，特殊情况应由病房主管医师决定，并交代有关注意事项。

6. 探视患者必须在规定时间和指定地点进行，在服用放射性药物 1 周内，探视者应在距离患者 1.5m 以远探视，并对探视时间进行限制。

7. 接受 γ 射线核素内放射治疗的患者，住院病房需具有一定的隔离条件，其体内的内照射放射性活度降至 400MBq 或相当辐射剂量的其他放射性药物后才可出院。

8. 使用 γ 射线核素内放射治疗的患者在出院后 1～3 周不应和婴幼儿密切接触。

【思考题】

一、名词解释
1. 外照射
2. 内照射
3. 控制区
4. 放射性核素的日等效操作量
5. 比放射性

二、简答题
1. 核医学辐射的分类及特点。
2. 核医学使用不同射线的防护原则。
3. 影响放射性核素相对毒性大小的主要因素。
4. 放射性废液的处理方法。
5. 去除表面放射性污染的原则。
6. 核医学放射性药物操作时的放射防护。
7. 核医学治疗时患者的防护原则与方法。

第八章　介入放射学中的放射防护

【教学大纲】

掌握内容：介入放射学及粒子植入的相关放射防护措施。

熟悉内容：介入操作中患者及操作者的放射危害、对人体的生物效应。

了解内容：介入放射学的概念及使用的影像设备。

介入放射学（interventional radiology，IVR）是以影像诊断为基础，在医学影像诊断设备的引导下利用穿刺针、导管及其他介入器材，对疾病进行治疗或采集组织学、细菌学及生理、生化资料进行诊断的学科。

介入放射学包括两个基本内容：

（1）以影像诊断学为基础，利用导管穿刺等技术，在影像监视下对一些疾病进行药物灌注、血管栓塞、球囊扩张、穿刺引流、粒子植入等非手术治疗。

（2）在影像监视下，利用经皮穿刺、导管等技术，取得组织学、细菌学、生理和生化资料，以明确病变的性质。

即在医学影像设备监视引导下，利用较小的创伤手段，达到治疗或诊断目的的医疗手段的总称。

由于介入放射学具有方法简便、安全有效、费用低、患者创伤轻、痛苦小、临床并发症少等特点，所以在我国发展很快。介入放射学的出现，提高了放射诊断治疗的精度和效果，但介入操作多在 X 线的引导下进行，具有曝光量大、操作时间长、球管旁近距离操作的特点，故医患双方受照射剂量均较大。植入的粒子本身持续释放低能量辐射，在术前、术中及术后都需要采取防护措施。介入放射学是一把"双刃剑"，在给人类带来巨大利益的同时，也可能给操作者和患者造成辐射损伤，因此需要关注放射防护相关问题。

第一节　介入放射学中使用的影像设备

介入放射学不同于外科手术直视下操作，而是通过影像设备，利用导管、导丝、穿刺针的操作达到诊断和局部治疗的目的。现将介入放射学中使用的影像设备介绍如下。

一、X　线　透　视

X 线透视分直接 X 线透视和间接 X 线透视。直接 X 线透视作为一种实时显像手段，是指 X 线穿透人体后在荧光屏上成像的方法，是介入放射学传统透视手段。直接 X 线透视利用碘造影剂显影，用于血管系统、胆管系统及泌尿道系统等介入放射学，曾被多数介入放射学医生所接受。但其存在重大缺点，需要在暗室操作，图像质量差，不便于介入操作，对患者尤其对术者存在放射损伤；同时，由于成像层次重叠，密度差异小，尤其在实质脏器，且大部分监视需要依赖造影剂的使用，故目前已很少使用。间接 X 线透视是将通过人体的 X 线通过光电转换并经摄像系统传递到显示器上，由于使用了影像增强器，图像清晰明亮，便于观察，所以作为介入放射学的监视方法，X 线曝光量明显减少，为患者和操作者都带来很大的益处，目前已基本取代直接 X 线透视。

二、数字减影血管造影

数字减影血管造影（digital subtraction angiography，DSA）是在间接 X 线透视基础上发展起来的，利用电子计算机技术消除骨骼、软组织对于注入血管系统造影剂影像的影响，提高血管显示清晰度，是目前血管系统介入放射学首选的监视方法，见图8-1。

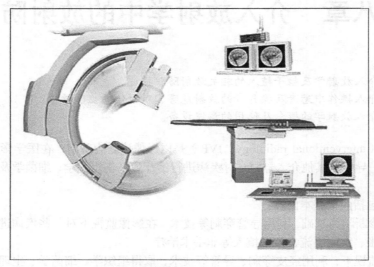

图 8-1　血管造影介入治疗 X 射线机

三、计算机断层扫描

计算机断层扫描（computed tomography，CT）能在横断解剖平面上，显示各种不同组织间密度的微小差别，其分辨率高，能使病灶显示得更加清楚，尤其是近年来出现的 CT 透视更加为介入放射学的开展提供了便利条件。但是，由于 CT 机的价格和治疗费用较高，而且存在放射损伤，一般情况下不能作为首选的监视方法。

四、超　　声

超声（ultrasound）检查仪作为影像监视设备，使用方便和实时显像是其最大的特点，而且超声波目前还没发现对人体有明显的伤害作用。但是，由于受声学成像的特点所制约，超声检查容易受骨质、气体等因素影响。

五、磁　共　振

磁共振（magnetic resonance，MR）无电离辐射、可实时成像，具有极佳的软组织对比分辨率和肿瘤分辨率，可在任意平面进行多层扫描，MR 引导下介入操作具有一定的优势。例如，那些只能被 MR 显示而无法被超声显示乳腺病变的活检，MR 引导下乳腺活检就相当容易。但是，诊断性 MR 设备磁体长度（通常大于 150cm）会限制术者在图像采集过程中接近患者，而且需要专门设计的 MR 兼容介入器械，限制了其临床广泛应用。

总之，介入放射学中使用的影像设备主要主有 X 线透视、DSA、CT、超声及 MR 等。超声及 MR 无电离辐射，可长时间操作而无须放射防护。目前，临床开展的介入操作多在 DSA 引导下进行。由于介入放射的特殊性，操作者必须长时间暴露在 X 射线下在诊视床旁边插管边观察荧光屏，而且很难回避，即使在利用高压注射器注射造影剂透视（摄片）时也必须有一人观察。X 线透视下的介入操作曝光量大、时间长，与诊断 X 线检查相比，介入操作者和患者接受的放射剂量相对较高，特别是介入放射学的工作过程较为复杂，往往需要相关临床医师、护士与放射科医师相互配合才能完成。临床学科医务人员大多没有经过系统放射防护知识的培训，对放射损害的严重性和它的防护重视不够，而放射科医师虽然对放射防护知识有一定的了解，但他们对新引人的放射实践活动重视不够，对参与操作活动的临床医师给予安全上的指导和帮助不足。一些医师裸手在 X 射线透视下进行穿刺插管、造影、灌注化疗药物或做某些治疗等，眼、面、四肢等部位完全暴露在 X 射线下，这种长时间、近距离的工作，使介入操作医师接受的剂量比传统核工业的工作人员还要高。粒子植入术除了影像引导设备辐射外，常用的 ^{125}I 粒子本身会持续释放低能量辐射，所以在术前、术中及术后都必须进行辐射防护。介入放射学已成为患者和医师在 X 射线诊疗中接受最大的电离辐射来源之一。

第二节　介入放射学对人体的放射危害及防护措施

介入放射学操作和诊治过程中，对操作者和患者都存在不同程度的放射损害。介入操作多在 X 射线机下进行。介入操作职业人员和患者所受到的放射剂量因 X 射线机类型、产地、疾病类型、防护条件和操作技术熟练程度等不同而有较大差异。X 线球管发射出的射线一部分被人体吸收，一部分穿透人体被平板探测到，一部分从体表以散射线的形式反射出来。球管侧的散射占放射的绝大多数，真正透过人体被探测器接受的射线只占全部的 0.1%。患者接受的放射绝大部分来自直接曝射，而医务人员接受的辐射几乎全部来自散射线。

一、介入放射学对患者的放射危害

ICRP 将介入操作按患者皮肤最大累积剂量分为高、中、低 3 种类型，高剂量操作指>100mGy 剂量的操作，中剂量指介于 10～100mGy 之间的剂量操作，低剂量操作指<10mGy 剂量的操作。根据我国统计资料，每次介入手术 X 射线的平均曝光时间为 30min，射频心导管消融术患者最长照射时间达到 190min，患者局部皮肤累积剂量为 8.4Gy，而一般栓塞治疗约需要 24min，局部皮肤剂量为 1.1Gy。患者在介入诊疗中所受到的放射剂量远高于常规 X 线和 CT 检查的剂量，因此在某些情况下，患者所受到的放射剂量能直接导致皮肤和晶状体损伤的近期效应，且不排除引起远期效应甚至导致罹患恶性肿瘤。表 8-1 列出我国不同类型患者的体表剂量。

表 8-1　我国不同类型患者介入操作的体表剂量

病名或介入诊疗部位	例数	照射野平均剂量（mSv）	剂量范围（mSv）	中位数（mSv）
心血管疾病	127	95.1±141.3	1.02～608.20	35.6
肝癌	52	426.0±175.0	234～8500.0	302.5
食管、支气管狭窄	6	1.5±1.3	0.22～2.90	1.5
头部	5	6.5±0.1	0.21～18.20	24.2
下肢	8	177.3±202.3	0.41～501.00	78.4
下腹部	12	295.0±163.3	99.3～660.0	270.6
胰胆部	4	298.5±313.6	86.0～442.8	257.2

二、介入放射学中对操作者的放射危害

由于介入诊疗过程中 X 射线机曝光量大、时间长，工作人员位于床侧，距离射野和散射体均较近，身体各个部位均可受到不同程度的辐射。据统计，介入操作者高剂量照射的部位主要是胸部>手>头部>腹部，其中，左手>右手。床上球管机型头胸部照射剂量较大，床下球管机型腹部照射剂量大，床上球管操作人员受照射剂量大于床下球管操作人员。表 8-2 列出了我国介入操作者体表累积监测结果均值及范围。

表 8-2　我国介入操作者体表累积监测结果均值及范围（μGy/h）

组别	头部	胸部	腹部	左手	右手
国产 X 射线机	19.8 （12.4～41）	21.2 （12～44）	25.5 （15.4～37）	22.5 （12.1～36）	29.4 （13.2～58.5）
进口 X 射线机	124.4 （21～375）	99.5 （18.1～287）	50.7 （14.9～137）	87.7 （22.6～255）	62.3 （13.5～143）
专用机	23.5 （11～45）	31.0 （15.5～60）	40.8 （11～100）	99.3 （24.0～149）	24.7 （11.0～49.0）
3 组均值	56.0 （19.8～375）	50.6 （21.2～99.5）	39.0 （25.5～50.7）	69.8 （22.5～99.3）	38.8 （24.7～62.3）

大量研究资料表明，介入放射学操作者所接受的放射剂量高于传统的 X 射线工作者。由于介入放射学操作者的年龄、放射工龄和诊治疾病类型不同，他们接触的放射剂量差别较大，产生的生物效应差别也较大。有报道，从事心血管介入工作的 6 位医生，放射工龄 2 年，平均每位患者的心导管操作时间为 40～60min，持续工作 2 年后这些医生均出现疲乏无力、头晕、睡眠障碍等神经衰退弱症状，淋巴细胞转化率均低于正常，5 人血细胞出现明显的核棘突、切迹、凹陷、双核型等形态变化，3 人出现白细胞降低，淋巴细胞比值增高，5 人外周血淋巴细胞染色体出现双着丝点、断片、断裂等畸变类型，染色体畸变率不仅高于正常水平，而且高于全国医用 X 射线工作者染色体畸变率水平。

三、介入放射学的人体生物效应

绝大多数介入放射引起的确定效应是皮肤的辐射效应。一般这种效应有一个潜伏期，大约数周，主要表现为皮肤的红斑与脱屑、毛细血管扩张和组织坏死等。此外，对眼睛晶状体的操作对所有放射介入工作人员来说是十分重要的。晶状体模糊（白内障）可以在大剂量（2～10Sv）暴露后数月发生，也可以在小剂量（0.15Sv/年）暴露数年发生，导致的视力损害程度各不相同。ICRP 第 85 号出版物《医学干预程序所致辐射损伤的避免》指出，急性照射（患者）剂量达 2Gy 时可能造成皮肤红斑和眼晶状体白内障，7Gy 可造成脱发，达 12Gy 时可造成迟发性皮肤坏死；而长期操作的介入放射学医师持续受到照射，3 个月内眼晶状体累积剂量达 2～4Gy 可能导致白内障。我国的统计资料显示，经皮-腔内冠状动脉成形术、经皮穿刺血管成形术、瓣膜成形术、射频心导管剥离等介入诊疗的患者局部皮肤剂量都有可能达到 2Gy 以上。美国食品药品监督管理局（Food and Drug Administration，FDA）收集的 27 例接受介入放射诊疗致皮肤放射损害患者中，射频心导管消融占 13 例，化疗导管放置 1 例，经颈静脉肝内门腔分流术 3 例，冠状血管扩张术 4 例，肾血管扩张术 2 例，多次肝胆放射性介入操作 3 例，多次操作胆管引流 1 例。特殊的情况还包括宫内辐射，放射对发育中的胚胎儿的确定效应是致死、致畸、发育迟缓和异常脑发育导致严重的智力障碍。

介入放射也有可能导致随机性效应的发生，主要是致癌和遗传效应。

四、介入放射学的放射防护措施

遵从放射防护的基本原则：

（1）辐射实践的正当化：避免不必要的照射。

（2）放射防护的最优化：遭受照射的可能性、受照人员量及个人所受剂量的大小均需要控制在可合理达到的尽量低的水平。

（3）个人剂量限值的应用：任何个人受照射的剂量总和不应超过 ICRP 确定的相应限值规定。

1. 一般性防护

（1）时间防护：尽可能缩短 X 射线的曝光时间。术中操作的累计曝光时间不应超过 30min，优化最佳投照条件，避免重复照射。在介入手术前要拟订严格的操作程序。了解患者的有关资料，减少不必要的曝光。

（2）X射线机的固有防护：X射线机的固有安全防护性能是X射线防护的最重要环节。球管管套、遮光器应不漏射线，窗口装有铝滤过板，有用线束进入患者皮肤处的空气照射量率应小于6R/min。特别是用床上球管透视时，X射线球管及其附件如有放射线泄漏，工作人员及患者将受到直接辐射。

（3）距离防护：利用增加术者与放射源（即球管焦点）和散射体（即受检者）的距离，减少术者所受辐射剂量，距离每增加1倍，辐射剂量减少3/4，透视曝光时除术者及主要助手，其他人员应远离，避开X射线辐射源。

（4）屏蔽防护：在射线源与工作人员之间设置屏蔽，减少或消除射线的辐射。操作人员穿戴铅衣、铅围裙、铅帽、铅眼镜、铅手套等防护用品。

2. 工作人员防护

（1）工作人员应佩戴射线剂量检测器，每月报告1次个人接触的辐射剂量，为了限制X射线辐射剂量，根据介入手术室设备和防护条件，可适当限制术者的手术次数。

（2）工作人员应执行防护规章制度，穿铅衣、戴铅围脖和防护眼镜。随时调整遮线器，尽量缩小照射野，严禁工作人员身体任何部位进入照射野。

（3）定期进行防护检查，工作人员每月检查血常规1次，每年系统体检1次。

（4）适当增加营养，增加室外活动，避免过于劳累。合理排班，严格休假管理。

3. 患者防护

（1）在不影响诊治的前提下，缩小透视野，减少无效X射线。

（2）对患者的非曝光部位采取防护措施，特别是青少年和儿童的生殖器部位，可用铅物质遮盖，避免不必要的损害。

（3）在开展较复杂的放射性介入操作时，应当对患者进行剂量测量，避免发生放射损伤。

（4）对于孕妇（或可能妊娠妇女）和患者家属要注意防护，保证防护的最优化。

（5）肥胖患者有时会有穿刺困难，因体重和体积的增加，放射剂量会显著增加，此时应更加注意辐射防护。

五、规范化管理

1. 执业条件

（1）介入放射学执业人员应为大学本科或中级以上任职资格的影像医（技）师和相关内、外科医师。

（2）需要具有带影像增强器的医用诊断X射线机、数字减影装置等设备。

（3）应配备给工作人员相应的防护用品和配备给患者个人防护用品。

（4）工作场所的入口处，需要设有电离辐射警告标志和工作指示灯。

（5）应具有质量控制与安全防护专（兼）职管理人员和管理制度；具有放射事件应急处理预案；介入科室的人员应是一个相对稳定的群体，他们的专业属介入放射学，不应将他们简单归类于普通放射科室或其他科室。

2. 介入放射学操作者的基本要求　对于介入操作人员，应具备相应影像学基本知识、娴熟的介入操作技术、丰富的临床知识，这些是介入技术顺利开展的保证。还应加强医德、责任心和爱心教育，可细致、精确、快速、高效地完成介入操作，同时重视对患者非照射野部位的屏蔽防护。

介入操作者必须遵循放射防护的最优化原则，使患者在达到诊治目的前提下接受的辐射剂量尽可能降低，选择患者要做正当化、最优化分析，使患者在知情下配合操作；介入操作者属于放射工作人员，必须进行岗前放射防护培训和体格检查，取得放射性工作人员证书方可从事介入操作；操作人员须建立健康档案和个人剂量档案。

3. 机房的必备条件　介入机房应配备有专用暗室、更衣室、专用通风口、专用卫生间、敷料器械准备室和观察室。介入放射操作室的布局不同于一般的外科手术室，也有别于医院放射科室，配备设备器材要考虑其消毒方便与防护需要。介入放射操作室要有足够的空间，除了有安放导管造影床、电视监视器及高压注射器等附属设备的空间外，还应有放置手术的器械台、无菌物品柜、心电监护设备的位置和 3～5 位介入操作者的活动空间。

介入机房应通过卫生行政部门审核批准，操作室的机房面积、周围环境、墙壁厚度等要符合国家医用诊断 X 射线机防护设施的要求。介入病房必须按正规病房进行建设，它的医疗、护理、行政管理直至经济核算都应独立进行，不应将介入病房设在急诊科、康复病房或别的临床科室。

4. 介入放射学科室的安全防护制度　介入诊疗科室要有专门负责放射安全的安全员，建立介入放射学患者的指导守则，每次介入诊疗应记录患者辐射累积时间，并写入病历，操作前应告知患者此项检查可能带来的危害，诊疗后应询问患者受照射区域的情况，应建立质量控制制度、岗位责任制、操作规程、安全防护管理制度。

第三节　放射性粒子植入的辐射效应特点及放射防护措施

放射性粒子组织间植入治疗属于内照射范畴，经过十余年的发展，放射性 ^{125}I 粒子植入在肿瘤多学科综合治疗中的地位和作用日益凸显。随着该技术的广泛应用，放射性 ^{125}I 粒子的放射防护越来越受到人们的重视。粒子植入多在超声或者 CT 引导下进行。工作人员在放射性粒子植入治疗过程中不仅要注意影像引导设备的辐射防护，还要注意放射性粒子本身的辐射防护。^{125}I 粒子源半衰期短、辐射低能量射线，为最常用的粒子源。在 B 超或 CT 引导下植入粒子一般 20～30min 即可完成。只要工作人员严格遵照操作规程，注意防护，术者受照射剂量均未超国标剂量限值。为了保护放射工作人员的健康和安全，保护公众和环境，放射工作人员必须严格遵守操作规程和注意辐射防护。我国历来对放射卫生防护工作十分重视，为此制订了一系列的法规和标准，并随着科学技术的发展及对放射医学与防护的新认识，结合国情不断地修订和（或）制订新的法规和标准。《放射性同位素与射线装置安全和防护条例》（国务院第 449 号令）和《电离辐射防护与辐射源安全基本标准》（GB 18871—2002）（2003 年 4 月 1 日实施）是我国现行的放射防护基本法规和标准，是放射工作单位和人员必须遵守的。

2009 年，国家卫生主管部门将放射性 ^{125}I 粒子植入治疗技术纳入第三类医疗技术，并制订放射性 ^{125}I 粒子准入和应用管理规范。2017 年，国家卫生和计划生育委员会为了进一步保证放射性粒子植入治疗的医疗质量与安全，将放射性 ^{125}I 粒子植入治疗改为限制类医疗技术。同年，由中国抗癌协会肿瘤微创治疗专业委员会粒子治疗分会发起，组织临床、放射防护和护理等多个学科的专家起草制订了《放射性 ^{125}I 粒子病房辐射防护管理标准专家共识》，为放射性 ^{125}I 粒子辐射的科学防护和标准化管理提供参考。

一、放射性 ^{125}I 粒子辐射效应特点

放射性 ^{125}I 粒子辐射效应具有以下特点：

1. 生物半衰期长，半衰期为 59.6d。

2. 在衰变过程中释放平均能量为 35.5keV 的 γ 射线，同时伴随释放能量为 27.4keV 和 31.4keV 的特征性 X 射线。

3. 射线的体内平均穿透直径为 1.7cm，辐射能量随距离延长而显著减弱。

综上，放射性 ^{125}I 粒子是一种低能核素，电离辐射可防可控。因此，正确的放射防护措施能有效减少或避免辐射损伤的发生。

二、放射性 ^{125}I 粒子辐射防护的基本原则

1. 时间防护 ^{125}I 粒子的半衰期为 59.6d，经过 3 个半衰期后对周围人群就基本无伤害。

2. 距离防护 离放射源 1m 外，对工作人员和家属一般是安全的。术后 6 个月内，周围人群采用至少 1m 距离防护。

3. 屏蔽防护 医务人员在术中及术后处置患者时均需要穿防护铅衣，戴铅围脖、防护眼镜和手套，见图 8-2。

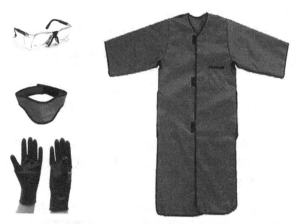

图 8-2　粒子植入防护设备

三、放射性 ^{125}I 粒子患者住院期间的防护

1. 术中防护

（1）治疗场所应安装辐射探测仪，以便探测日常活动区是否存在放射性 ^{125}I 粒子电离辐射；常规配置长柄器械和储源瓶（或铅放射容器），以便收集脱落的放射性 ^{125}I 粒子。

（2）术者穿防护衣、戴防护眼镜和佩戴个人剂量计（左胸前防护衣内），治疗中医生的辐射剂量检测结果见表 8-3。

（3）植入系统：植入针穿刺是在无放射源的情况下进行的，避免了手指照射。用长柄镊子取放粒子仓，仓口朝下，准确而迅速地放入粒子仓座，然后用粒子枪按计划植入粒子。

（4）术中详细记录粒子数目和总活度，做到所用粒子数目和总活度账物相符。

（5）医用放射性废弃物处理，遵照《医用放射性废弃物的卫生防护管理》（GBZ 133—2009）办理，不得乱扔乱放。

（6）每次工作后，用辐射探测仪认真检查工作面和地面是否有遗漏的粒子。

（7）如发生放射性事故，按《放射事故管理规定》（中华人民共和国卫生部、中华人民共和国公安部令第 16 号）办理。

表 8-3　治疗中医生的辐射剂量检测（限值剂量＜50mSv/年）

放射源活度（mCi）	屏蔽厚度（mmpb）	源与医生距离（cm）	一年累积照射量（mSv）
1	0.25	0	0.006 3
1	0.25	5	0.000 25
1	0.25	10	0.000 063
1	0.25	20	0.000 016
1	0.25	50	0.000 002 5

注：按每周工作 5d，每天工作 8h 计算

2. 病房防护　放射性 ^{125}I 粒子植入前,应告知患者手术风险及术后放射防护基本知识,以消除患者的恐惧心理。患者回病房后最好住单人房间,如住多人房间时,病床间距应在 1m 以上。放射性 ^{125}I 粒子植入患者床旁 1.5m 处或单人病房应划为临时控制区,控制区外需要有明显的电离辐射警示标志,除粒子医护人员外,其他无关人员不得入内,控制区内的墙体、门窗及厕所无须特殊防护。应嘱患者在临时控制区内活动,并在植入部位穿戴隔离半值层为 0.25mm 的铅背心、围脖或围裙,以避免对密切接触人群产生辐射损伤;在进入放射性 ^{125}I 粒子植入患者临时控制区时,医护人员需要穿戴半值层为 0.25mm 铅防护服。带离控制区的物品需要经辐射探测仪检测,避免放射性 ^{125}I 粒子外泄。当发生放射性 ^{125}I 粒子外泄事故时,应使用长柄器械将外泄的放射性 ^{125}I 粒子收集到储源瓶或铅容器,禁止直接用手操作,并联系相关单位回收。

四、放射性 ^{125}I 粒子患者出院后的防护

1. 植入粒子出院患者应建立登记制度,信息卡内容包括患者姓名、住址、电话、年龄、身份证、植入部位、医院及电话、植入离子源个数、陪护者或探视者姓名、植入时间、出院粒子源数量、检查日期等。

2. 患者出院 2 个月内,陪护者或探视者与患者长时间接触时,距离至少应保持在 1m 远处,儿童与孕妇不得与患者同住一个房间,患者不能长时间接触或拥抱儿童。6 个月后无须防护。治疗后家属的辐射剂量检测结果见表 8-4。

表 8-4　治疗后家属的辐射剂量检测结果(妇女限值剂量<1mSv/年)

放射源活度(Bq)	植入深度(cm)	患者与家属间距离(cm)	家属受照射剂量(mSv)
$3.7×10^7$	20	0	0.056
$3.7×10^7$	20	5	0.036
$3.7×10^7$	20	10	0.025
$3.7×10^7$	20	20	0.014
$3.7×10^7$	20	50	0.0045
$3.7×10^7$	20	100	0.0015

注:陪护家属照射量从放射源植入患者人体后开始计算至 3 个半衰期后

3. 患者接受治疗期间,对家庭和亲属成员的剂量约束值应控制在 5mSv 以下,对孕妇和儿童的剂量应控制在 1mSv 以下。

4. 不允许孕妇近距离接触患者,探视时距离患者至少 1m 以外。植入粒子的患者,在植入 240d 后方能到公共场所活动。如有放射性粒子从体内掉出,可将粒子用镊子拣起放入带盖瓶中,并联系相关单位回收,不可随意丢放。

5. 早期死亡者,依据《临床核医学卫生防护标准》(GBZ 120—2006)规定,不需要特殊防护即可处理的含放射性核素尸体的上限值见表 8-5。

表 8-5　无须特殊防护即可处理的含放射性核素尸体的上限值(MBq)

放射性核素	死后防腐	掩埋	火化
^{131}I	10	400(10mCi)	400(10mCi)
^{125}I	40	4000(10mCi)	4000(100mCi)
^{158}Au	10	400(10mCi)	100(3mCi)

【思考题】

一、单项选择题

1. 介入操作者常用的个人防护用品不包括（　　　）
    A. 铅衣　　　　　　　B. 铅围裙　　　　　　C. 铅围脖　　　　　　D. 铅眼镜　　　　　　E. 铅鞋

2. 临床最常用的粒子源为（　　　）
    A. ^{131}I　　　　　　B. ^{125}I　　　　　　C. ^{60}Co　　　　　　D. ^{89}Si　　　　　　E. ^{158}Au

3. 放射性 ^{125}I 粒子辐射效应的特点，以下描述错误的是（　　　）
    A. 生物半衰期为 59.6d　　　　　　　　B. 衰变过程中仅释放 γ 射线
    C. 射线平均穿透直径为 1.7cm　　　　　D. 辐射能量随距离延长而显著减弱

4. 介入操作者在诊疗过程中受照射剂量最高的部位是（　　　）
    A. 胸部　　　　　　　B. 左手　　　　　　　C. 头部　　　　　　　D. 腹部　　　　　　　E. 右手

5. 放射性 ^{125}I 粒子植入术后 6 个月内的安全防护距离为（　　　）
    A. 1m　　　　　　　B. 1.5m　　　　　　　C. 2m　　　　　　　D. 3m

6. 放射性 ^{125}I 粒子的半衰期为（　　　）
    A. 59.6d　　　　　　B. 74.2d　　　　　　　C. 8d　　　　　　　D. 5.27 年

7. 放射性 ^{125}I 粒子的体内平均穿透直径为（　　　）
    A. 2.7cm　　　　　　B. 1.7cm　　　　　　　C. 1.3cm　　　　　　D. 0.7cm

8. 医务人员或患者进行 ^{125}I 粒子屏蔽防护时需要佩戴半值层为（　　　）的铅防护服
    A. 0.025mm　　　　　B. 0.25mm　　　　　　C. 2.5mm　　　　　　D. 0.5mm

9. 医务人员或患者进行 ^{125}I 粒子距离防护时保持距离至少为（　　　）
    A. 2m　　　　　　　B. 1m　　　　　　　　C. 3m　　　　　　　D. 0.5m

10. ^{125}I 粒子植入患者床旁（　　　）应划为临时控制区
    A. 2m　　　　　　　B. 1m　　　　　　　　C. 1.5m　　　　　　D. 0.5m

11. 无须特殊防护即可火化处理的含 ^{125}I 粒子尸体的上限值（　　　）
    A. 1000mCi　　　　　B. 10mCi　　　　　　　C. 100mCi　　　　　D. 10 000mCi

二、多项选择题

1. 介入放射学中使用的放射性影像设备主要有（　　　）
    A. X 线透视机　　　　B. DSA 机　　　　　　C. CT　　　　　　　D. 超声　　　　　　E. MRI

2. 介入放射学遵从的放射防护基本原则包括（　　　）
    A. 辐射实践的正当化　　　　　　　　　B. 放射防护的最优化
    C. 个人剂量限值的应用　　　　　　　　D. 安全第一

3. 介入放射学中的防护用品应当满足以下哪些标准（　　　）
    A. 防护最优　　　　　　　　　　B. 方便适用　　　　　　　　　　C. 易消毒处理
    D. 稳定耐用　　　　　　　　　　E. 性价比高

4. 介入操作者常用的个人防护用品有（　　　）
    A. 铅衣　　　　　　　B. 铅围裙　　　　　　C. 铅围脖　　　　　　D. 铅眼镜　　　　　　E. 铅帽

5. 介入放射学的一般性放射防护措施有哪些（　　　）
    A. 时间防护　　　　　　　　　　B. X 射线机的固有防护
    C. 距离防护　　　　　　　　　　D. 屏蔽防护

6. 最常用的粒子植入影像引导设备为（　　　）
    A. X 线透视　　　　　B. 超声　　　　　　　C. CT　　　　　　　D. MR

7. 常用的粒子植入防护设备有（　　　）
    A. 铅眼镜　　　　　　B. 铅围脖　　　　　　C. 铅手套　　　　　　D. 铅衣

三、简答题

1. 介入放射学中使用的影像设备有哪些?
2. 介入放射学的一般性放射防护措施有哪些?
3. 介入放射学中患者防护的防护措施有哪些?
4. 介入放射学中工作人员的防护措施有哪些?
5. 放射性 ^{125}I 粒子辐射防护的基本原则有哪些?
6. 放射性 ^{125}I 粒子患者住院期间辐射防护措施有哪些?
7. 放射性 ^{125}I 粒子患者出院后辐射防护措施有哪些?

第九章　放射防护标准

【教学大纲】

掌握内容：重点掌握 ICRP 的宗旨及基本建议，放射防护标准体系的相关概念和我国放射防护标准的具体要求。

熟悉内容：熟悉放射防护标准的定义和范围。

了解内容：了解标准的定义及分类，国际和国内放射防护基本标准的历史演进，电离辐射标志与警告标志。

第一节　放射防护标准概述及其历史演进

标准是对重复性事物和概念所做的统一规定。它以科学、技术和实践经验的综合成果为基础，经有关方面协商一致，由主管机构批准，以特定形式发布，作为共同遵守的准则和依据。放射防护标准（criterion of radiation protection）属于一种技术性规范，是开展放射防护工作的重要依据，它包括放射防护的基本标准和由此形成的各种次级标准。基本标准是为保护放射工作人员和公众免受电离辐射的危害，并规定出各类人员接受天然本底辐射及外照射的基本限值；次级标准是依据基本标准做出的应用性规定。

一、放射防护标准分类

标准的制订和类型按使用范围划分为国际标准、区域标准、国家标准、专业标准和企业标准。国际标准是指由国际标准化组织（International Organization for Standardization，ISO）、国际电工委员会（International Electrotechnical Commission，IEC）和国际电信联盟（International Telecommunications Union，ITU）制订的及由它们确认并公布的标准，ISO 确认的辐射安全与防护机构有 IAEA、ICRP、ICRU 及 WHO 等。国际区域标准泛指世界某一区域标准化团体所通过的标准；不同国家制订的标准称为国家标准。目前，我国根据标准性质的不同，将国家标准分为强制性标准和推荐性标准两大类，保障健康及人身、财产安全的法律和行政法规属于强制性标准，其他标准为推荐性标准；对于技术尚在发展中，需要有相应的标准文件引导其发展或具有标准化价值，尚不能制订标准的项目，以及采用国际标准化等组织的技术报告的项目，可以制订国家标准化指导性技术文件。

（一）国际放射防护组织

1. ICRP 前身是国际 X 射线与镭防护委员会（International X-ray and Radium Protection Committee，IXRPC）。ICRP 是一个公益性的学术团体。它与其他学术团体一样，按在有关学科中的专长选聘委员，委员为团体义务工作，而且逐届改选制度亦可保证其连续性与防止僵化，ICRP 还可以聘请一些委员以外的专家。ICRP 只承担推荐防护的基本原则与要求，并不从事具体的防护技术与措施的研究和开发及当前防护水平的调查及管理办法的拟定。

ICRP 旨在为了公共的利益，主要是通过提出关于辐射防护各个方面的建议和指南而推进辐射防护科学。在准备其建议书的过程中，ICRP 考虑采取恰当的辐射防护措施所依据的基本原则和定量基础，而把制订完全适合各国需要的专门建议、实践法规或规定的职责交给各个国家的防护机构。所以，各国主管部门应当自己决定是否采用 ICRP 的推荐及拟定如何实施的细则。ICRP 的推荐能否被普遍接受，取决于其质量。首先出发点要公正超脱，立足于全人类利益；要忠实于科学，充分反映先进的科学成果，立论要审慎，认识到现有的知识和经验可能不足而又不能等到知识完备了再来防护；要求要切实可行，考虑到社会、科学的因素，并要能按知识和经验的积累及技术的进步适时更新，而又保持稳定性与连续性，使其进展是进化式的；表述上要明确以能防止误解。从各国际团体和各国的反应来看，ICRP 的活动是一个成功的经验。包括我国在内的全世界大多数国家的放射防护法规，都是依据 ICRP 这个国际机构的最新建议而制订或加以修订的。各国主管部门和放射防护专业人员及其他有关人员一直跟踪着这个国际机构所发表的有关放射防护的建议、声明和其他出版物。这个国际机构依据最新的研究成果和所获数据公开发表了一系列出版物，到目前为止，已经正式公布了近百个出版物。

ICRP 由主委员会和 4 个分委员会组成。委员的人选是以他们在医学放射学、放射防护学、保健物理学、生物学、遗传学、生物化学和生物物理学领域内公认的成就为依据；并照顾到专业知识而不是国籍方面的平衡而确定的。为了执行其任务，这个国际机构下设 4 个专门委员会：第 1 专门委员会，负责辐射效应研究；第 2 专门委员会，负责次级限值研究；第 3 专门委员会，负责医学防护研究；第 4 专门委员会，负责委员会建议书应用研究。ICRP 的大部分工作由 4 个分委员会承担。可邀请不一定是属于它的成员的专家来为其服务。成员的更新保证每 4 年必须有 3～5 位主委员会委员更换，各分委员会的成员也以类似的速率更换。在当前的 ICRP 成员中生物学家和医生占多数，物理学界也有足够的代表。

ICRP 和 WHO 及 IAEA 等国际组织之间有工作上的来往，还与 UNSCEAR、联合国环境规划署（United Nations Environment Programme，UNEP）、ILO、IEC、核能署（Nuclear Energy Agency，NEA）和欧洲经济共同体（European Economic Community，EEC）等国际机构保持密切的工作关系。

2. IAEA 是一个同联合国建立关系，并由世界各国政府在原子能领域进行科学技术合作的机构。1954 年 12 月，第九届联合国大会通过决议，要求成立一个专门致力于和平利用原子能的国际机构。1956 年 10 月，来自世界 82 个国家的代表举行会议，通过了旨在保障监管和和平利用核能的国际原子能机构规约。1957 年 7 月，规约正式生效。同年 10 月，国际原子能机构召开首次全体会议，宣布机构正式成立，总部设在奥地利的维也纳。国际原子能机构的宗旨是加速扩大原子能对全世界和平、健康和繁荣的贡献，并确保由机构本身或经机构请求、在其监督管制下提供的援助不用于推进任何军事目的。国际原子能机构规定，任何国家只要经过机构理事会推荐和大会批准，并交存对机构规约的接受书，即可成为该机构的成员国。截至 2012 年 2 月，国际原子能机构共有 153 个成员国。

自成立以来，国际原子能机构在保障监督和和平利用核能方面做了大量的工作，并先后主持制订了《及早通报核事故公约》《核事故或辐射紧急情况援助公约》《核安全公约》《乏燃料管理安全和放射性废料管理安全联合公约》《修订〈关于核损害民事责任的维也纳公约〉议定书》《补充基金来源公约》等一系列与核安全、辐射安全、废物管理安全标准有关的国际公约。1984 年，中国政府向国际原子能机构递交了接受规约的接受书，成为该机构正式成员国。几十年来，中国参与了该机构一些国际公约的制订工作，并与该机构签署了一系列公约和协定。2005 年诺贝尔和平奖授予国际原子能机构和该组织总干事穆罕默德·巴拉迪，以表彰他们在阻止核能在军事领域内的使用及在和平利用核能等方面做出的贡献。

（二）我国放射防护标准分类

目前，我国的放射防护标准有多种分类方式，按标准发生作用的范围或标准的审批权限分为国家标准、行业标准、地方标准和企业标准四大类，一般较国家标准更为严格；按标准的约束性分为强制性标准和推荐性标准；按标准的性质分为技术标准、管理标准和工作标准。

不同种类标准的代号分别为国家强制性标准，GB；国家推荐性标准，GB/T；强制性职业卫生标准，GBZ；推荐性职业卫生标准，GBZ/T；卫生行业强制性标准，WS；医药行业强制性标准，YY；核工业行业强制性标准，EJ。表 9-1 为我国部分标准中符号的中文含义。

表 9-1 国家标准代号的中文释义

代号	代号的中文含义	代号	代号的中文含义
GB	国家强制性标准	YY	医药行业强制性标准
GB/T	国家推荐性标准	EJ	核工业行业强制性标准
GBZ	强制性职业卫生标准	HJ	环境保护行业强制性标准
GBZ/T	推荐性职业卫生标准	LD	劳动安全行业强制性标准
GB/Z	指导性职业卫生标准	NY	农业行业强制性标准
WS	卫生行业强制性标准		

注：代号中增加/T 为推荐性标准

放射防护标准多为涉及人体健康安全，并在全国强制执行的国家强制性标准。放射防护标准分类具体如下：

（1）基本标准和基础标准：《电离辐射防护与辐射源安全基本标准》（GB 18871—2002）是最重要的基本标准，是制订其他相关标准的重要依据。该标准中的剂量限制体系是根据 ICRP 第 60 号出版物制订的。此外，还有为剂量估算、术语定义提供基本参数或基础资料的放射防护基础标准。

（2）职业照射防护标准：由于放射性同位素和射线装置应用于不同类型的工作场所，不同类型的工作场所放射源的应用方式不同，防护要求不尽相同，都需要有相应的标准保护放射工作人员与公众免受射线的危害。所以，职业照射防护标准是放射防护标准中数量较多的一类，包括工业探伤、油气田测井、核检测仪表和辐照装置、安检系统及非铀厂矿、核燃料循环设施等方面的职业照射卫生防护标准。

（3）公众照射防护标准：包括以核电站为代表的核燃料循环设施对周围公众的照射、建材放射性和住宅氡照射、含放射性物质消费品所致照射、食品和水中放射性及其他一些天然照射所致公众受照的卫生防护标准。

（4）医疗照射防护标准：包括 X 射线放射学、放射治疗学、临床核医学和介入放射学 4 方面涉及的职业照射卫生防护标准和患者的医疗照射防护标准及医用辐射装置的质量控制及其检测规范等。

（5）放射病诊断标准：包括内外照射及急慢性放射病诊断标准及放射性肿瘤病因判断标准与放射工作人员的健康标准。

（6）核与放射事故应急标准：包括核与放射事故应急计划、应急响应程序等应急情况下的剂量估算、医学应急处理等方面的标准。

（7）监测规范和方法标准：主要有食品、水、空气、土壤、生物样品的 γ 能谱分析标准及放射性核素的 α 能谱分析方法，如氡的测量等方法标准和检测规范。

（8）其他标准：如评价报告的规范化、机构准入和人员培训等管理标准及放射性物质运输标准等。

（三）放射防护标准的定义和范围

放射防护是以保护职业受照人员和广大公众及其后代免受不必要的电离辐射照射所造成的危害为宗旨的一门综合性学科，是以放射生物效应研究和放射流行病学调查为基础，评价电离辐射对各类人员可能造成的健康危害及可以采取的防护与控制措施，并与放射医学密切有关。

放射防护标准的制订旨在控制电离辐射的照射和放射性物质的污染，以保护放射工作人员和广大公众的健康与安全，其主要内容是各类人员在不同情况下接受辐射照射的限值、控制水平及为达到此目的必须遵循的各种要求和行为规范。

按照卫生部门与标准主管部门达成的共识，放射防护标准的范围包括以下方面：①放射卫生基础标准；②电离辐射的卫生防护标准；③核设施及其场所的卫生防护标准；④放射性同位素和射线装置的卫生防护标准；⑤放射工作人员和公众的放射防护标准；⑥涉及放射性的产品、仪表的放射防护标准；⑦放射防护器材、仪表的防护性能标准；⑧放射性物质运输的卫生防护标准；⑨放射事故的卫生评价和医学应急；⑩放射性及其辐照剂量的测量和卫生评价。我国的放射防护法规与标准体系结构见图 9-1。

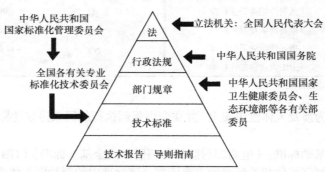

图 9-1　我国放射防护法规与标准体系结构图

（四）放射防护标准现状

　　由于放射防护标准约 2/3 是针对特定的标准化对象制订的，通常是同时包含有与此应用有关的限量指标、行为规范、检验和评价方法等内容，且以行为规范为主要内容的行为类标准统称为放射防护标准。这些标准直接关系到人员的健康与安全，所以是强制性标准，国家卫生健康委员会放射卫生标准专业委员会此类标准有 55 项；其余属于比较单一的检验和评价方法或其参数之类的标准，一般属于推荐性标准，有 31 项。放射防护标准系列到目前为止共有 153 项，其中包括国家职业卫生标准 106 项，国家标准 24 项 [不含多部门联合发布的《电离辐射防护与辐射源安全基本标准》（GB 18871—2002）]，卫生行业标准 23 项，截至 2020 年，我国部分放射防护标准目录见表 9-2～表 9-4。

表 9-2　部分国家标准

序号	防护标准名称	编号
1	临床核医学的患者防护与质量控制规范	GB 16361—2012
2	外照射慢性放射病剂量估算规范	GB/T 16149—2012
3	X 射线计算机断层摄影装置质量保证检测规范	GB 17589—2011
4	远距治疗患者放射防护与质量保证要求	GB 16362—2010
5	医用 X 射线诊断受检者放射卫生防护标准	GB 16348—2010
6	放射性核素摄入量及内照射剂量估算规范	GB/T 16148—2009
7	电离辐射防护与辐射源安全基本标准	GB 18871—2002
8	医用 γ 射线远距治疗设备放射卫生防护标准	GB 16351—1996
9	X 线诊断中受检者器官剂量的估算方法	GB/T 16137—1995

表 9-3　部分国家职业卫生标准

序号	防护标准名称	编号
1	职业性放射性白内障的诊断	GBZ 95—2014
2	内照射放射病诊断标准	GBZ 96—2011
3	放射工作人员健康要求	GBZ 98—2017
4	职业性外照射急性放射病诊断	GBZ 104—2017
5	外照射放射性骨损伤诊断	GBZ 100—2010

序号	防护标准名称	编号
6	放射性甲状腺疾病诊断标准	GBZ 101—2011
7	职业性外照射慢性放射性诊断	GBZ 105—2017
8	职业性放射性皮肤损伤诊断	GBZ 106—2016
9	职业性放射性性腺疾病诊断	GBZ 107—2015
10	职业性放射性疾病诊断总则	GBZ 112—2017
11	核与放射事故干预及医学处理原则	GBZ 113—2006
12	密封放射源及密封 γ 放射源容器的放射卫生防护标准	GBZ 114—2006
13	X 射线衍射仪和荧光分析仪卫生防护标准	GBZ 115—2002
14	临床核医学放射卫生防护标准	GBZ 120—2006
15	后装 γ 源近距离治疗放射防护要求	GBZ 121—2017
16	电子加速器放射治疗放射防护要求	GBZ 126—2011
17	医用 X 射线诊断放射防护要求	GBZ 130—2013
18	医用 X 射线治疗放射防护要求	GBZ 131—2017
19	医学放射工作人员放射防护培训规范	GBZ/T 149—2015
20	职业性外照射急性放射病的远期效应医学随访规范	GBZ/T 163—2017
21	电离辐射所致眼晶状体剂量估算方法	GBZ/T 301—2017
22	核和辐射事故医学应急处理导则	GBZ/T 279—2017
23	外照射辐射事故中受照人员器官剂量重建规范	GBZ/T 261—2015
24	电离辐射所致皮肤剂量估算方法	GBZ/T 244—2017
25	粒籽源永久性植入治疗放射防护要求	GBZ 178—2017
26	X、γ 射线头部立体定向外科治疗放射卫生防护标准	GBZ 168—2005
27	医用 X 射线 CT 机房的辐射屏蔽规范	GBZ/T 180—2006

表 9-4　卫生行业标准

序号	防护标准名称	编号
1	医用常规 X 射线诊断设备质量控制检测规范	WS 76—2017
2	空气中放射性核素的 γ 能谱分析方法	WS/T 1—2017
3	淋巴细胞微核估算受照射剂量方法	WS/T 187—1999
4	后装 γ 源近距离治疗质量控制检测规范	WS 262—2017
5	医用磁共振成像（MRI）设备影像质量检测与评价规范	WS/T 263—2006
6	放射事故医学应急预案编制规范	WS/T 328—2011
7	造血刺激因子在外照射急性放射病治疗中的应用指南	WS/T 378—2013
8	核电站周围居民健康调查规范	WS/T 440—2014
9	医学与生物学实验室使用非密封放射性物质的放射卫生防护基本要求	WS 457—2014
10	核和辐射事故医学响应程序	WS/T 467—2014
11	放射性皮肤疾病护理规范	WS/T 475—2015
12	乳腺 X 射线屏片摄影系统质量控制检测规范	WS 518—2017
13	计算机 X 射线摄影（CR）质量控制检测规范	WS 520—2017
14	医用数字 X 射线摄影（DR）系统质量控制检测规范	WS 521—2017
15	乳腺数字 X 射线摄影系统质量控制检测规范	WS 522—2017
16	乳腺计算机 X 射线摄影系统质量控制检测规范	WS 530—2017
17	螺旋断层治疗装置质量控制检测规范	WS 531—2017
18	临床核医学患者防护要求	WS 533—2017

序号	防护标准名称	编号
19	尿中总铀和铀-235/铀-238 比值分析方法　电感耦合等离子体质谱法（ICP-MS）	WS/T 549—2017
20	牙科 X 射线设备质量控制检测规范	WS/T 541—2017
21	X、γ 射线立体定向放射治疗系统质量控制检测规范	WS/T 542—2017
22	放射性核素内污染人员医学处理规范	WS/T 543—2017
23	人体内放射性核素全身计数测量方法	WS/T 584—2017

放射防护标准体系是公共卫生标准体系的重要分支之一。放射防护标准是所有放射实践应共同遵守的放射防护安全准则，是为保障人体健康安全而制订的特殊技术要求，是我国卫生法治建设的一个重要组成部分，是放射卫生监督管理与放射卫生技术服务不可或缺的技术依据。

二、国际放射防护基本标准的历史演进

多年来，辐射损伤已经被从事 X 射线和镭诊治的医生和技术人员以及为研究目的而使用辐射源的科研人员的工作实践所证实。在 X 射线发现后的 5 年时间里，X 射线损伤高达 170 例；这表明，有效地利用辐射与放射防护是同等重要的。然而，在当时，对如何进行防护，以及与之相应的生物学效应的知识和有关剂量测量的知识，都没有充分认识。1902 年，W.Rollins 为确定 X 射线危害界限的剂量，提出了软 X 射线引起皮肤损伤的界限量，即皮肤红斑剂量。这是历史上对辐射损伤最早的定量表示法。将这个皮肤红斑剂量换算成现在的以伦琴为单位的照射量，相当于 $2.58 \times 10^{-3} \sim 5.16 \times 10^{-3} C/(kg \cdot d)$。1925 年，美国 A. Mutscheller 用电离室测量 X 射线，把空气的电离程度与红斑剂量联系起来，从而得出 X 射线工作人员在 30 个工作日中，受到不超过皮肤红斑剂量的 1/100 的照射（即相当于后来的 0.2R/d）是安全的；同年，在伦敦举行的第一届国际放射学大会（International Congress of Radiology，ICR）上，他正式提出了"耐受剂量"的概念。这次会议还设立了 ICRU；并强调需要加强与辐射单位和测量有关的国际合作。

1928 年，在斯德哥尔摩举行的第二届 ICR 会议上，把"R"定为辐射的国际单位。同时，会议确定成立相关放射防护委员会，于是 IXRPC 诞生了。同年，IXRPC 举行了第一次会议，目的是研究通过暂行的防护标准。1931 年，IXRPC 举行了第二次会议讨论引入耐受剂量的可能性。1934 年，在第三次 IXRPC 会议上正式通过"耐受剂量"这一概念，并建议使用 0.2R/d 作为个人剂量限值。

1950 年，IXRPC 在伦敦举行的会议上，将名称改为 ICRP，并发表了 ICRP 建议书。这个建议书的基本内容是：①用最大允许剂量代替耐受剂量。对于放射性职业人员全身照射时的最大允许剂量定为 0.3R/w。这比 0.2R/d 每周工作 5 天的耐受剂量标准，降低约 2/3。②给出 11 种放射性核素内照射时，最大容许人体负荷量的概念。③标准适用于所有辐射照射。

ICRP 在其 1954 年建议书中指出，允许剂量是指按照现有知识，在一生中的任何时期不会发生被感知的躯体效应的电离辐射剂量。对造血器官，性腺和眼晶状体的最大允许剂量为 300mrem/w，对皮肤为 600mrem/w。这个建议与 1950 年的建议相比无本质变化。建议还指出，对公众长期受照射的剂量限值取职业性人员最大允许剂量值的 1/100 并对内照射制订了上百种放射性核素在空气和水中的最高允许浓度。

ICRP 在其 1958 年的第 1 号出版物（《国际放射防护委员会建议书》）中，考虑到原子能事业的迅速发展和电离辐射的广泛应用，指出允许剂量是指在长时间内累积或一次受照的剂量，建议对职业性人员全身均匀照射的个人年剂量当量限值为 5rem，这一限值是 1954 年建议值的 1/30。同时还指出，个人在 13 周内所累积的剂量限值为 3rem。可以把这个数值看作一次性受照射的限制值。应当指出，这些限值不包括天然本底辐射和医疗照射。另外，非职业性人员受照射的限值为职业性人员剂量限值的 1/100。

ICRP 在其 1959 年的第 2 号出版物（《内照射容许剂量》）中，依据每年 5rem 的最大允许剂量，

导出约 250 种放射性核素的最大容许人体负荷量,以及水和空气中的最高允许浓度。此后相继发表许多出版物,对其以往的出版物予以修改,逐步深化了对放射防护的认识。

ICRP 在其 1977 年发表的第 26 号出版物中指出,该出版物修改了以往的基本建议。这是放射防护标准的重大转折,标志着放射防护发展的新阶段。第 26 号出版物依据过去十多年的科研成果和放射防护工作经验,提出许多剂量学的物理量和名称,将辐射诱发的生物效应分为随机性效应和非随机性效应,提出了放射防护三原则,依据两类不同的效应分别制订了剂量限值,废除了最大允许剂量和紧要器官的概念,引入了辐射危险概率系数等一系列的新概念,使放射防护标准更趋完善。许多国家的放射防护标准在此基础上进行了修订。

ICRP1990 年通过了其第 60 号出版物。根据新的数据和对以往资料的新的解释,认为和电离辐射相关联的某些危险概率估计比在第 26 号出版物中所做的估计要高出 3 倍。因此,对第 26 号出版物做出了若干定量方面修改。这种改变之一就是降低了职业性照射的剂量限值,把第 26 号出版物建议的每年 50mSv 降为在 5 年内每年平均 20mSv,并要求任何一年内都不得超过 50mSv。对公众照射的年剂量限值也由 5mSv 降为 1mSv。第 60 号出版物是在第 26 号出版物基础上的发展和完善。

1990 年后,ICRP 又已出版了多份出版物,主要是阐明和应用第 60 号出版物,但也有一些发展。在 ICRP 第 73 号出版物(《医学放射防护与安全》)中给出了对于医学中放射防护的较全面的总结,它详细叙述了 ICRP 第 60 号出版物的很多资料,讨论了这些资料在医学领域中的适用性。ICRP 第 63 号出版物(《放射应急中保护公众的干预原则》)讨论了辐射应急中为保护公众而采取干预的基本原则。它提出关于为避免辐射照射而必须采取的防护行动和推导通用最优化干预水平的方法指南。ICRP 第 64 号出版物(《潜在照射的防护:概念框架》)概述了潜在照射防护的概念框架。它提供了一组放射防护与核安全相结合的统一原则,并给出了限制发生导致有害健康效应的事件年概率的约束数值。ICRP 第 76 号出版物(《潜在照射的防护:对选定辐射源的适用》)对此加以引申,对于潜在照射影响个体的情况,该出版物详细阐述了这些概念。以一般较小的、相对较常发生的事故为例给出了非常实际可操作的建议。ICRP 第 65 号出版物(《住宅和工作场所氡-222 的防护》)讨论了住宅和工作场所中氡的防护问题。它总结了关于吸入氡及其子体健康效应的现有知识,并提出在各种场合下控制氡照射的建议。从而给出了用氡浓度表示的次级限值,对于公众成员和工作人员都相当于年有效剂量为 3~10mSv。ICRP 第 75 号出版物(《工作人员辐射防护的一般原则》)是一个比较通用的报告,它更新了职业照射的基本防护原则,考虑了约束和参考水平的概念和使以前关于剂量监测的建议适应当前需要的必要性。它提出了关于工业和医疗领域及工作场所中天然辐射源在正常和紧急情况下职业照射管理的指南。ICRP 第 77 号出版物(《放射性废物处置的放射防护方针》)重申了 ICRP 关于放射性废物处置的一般政策,包括向环境中排放的政策。它重申了委员会的现行政策,尤其是关于公众照射的政策,目的在于阐述该政策对放射性废物处置的应用。从而详细地论述了集体剂量问题,不仅重申了现行的政策,而且还强调指出:应当通过划分为有限范围的剂量和时间组来表述很宽范围的个人剂量构成的集体剂量。ICRP 第 82 号出版物(《在持续辐射照射情况下公众的防护:委员会辐射防护体系应用于由天然源和长寿命放射性残存物引起的可控性辐射》)指出了在持续照射情况下公众防护的原则。与持续照射相关的平均年剂量基本是一个常数或每年变化很小。在这里通常用现存年剂量表示。对高天然本底辐射和过去遗留下来的放射性残存物等情况,应用干预的方法特别有用。然而,应用一般参考水平时应特别小心。如果现存年剂量中可控制的成分占主要的,一般参考水平的应用不应妨碍采取防护行动减小这一主要成分。低水平的现存年剂量不一定意味着防护行动不应用于其中任何成分;相反,高水平的现存年剂量不一定要求干预。年现存剂量 10mSv 可作为一般参考水平。低于参考水平时,对于某些持续照射情况干预可能是不正当的。低于这一水平时,仍然采取减小现存年照射某一明显成分的防护行动,也是正当的。在这种情况下对特定成分的行动水平可以等于一般参考水平的一个分数。对 100mSv 现存年剂量,干预几乎常常都是正当的。

2007 年,ICRP 考虑了当今新的生物和物理知识信息,制订了辐射安全标准的趋势,发表了第

103 号出版物。在内容上更新了辐射和组织全重因子；仍保持了放射防护体系的三项基本原则；重新强调了最优化的原则（普遍适用）；人类随着社会进步和全球经济发展，越来越认识到环境保护的重要性，ICRP 第 103 号出版物增加了放射环境保护独立一章。2017 年发表了第 129 号出版物《锥形束计算机断层扫描（CBCT）的放射防护简介》。2020 年 3 月 18 日，ICRP 发表关于干细胞生物学与放射保护致癌方面的第 131 号出版物（《癌症相关干细胞生物学：辐射防护方面》），目前仅有日文版。

综上所述，在 20 世纪 50 年代以前，放射防护的目的仅限于防止出现急/慢性躯体效应；防护的对象限于参与医用 X 射线和用镭治疗过程的医务人员；剂量限值以天和周为限。表明这一时期人们对放射损伤的认识是表浅的。1950～1977 年，在这一时期，人们对放射损伤的认识逐渐深化，放射防护目的不仅限于防止急/慢性躯体效应，还考虑到限制远后效应和遗传效应；放射防护的对象不仅是职业性人员，还考虑到公众；照射方式不限于外照射，还逐渐扩大到放射性核素入人体后的内照射。所以，在这一阶段，放射防护标准日臻完善。自从 1977 年以来，放射防护标准有了进一步的发展，更定量化地明确了放射防护的目的在于防止有害的确定性效应，并将随机性效应限制到认为可以接受的水平。到 2007 年，进一步充实放射防护体系，并重新安排具体应用于各种电离辐射源所产生的照射和个人所受到的照射，把所有照射分为计划照射情况、应急照射情况、既存照射情况等，根据放射防护三原则针对新划分的不同照射情况，对不同照射对象进行具体防护安排。

放射防护标准的历史演变是人们对辐射危险认识不断深化的过程，因而也是剂量限值逐渐减少的过程；标准的适用范围逐渐扩大，直至形成了一套比较完整的放射防护体系。

三、我国放射防护基本标准的演进

我国放射防护基本标准迄今已经经历了数代更迭，其发展变化是我国放射防护事业不断进步的缩影，也反映我国核科学技术及其应用的不断发展。

（一）《放射性工作卫生防护暂行规定》与配套标准

1956 年，我国制订了科学技术发展 12 年规划，把原子能科学技术的发展列为重点之一，有力推动了核科学技术及其应用逐步发展。1958 年，我国第一座研究性核反应堆建成，回旋加速器投入运行，能生产 30 多种放射性同位素。我国核工业及和平利用原子能事业从初创迈向发展阶段。为了保证放射工作人员和公众的身体健康与安全，1960 年，国务院批准了《放射性工作卫生防护暂行规定》（以下简称《暂行规定》），由卫生部和国家科委联合下达在国内执行。同时，根据《暂行规定》，卫生部和国家科委组织制订了与之配套的《电离辐射的最大容许量标准》《放射性同位素工作的卫生防护细则》《放射性工作人员的健康检查须知》3 个技术法规，它们于 1960 年 2 月与《暂行规定》同时发布试行。显然，《暂行规定》与三项配套的标准、细则等，构成了我国最早的电离放射防护法规标准，可以视为我国第一代放射防护基本标准。《暂行规定》及配套标准、细则等，把技术标准与管理规定结合在一起。由于受到历史条件的限制，第一代放射防护基本标准法规有许多局限，但对我国新生的原子能事业的创建与发展发挥了重要的保障与推动作用。

（二）《放射防护规定》（GBJ 8—74）

1973 年，全国环境保护会议召开，推动了放射防护基本标准编制工作。全国环境保护会议筹备小组办公室组织有关部门共同编制《放射防护规定》，正式列为中华人民共和国国家标准 GBJ 8—74，由国家计划委员会、国家基本建设委员会、国际科学技术委员会和卫生部于 1974 年联合批准发布，自 1974 年 5 月 1 日起试行。《放射防护规定》（GBJ 8—74）是当时比较规范的我国第二代放射防护基本标准。《放射防护规定》采用了 ICRP 第 1 号、6 号、9 号出版物（《国际放射防护委员会建议书》）推荐的"最大允许剂量"概念和剂量限值。对职业性放射性工作人员的年最大允许剂量当量、放射性工作场所相邻及附近地区工作人员和居民的年限制剂量当量，按受照射部位划分 4 类器官分别规定限值。职业照射的年最大允许剂量当量定为 5rem。

（三）《放射卫生防护基本标准》（GB 4792—1984）和《辐射防护规定》（GB 8703—88）

1977 年，ICRP 发表了具有重要里程碑意义的第 26 号出版物，在我国放射防护界产生较大影响。放射防护标准研制工作得到进一步重视，我国放射防护工作进入了与国际接轨的新时期。1979 年，我国国务院颁发《中华人民共和国标准化管理条例》，我国标准化工作日益引起普遍重视。1981 年，卫生部成立第一届全国卫生标准技术委员会；1985 年，第一届全国核能标准化技术委员会辐射防护分技术委员会成立；再加上相关交叉领域（如医疗器械）的标准化组织相继诞生，我国放射防护领域的标准化工作有了较大发展。1984 年，中华人民共和国国家标准《放射卫生防护基本标准》（GB 4792—1984）批准发布，自 1985 年 4 月 1 日起实施。全国卫生标准技术委员会放射防护标委会又组织制订数十个次级专项标准并陆续颁布，逐步建立健全我国放射防护标准体系。1988 年，国家环境保护局又批准发布一个国家标准《辐射防护规定》（GB 8703—88），自 1988 年 6 月 1 日起实施。于是，我国在 20 世纪 80 年代并存两个放射防护基本标准。先后发布的《放射卫生防护基本标准》（GB 4792—1984）和《辐射防护规定》（GB 8703—88），其虽然均以 ICRP 第 26 号出版物为主要依据，主要原则大致相同，但各有侧重，而且相隔 4 年颁发，又有若干不一致的差别，给各地各有关单位在贯彻实施中带来一些不尽如人意的困难，这是我国第三代放射防护基本标准存在的特殊问题。

（四）《电离辐射防护与辐射源安全基本标准》（GB 18871—2002）和《放射性同位素与射线装置安全和防护条例》

1991 年春，ICRP 发表第 60 号出版物。我国卫生部、国家环保局、国家核安全局、中国核工业总公司等 4 个主管部门，于 1992 年 7 月在太原联合举办全国性大型 ICRP60 号报告研习班。随后达成共识，联合制订第四代基本标准。而 IAEA 与 WHO 等国际权威组织共同制订出新的国际基本安全标准（international basic safety standard，IBSS），加快了我国联合研制统一的第四代基本标准的步伐。新标准联合研制组自 1995 年初开始工作，先后举行 16 次工作会议。2000 年 7 月中，卫生部、国家环保总局、国防科工委等有关主管部门在北京联合召开了新基本标准审定会。2002 年 10 月，国家质量监督检验检疫总局以编号 GB 18871—2002 批准发布我国第四代放射防护基本标准——《电离辐射防护与辐射源安全基本标准》，自 2003 年 4 月 1 日起实施。

2005 年《放射性同位素与射线装置安全和防护条例》（国务院令第 449 号）发布施行，原《放射性同位素与射线装置放射防护条例》（国务院令第 44 号）同时废止。现行放射卫生规章均是在《中华人民共和国职业病防治法》公布之前制定发布的，其主要上位法依据是《放射性同位素与射线装置安全和防护条例》。随着《中华人民共和国职业病防治法》《放射性同位素与射线装置安全和防护条例》等法律法规的实施和中央编办发〔2003〕17 号文件《关于放射源安全监管部门职责分工的通知》对于放射防护与放射源安全监管部门职责分工的重新界定，确定了今后放射卫生防护标准的制修订工作重点应放在职业照射和医疗照射方面。我国各版放射防护基本标准变化的比较见表 9-5。

表 9-5 我国各版放射防护基本标准变化的比较

《放射防护规定》（GBJ 8—74）	《放射卫生防护基本标准》（GB 4792—1984）	《辐射防护规定》（GB 8703—88）	《电离辐射防护与辐射源安全基本标准》（GB 18871—2002）
1. 总则	1. 引言	1. 总则	1. 前言
2. 电离辐射的最大允许剂量当量和限值剂量当量	2. 放射工作人员的剂量限值	2. 剂量限值体系	2. 范围
3. 放射性物质的最高允许浓度和限值浓度	3. 工作中的个人剂量限值	3. 辐射照射的控制措施	3. 定义
4. 放射性物质污染表面的控制水平	4. 铀矿及其他矿井下作业人员吸收氡气及其子体的限值	4. 放射性废物管理	4. 一般要求

《放射防护规定》（GBJ 8—74）	《放射卫生防护基本标准》（GB 4792—1984）	《辐射防护规定》（GB 8703—88）	《电离辐射防护与辐射源安全基本标准》（GB 18871—2002）
5. 放射性废物、废水、废气的治理和排放	5. 事故和应急照射	5. 放射性物质安全运输	5. 对实践的主要要求
6. 开放型放射性工作单位的分类及其工作场所的分级	6. 放射性物质污染表面的导出限值	6. 选址要求	6. 对干预的主要要求
7. 对建筑物的主要防护	7. 医用照射的防护	7. 辐射监测	7. 职业照射的控制
附录 5 个	8. 教学中接触电离辐射时的剂量限值	8. 辐射事故管理	8. 医疗照射的控制
	9. 放射工作场所的划分	9. 辐射防护评价	9. 公众照射的控制
	10. 开放型放射工作单位的分类及其工作场所的分级	10. 辐射工作人员的健康管理	10. 潜在照射的控制——源的安全
	11. 开放型放射工作单位的卫生防护要求	11. 名词术语的定义和解释	11. 应急照射情况的干预
	附录 6 个	附录 11 个	12. 持续照射情况的干预
			附录 9 个

第二节 放射防护标准体系的主要内容

人类受到的照射可区分为两种情况，一种是由实践活动引起的照射，如从事放射性操作的职业人员；另一种是已存在的照射，如天然存在的放射性对人类的照射。

辐射实践引起的照射可分为职业照射（occupational exposure）、医疗照射（medical exposure）和公众照射（public exposure）。从事放射性职业活动受到的照射称为职业照射；患者诊疗过程受到的照射称为医疗照射，公众成员除了职业及医疗照射以外的其他照射统称为公众照射，天然照射是公众受到的最大电离辐射来源，它是不可避免的照射。

在辐射技术给人类带来的巨大利益的同时，辐射也给人体带来了潜在损伤效应，有些伤害是不可逆转的，电离辐射作用于人体后，其能量传递给机体的分子、细胞、组织和器官所造成的形态和功能的后果，称为辐射生物效应。辐射效应有多种分类方式，按其作用机制可分为随机性效应和确定性效应，辐射诱发的确定性效应有阈值剂量，人体器官和组织受到的剂量达到阈值剂量时，必然出现确定性效应，低于这个阈值剂量确定性效应就不会发生，只要把受照射剂量保持在器官或组织相应阈值剂量以下，就完全可以避免有害的确定性效应的发生，把确定性效应的发生概率降低到零。

与确定性效应不同，随机性效应不能完全被避免，因为在小剂量和低剂量率照射条件下，随机性效应发生的概率（非严重程度）随着受照射剂量的增加而增大，随机性效应没有阈值，只能在放射防护方面采取有效的措施或方法把随机性效应的发生概率限制到可以接受的水平。

放射防护的目的就是在不过分限制对人类产生照射的有益实践基础上，有效地保护人类健康，防止有害的确定性效应的发生，并将随机性效应的发生率降低到可接受的水平，以推动合理地应用防护手段来降低辐射带来的伤害。

为了实现放射防护目的，对于实践活动引起的照射提出了放射防护的三项基本原则：①辐射实践的正当化；②放射防护的最优化；③个人剂量限值。这三项基本原则是相互关联的，在实践中不可偏废任何一项，它们构成了放射防护体系的主体，ICRP 还提出了对潜在照射和已存在照射的干预措施。

一、放射防护标准体系的相关概念

（一）实践和干预

在人类活动中增加照射或辐射危险的活动称为实践（practice），为减少照射活动而采取的行动称为干预（intervention）。实践包括放射源的生产和辐射或放射性物质在医学、工业、农业或教学与科研中的应用，包括与涉及或可能涉及辐射或放射性物质照射的应用有关的各种活动；核能的产生包括核燃料循环中涉及或可能涉及辐射或放射性物质照射的各种活动等。

干预与实践不同，干预的目的是改善已存在的状况而不是去控制一个新的情况，如果减小的照射和降低危害抵消了干预行动付出的代价及社会负面影响，这种干预被认为是正当的。例如，2005年，我国《放射诊疗管理规定》规定的"不得将 X 射线胸部检查列入婴幼儿及少年儿童体检的常规项目"就是对医疗照射的干预。

干预的要求：①拟提出的干预应利大于害，即由干预降低剂量所减少的危害对于干预的代价（包括社会代价）和带来的损害相比是足够值得的。②干预的形式、规模和时间应选取使减少剂量的净利益最大方案，即降低剂量的利益减去干预的代价，能合理地做到尽可能大。

干预行动必须对可能危害与该防护行动的代价相互权衡，以使该防护行动所获得的净利益为最大，即采取的干预行动必须进行最优化分析，应急情况下接受的预期剂量有可能接近确定性效应的阈值，如果采用了最优化分析，这种干预也被认为是正当的，对应急工作中的职业照射，往往需要立即采取控制事故和紧急抢救的补救行动，允许暂时放松职业照射限值，但紧急状态过去后，就应恢复按实践的职业照射限值来控制。

（二）潜在照射

潜在照射（potential exposure）指在一定程度上能够预见而不一定发生的照射，如核电站周围的居民就可能受到潜在照射，潜在照射是相对于正常照射而言的，属于放射源事故概率事件，常出现于意外情况或事故，在最优化分析中应将潜在照射考虑在内，ICRP 第 73 号出版物将年发生概率小于 1 的照射也归在潜在照射的范畴。

减少潜在照射概率的措施称为预防（prevention），降低剂量大小或严重程度的措施称为缓减（mitigation）；潜在照射发生前的防护对策是预防和减缓，尽管发生事故概率的不确定度较大，但合乎安全原理的设计都可以有把握地大幅度降低导致严重事故的概率，通常潜在照射的发生概率和剂量大小都可在一定程度上加以控制，为达到高度安全多采用设置多重可靠屏障的纵深防御（defence in depth）办法。

（三）剂量约束

剂量约束（dose constraint）是针对某一个受控源可能的个人剂量而确定的一个限制性量值，它是辐射源对个人剂量所规定的一种上限值，用于辐射源防护与安全最优化时的约束。剂量约束是与辐射源相关的参数，它不是剂量限值，也不是指令性管理限值，剂量约束值是考核实践活动是否达到良好要求的最低标志。

由于实践正当化和防护最优化涉及辐射源的使用和安全防护，它们直接与辐射源相关，而个人剂量限值涉及的是受控源职业和公众个人的受照射剂量，所以个人剂量限值与人相关。剂量约束是对所考虑的受控源安全防护最优化的约束条件，对于职业照射，剂量约束是一种与受控源相关的个人剂量数值，是限制最优化过程中所考虑的剂量选择范围。

对于公众照射，剂量约束是公众成员由受控源计划运行中受到年照射剂量的上限，每个受控源的剂量约束值都应当保证关键人群组的剂量之和不超出公众人员的剂量限值。在医疗照射中，除了医学研究中的自愿受照者或在医疗照射中自愿照顾患者的受照者以外，由执业医务人员施加给患者或受检查者的辐射照射的剂量约束，被称为医疗照射的指导水平。

（四）个人剂量限值

对受控源实践中个人受到的有效剂量或当量剂量不得超过的数值称为个人剂量限值，个人剂量限值是与个人相关的，不超过该限值就可以保证个人接受的照射不会发生确定性效应，但对随机性效应只保证限制在可以接受的水平，不能保证随机性效应不发生。

个人剂量限值是不可接受剂量范围的下限，它不是"安全"与"危险"之间的一条分界线，也不能看作防护体系严格程度的唯一度量。个人剂量限值只适用于可控源或实践，不适用于事故照射、正常的天然辐射照射、室内氡照射等已存在的照射。对于公众照射的剂量限值仅能用于人类可合理控制的辐射源；对于医疗照射，受照射本人直接享受利益，因此不适用于剂量限值，我国规定的个人剂量限值列于表 9-6 中。

表 9-6　基本标准规定的剂量限值（mSv/年）

	职业工作人员	学生	公众
有效剂量	任何 1 年中有效剂量为 50 连续 5 年均值为 20	6	1
眼晶状体	150	50	15
皮肤	500	150	50
手和足	500	150	暂无规定

注：基本标准还规定了运输中装有放射性物质的容器，其污染表面的导出限值为 α 放射性物质<3.7×10^{-1}Bq/cm^2；β 放射性物质<3.7×100Bq/cm^2

二、我国放射防护标准的具体要求

我国《电离辐射防护与辐射源安全基本标准》（GB 18871—2002）由国家质量监督检验检疫总局批准，于 2003 年 4 月 1 日实施，该标准等效地采用了国际标准的技术内容，是我国现行放射防护标准，属于我国电离放射防护领域的强制性安全标准，从内容上看，它大体包括两部分：行为准则和剂量限值。行为准则包括在放射源开发、应用实践活动中人们应当负的责任和应当遵守的规则及要求，剂量限值是在实践中对职业照射人员个人和公众成员个人规定的不能超过的受照射剂量的数值。

（一）放射性工作场所及工作条件

1. 放射性工作场所　指操作一定量的放射性物质或使用电离辐射装置的工作场所，符合下列条件之一的场所称为放射工作场所。

（1）操作放射性物质的比活度大于 7×10^4Bq/kg，且每日等效最大操作量在表 9-6 所列值范围。

（2）操作带有放射性物质的仪器、仪表或产生电离辐射的设备装置，其放射性活度大于密封源的每日等效最大操作量；或不加任何防护措施，放射源表面的当量剂量率高于 0.04mSv/h；或工作位置的当量剂量率高于 2.5μSv/h；或间断性工作的年有效剂量高于 5mSv。

（3）使用电子直线加速器和操作产生电子束的装置，其电子束能量大于 5keV，且工作位置的当量剂量率符合第 2 条所列的数值。

（4）在满足一般卫生的防护条件下，工作场所空气中放射性物质的浓度大于放射工作场所中导出空气浓度的 1/10。

工作场所放射防护检测包括射线机房内、外环境辐射场的检测：其目的是估算和控制职业放射性工作人和公众所受辐射剂量，检测过程主要包括检测计划的制订、测量具体实施、测量结果的解释。

2. 放射防护检测　必须根据拟检测的放射工作场所的辐射类型、辐射强度、辐射场分布情况，以辐射防护原则为基础，充分考虑到辐射防护的要求而制订检测计划。检测的范围和要求应依据放射工作实践和场所设施的性质与规模而定。通过检测得到以下几方面的信息：

（1）确认有关工作场所环境的安全状况，控制工场所和环境安全状况的措施、方法是否适当。

（2）确认操作工艺的改变是否已经改善了工作场所的放射工作条件。

（3）通过检测能够估算人员可能受到的照射剂量，以证明工作条件是否符合放射防护安全要求。

（4）应用收集到的个人监测数据、工作场所放射防护检测数据可以评价工作场所、操作规程或防护屏蔽设计中存在的优缺点，从而有利于进一步改进安全状况。

（5）正确的检测结果可以使工作人员知道所处工作场所的辐射场分布情况，从而清楚会何时、在何处受到多大照射剂量的信息，以促使工作人员自己设法降低受照辐射剂量。

（6）为估算事故性照射剂量提供依据。

（7）检测数据还可作为个人监测数据缺失情况下的一种补救措施，并可用于流行病学调查等用途。

《放射诊疗管理规定》中明确要求医疗机构应当定期对放射诊疗工作场所和防护设施进行放射防护检测。保证辐射水平符合相关规定或者标准。放射诊疗工作场所内、外环境辐射场的防护检测分为放射诊疗设备及其机房的检测。主要检测内容是放射诊疗设备泄漏辐射、机房内散射辐射及机房外泄漏辐射。通过检测可以发现潜在危险区，从而采取必要的防护措施。使之达到有关放射卫生防护规定的要求。为改善防护条件，可以预先估算处于该场所的人员在特定时间内的受照射量。减少和控制受照者的照射剂量和改进屏蔽设计提供有价值的信息。

放射诊疗工作场所的辐射是一种预防性检测。通过检测员工工作场所内、外环境的照射率或剂量率发现潜在危险区，从而告诫有关人员尽可能避开危险区域，为改善防护条件提供依据。

（二）基本标准的剂量限值

基本标准规定了放射性工作人员和公众的个人剂量限值，剂量限值是我国制订各类应用性放射安全标准（或导出限值）的基础。例如，依据该限值可以推导出食品、饮用水、空气等放射性核素的限制性浓度及表面污染限值等，在不超过规定的导出限值下从事放射性操作，这些工作人员一年接受的辐射累积剂量就不会超出表9-6的规定的剂量限值。

《电离辐射防护与辐射源安全基本标准》（GB 18871—2002）对豁免做了具体规定，放射性豁免指未被排除但已正当使用的放射源或实践，不会危及工作人员或公众成员的健康和生命财产安全，它们符合国家审管部门规定的豁免条款，并基于有关法人的申请或者国家审管部门的主动提议，准予它们部分或全部免于执行有关放射防护法规和标准中规定的控制和管理要求。例如，消费品中的电视机、电脑显示屏、离子感烟火灾报警器等，这些消费品或含有微量放射性核素或产生少量X射线，但这些物品是由审管部门批准销售的，属于豁免范畴。

我国规定豁免的实践或放射源应使任何公众成员一年内所受的有效剂量预计不大于 $10\mu Sv$ 量级，一年内所引起的集体有效剂量不大于约 $1Sv/$人，或防护的最优化评价表明豁免是最优选择，对于被认为不正当的实践不得予以豁免。

（三）医疗照射的剂量约束

基本标准对于医疗照射制订了供执业医师使用的医疗照射指导水平，它们包括典型成年受检者X射线摄影或透视的剂量指导水平、X射线及CT检查的剂量指导水平、乳腺X射线摄影的剂量指导水平、各种核医学诊断中的活度指导水平。

基本标准要求临床核医学注射或服用放射性药物的患者应有专用厕所,对其排泄物实施统一收集和管理，储存10个半衰期后排入下水道系统。池内沉渣如难以排出，可进行酸化，促进排入下水道系统；摄入 ^{131}I 患者的排泄物处理，必须同时加入 NaOH 或 10%KI 溶液，然后密闭存放等待处理；接受放射性核素治疗的患者应在其体内的放射性物质活度降至一定水平后才能出院，如 ^{131}I

治疗要求体内放射性活度低于 400MBq 才能出院，以控制其家庭与公众成员可能受到的照射，必要时应向患者提供有关与其他人员接触时的放射防护措施的书面指导。

对慰问及探视人员的剂量约束值，国家规定成年人<5mSv；儿童<15mSv。

（四）国民的安全文化素养

安全文化素养（safety culture）是国际核安全机构在"切尔诺贝利事件"中首次提出的，安全文化素养指单位和个人所具有的特性和态度的总和。它要求建立一种高于一切的观念，使防护与安全问题由于其重要性而保证得到应有的重视。安全文化素养既包括接触放射线（核素）的操作者个人，又包括上层管理人员，它既是态度问题，又是体制问题；既和单位有关，又和个人有关，同时还涉及处置所有放射防护和安全问题时所应该具有的正确理解能力和应该采取的正确行动。所以，应重视培植和保持良好的安全文化素养，放射工作人员要经过安全培训持证上岗，操作中鼓励对防护与安全事宜采取深思、探究和虚心学习的态度，反对故步自封，制订将防护安全视为高于一切的方针和程序，及时查清和纠正存在的问题，明确防护安全的决策权责关系，建立有效的通信渠道，保证防护与安全信息在注册者和许可证持有者各级部门畅通。

三、电离辐射标志与警告标志

标志或标识指以单纯、显著、易识别的物象、图形或文字符号作为直观语言来表明事物特征的一种符号；它的特点是易于识别和显示事物自身特征，并能标示事物间不同意义及区别与归属。标识电离辐射特征的符号有 3 种表示方法：电离辐射标志、电离辐射警告标志和电离辐射补充标志，具体见图 9-2。

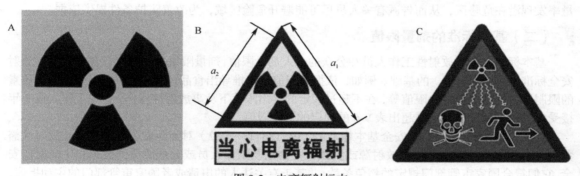

图 9-2　电离辐射标志

A. 电离辐射标志；B. 电离辐射警告标志；C. 电离辐射补充标志

电离辐射标志（ionizing-radiation warning symbol）的基本样式是"三叶草标志"，它是经典的放射性标志，学名"电离辐射标志（ionizing radiation symbol）"，又称"三叶草标志（trefoil sign）"（图 9-2A）。

在"三叶草"标志的外面加上正三角形边框称为电离辐射警告标志（图 9-2B），以提醒人们周围存在着放射性，警告标志的含义是使人们注意可能发生放射性的危险，它的背景规定为黄色，等边三角形边框及电离辐射标志图形均为黑色。我国《安全标志》（GB 2894—1996）和《安全标志使用导则》（GB 16179—1996）规定，在电离辐射标志的下方还要加注"当心电离辐射"的黑色粗线体中文文字，等边三角形规定为外边 a_1=0.034L，内边 a_2=0.700a_1，L 为观察距离（是人们看到这个标志的距离，不在图上显示）。

2007 年 2 月 15 日，国际原子能机构（IAEA）和国际标准组织（ISO）共同公布电离辐射补充标志（图 9-2C），由放射线、人头颅骨、交叉股骨、跑动的人体 4 部分组成，按照 ISO 要求框在黑色三角型图案之中，标志的背景为红色，人头颅骨、交叉股骨、跑动的人体均为黑色，放射线为白色。它的目的是警示来自任何地点将受到放射源潜在危险的人们"已经接近了危险的边缘，勿打开、勿靠近"，迅速远离该区域。

【思考题】

一、名词解释

1. 实践和干预
2. 潜在照射
3. 剂量约束
4. 个人剂量限值

二、单项选择题

1. 我国规定任何放射工作人员连续 5 年的平均有效剂量限值为（　　　）
   A. 50 mSv/年　　　　B. 20 mSv/年　　　　C. 6 mSv/年　　　　D. 1 mSv/年

2. 我国规定 16～18 岁涉及辐射的学生年有效剂量限值为（　　　）
   A. 50 mSv/年　　　　B. 20 mSv/年　　　　C. 6 mSv/年　　　　D. 1 mSv/年

3. 基本标准要求临床核医学注射或服用放射性药物的患者应有专用厕所，对其排泄物实施统一收集和管理，储存（　　　）个半衰期后排入下水道系统。
   A. 1　　　　　　　　B. 2　　　　　　　　C. 5　　　　　　　　D. 10

4. 电离辐射的警告标志的基本样式是在正三角形边框内放入（　　　）的符号
   A. 三叶草　　　　　　B. 扇形　　　　　　C. 三个花瓣　　　　D. 菱形

5. 我国规定职业工作人员眼晶状体的剂量限值为（　　　）
   A. 150 mSv/年　　　　B. 20 mSv/年　　　　C. 50mSv/年　　　　D. 100 mSv/年

6. 我国规定职业工作人员皮肤的剂量限值为（　　　）
   A. 150 mSv/年　　　　B. 500 mSv/年　　　　C. 50mSv/年　　　　D. 100 mSv/年

三、多项选择题

1. ISO 确认的辐射安全与防护机构有（　　　）
   A. IAEA　　　　　　B. ICRP　　　　　　C. ICRU　　　　　　D. WHO

2. 放射防护标准的范围包括以下方面（　　　）
   A. 放射卫生基础标准
   B. 电离辐射的卫生防护标准
   C. 核设施及其场所的卫生防护标准
   D. 放射性同位素和射线装置的卫生防护标准

3. 辐射实践引起的照射可分为（　　　）
   A. 职业照射　　　　　B. 医疗照射　　　　C. 公众照射　　　　D. 天然照射

4. 放射防护的三项基本原则包括（　　　）
   A. 辐射实践的正当化　　　　　　　　B. 放射防护的最优化
   C. 个人剂量限值　　　　　　　　　　D. 防止有害的确定性效应的发生

5. 标识电离辐射特征的符号有哪些（　　　）
   A. 电离辐射标志　　　　　　　　　　B. 电离辐射警告标志
   C. 电离辐射补充标志　　　　　　　　D. 电离辐射防护标志

6. 放射危险警告补充标志由哪些部分组成（　　　）
   A. 放射线　　　　　　B. 人头颅骨　　　　C. 交叉股骨　　　　D. 跑动的人体

四、简答题

1. ICRP 的全称及宗旨是什么？
2. 我国放射防护标准对放射性工作场所有何具体要求？

第十章 辐射剂量的监测和职业防护的监督

【教学大纲】

掌握内容：辐射防护监测的一般原则；

熟悉内容：熟练掌握职业防护的监督与防护知识培训。

了解内容：辐射事故的管理。

第一节 辐射防护监测的一般原则

在剂量限值制度中,剂量当量及其有关的量为评价不同类型辐射对人体所造成的损伤提供了同一尺度,因此,为了达到满意的安全工作条件所进行的监测,其首要任务是提供必要的资料以便用表述基本限值的那些量来估算工作人员所受的平均剂量当量。然而,某组织或器官所受的平均剂量当量、放射性核素的摄入量和剂量当量实际上都是不能直接测出的,这就必须根据其他可以直接测量的量来进行估算。因此,必须根据一定的数学模型将测量结果和估算值定量地联系起来。

一、辐射防护监测的定义

辐射防护监测（radiation monitoring）是指为评价或控制电离辐射或放射性物质的照射,对放射量或污染所进行的测量及对测量结果的解释。

二、辐射防护监测的特点

1. 监测介质的放射性水平很低,要求监测仪器灵敏度高,测量中需要低水平放射性测量和微量分析技术。

2. 监测的对象复杂,有空气、水、生物、土壤、物品表面等,且干扰因素多,因此需要多种有关样品采集、处理、测量和分析的技术。

3. 分析测量样品多,且要求速度快,因此,有些情况下还需要配备自动监测和数据处理系统。

三、辐射防护监测的主要作用

1. 检验放射防护标准和有关规定及实施细则的执行情况。

2. 评价放射防护的效果,及时发现放射防护工作中的薄弱环节,防止事故发生,提高防护设施的效能和改善防护工作条件,以保护放射工作人员和诊治患者及居民的安全健康。

四、辐射防护监测的分类

1. 辐射防护监测大致可分为3类,即个人剂量监测、工作场所监测和工作场所外环境监测。

2. 依照监测目的的不同,个人剂量监测和工作场所监测又可分为常规监测、操作监测和特殊监测3种类型。

（1）常规监测是对工作场所放射水平和对职业照射人员个人受照射剂量以环境质量定期重复性监测,属于确认性监测。

（2）操作监测是为了提供与某一作业有关的资料而进行的。

（3）特殊监测是对已经发生或预计可能会发生异常照射的监测,可用于控制照射或潜在照射。

五、辐射防护监测的主要内容

辐射防护监测的主要内容项目划分如表 10-1 所示。

表 10-1　辐射防护监测的主要内容

辐射防护监测	工作项目
个人剂量监测	外照射监测
	皮肤污染监测
	体内污染监测
工作场所监测	外照射监测
	表面污染监测
	空气污染监测
工作场所外环境监测	外照射监测
	空气、水、食品、土壤放射性物质的含量监测

（一）个人剂量监测

个人剂量监测（personnel monitoring）是对个人实际所受剂量大小所做的监测，包括个人外照射剂量监测、皮肤污染监测和体内污染检测。个人剂量监测主要是对那些受照射有可能高于剂量当量限值 3/10 的人员进行的，其主要目的包括：

（1）控制工作人员的受照射剂量，使之达到合理的最低水平。

（2）通过个人剂量监测，查明防护工作的薄弱环节，以利于采取有效的改善措施。

（3）提供事故照射人体剂量的有关资料。

（4）个人剂量数据是研究辐射对人体危害的重要参考资料，也是制订和修改防护规定的重要依据。

我国《电离辐射防护与辐射源安全基本安全标准》（GB 18871—2002）中规定，注册者、许可证持有者和用人单位应负责安排工作人员的职业照射监测和评价。在可能的情况下，职业照射的评价应以个人剂量监测为基础。对于任何在控制区工作的工作人员，或有时进入控制区工作并可能受到显著职业照射的工作人员，或职业照射剂量可能大于 5mSv/年的工作人员，均应进行个人剂量监测（甲种工作条件）。对在监督区或偶尔进入控制区工作的工作人员，如果预计其职业照射剂量在 1~5mSv/年，则应尽可能进行个人剂量监测（乙种工作条件）。如果可能，对所有受到职业照射的人员均应进行个人剂量监测。但对于受照射剂量可能始终低于 1mSv/年的工作人员，则可不进行个人剂量监测。应根据工作场所辐射水平的高低与变化和潜在的照射的可能性与大小确定个人剂量监测的内容和周期。

个人剂量监测的基本手段通常是选用合适的个人剂量计，个人剂量计佩戴在身体表面有代表性的部位上，如胸部、头部、腹部或手与前臂，其测量结果应尽可能反映全身或局部组织所受的照射。佩戴个人剂量计进行常规监测时，一般测量在一段时间内的累积剂量，佩戴周期通常是 1 个月，最长不超过 3 个月。

个人剂量计种类很多，应根据辐射场的类型、能量、剂量范围和环境条件，选用合适的个人剂量计。对于 β、X、γ 辐射场，一般选用电离室型个人剂量计、胶片剂量计、热释光剂量计等；对于中子辐射场，一般选用阈探测器、核乳胶、固体径迹探测器、热释光中子剂量计等。对于在高剂量区域中操作人员的监测，要求剂量计能及时给出剂量值，并应有音响或灯光报警指示。在某些情况下，事故发生的瞬间，可能释放出大量的中子或 γ 射线，形成很强的中子或 γ 辐射场，因此要求工作人员佩戴高量程的剂量计。利用全身计数器测量人体内的感生放射性，可以确定受照者的全身所受的中子剂量。在大剂量照射情况下，染色体畸变分析对评价事故剂量，也是十分有意义的。

在常规监测中，ICRP 建议用一种简化的方法评价器官剂量的上限。如果采用个人剂量计能分别记录贯穿本领低的辐射（如β射线）的剂量和贯穿辐射（如γ和中子）的剂量，在辐射场均匀的条件下，剂量计的位置被看成是整个体表的代表。在辐射场不均匀的条件下，人员可佩戴多个剂量计，每个剂量计的累积剂量，表示佩戴处的体表剂量。把剂量计记录的总剂量看成是皮肤的受照射剂量，而把记录的贯穿辐射的剂量作为覆盖组织（即皮下组织或器官）的剂量。用上述评价方法估计个人所受的剂量当量上限，足以满足常规个人监测的需要。但要注意有两种情况例外，一种情况是辐射场极不均匀，大部分是由窄束辐射组成，如中子发生器、各种加速器发射的粒子束，这时个人剂量计难以反映出真实的体表剂量，必须借助于工作场所的监测结果。另一种情况是在一般事故监测进行评价时，为了估算人体内组织和器官剂量，除知道体表剂量外，还应知道辐射的能谱和受照者对辐射的朝向。对于重大事故剂量进行评价时，除了个人剂量计的资料及进一步了解器官的受照射剂量外，必要时要求重建辐射现场，通过模拟实验确定器官的剂量。将估算出的内外照射个人有效剂量相加，最后得出一个总有效剂量，以与个人年有效剂量限值相比较。

1. 个人外照射剂量监测　是指用工作人员佩戴的个人剂量计进行的测量及对测量结果的解释和分析，其主要目的在于评价、记录及控制工作人员接受的剂量当量数值；或当事故发生时，测出并估算受照人员所受的剂量。就监测的辐射类型而言，个人外照射剂量监测有β射线、X射线、γ射线和中子个人剂量的监测。

个人外照射剂量监测计的性能应满足以下要求：

（1）有足够的灵敏度和尽可能低的能量探测阈，使得个人所受的不同种类、不同能量辐射的照射剂量都能记录下来。

（2）有合适的量程，一般要求量程的累积剂量为0.1～10mGy。

（3）体积小、重量轻、机械性能好，有良好的能量响应，方向依赖小。

（4）仪器读数稳定，有一定的准确度，测量误差在20%以下。

2. 皮肤污染监测　皮肤污染是人体受到外照射的来源之一，同时污染皮肤的放射性物质可能转移到人体内造成内照射。

皮肤表面污染的测定一般可用表面污染监测仪，其测量结果用皮肤表面污染的导出限值进行评价。如果污染不超过这些限值，一般不必估计它所引起的辐射剂量；如果难以去除或初始水平很高，就需要对剂量当量做出某些估算，尽管这种估算一般是不精确的。若估算的剂量当量值已超过相应限值的1/10，则应将它记入个人的剂量档案。

3. 体内污染监测

（1）一般需要进行体内污染监测的是从事下列操作的工作人员

1）接触大量放射性气态挥发物质、操作含氚及其化合物的发光材料。

2）从事大量放射性核素的生产。

3）从事铀、钍等放射性元素的处理。

当工作人员可能已经发生摄入大量放射性物质时，或者怀疑工作人员可能摄入大量放射性物质时应该进行特殊监测。

（2）体内污染监测的方法有3种

1）通过体外测量来估算体内或组织内的放射性核素的积存量。

2）生物检验，即测量工作人员的尿液、粪便、呼出气体、毛发等样品的放射性，据此估算出放射性物质在体内或组织内的积存量。

3）直接测量全身、肺或甲状腺中的放射性含量，而且它是估算发射γ射线核素在体内污染的一种最合适的方法。

体内污染个人监测的测量仪器一般用全身或局部计数器。

体内污染个人监测的频度主要取决于摄入放射性物质在体内的滞留时间和探测器的灵敏度。关于评价个人体内污染监测的结果，需要建立一种模式，以便能够把体内污染监测中测量的量同相应的次级限值联系起来。

4. 个人剂量监测结果的评价　除事故个人剂量监测以外，无论常规个人剂量监测还是特殊监测，基本的目的是控制个人接受有效剂量当量在年有效剂量限值以下。

（1）职业照射剂量限值（dose limit for occupational exposure）：是指根据《电离辐射防护与辐射源安全基本标准》（GB 18871—2002）的有关规定，应对任何工作人员的职业照射水平进行控制，使之不超过规定限值。

任何放射工作人员，在正常情况下的职业照射水平不应超过以下限值：

1）连续 5 年内年均有效剂量：20mSv。

2）任何一年中的有效剂量：50mSv。

3）眼晶状体的年当量剂量：150mSv。

4）四肢（手和脚）或皮肤的年当量剂量：150mSv。

（2）个人剂量监测结果的评价方法：当个人剂量监测值低于年当量剂量限值时，其监测结果可直接用作年当量剂量进行评价；当个人剂量监测值等于或大于年当量剂量限值时，要记录受照射条件，再按评价的需要做进一步处理。

用个人剂量监测的数据正确评价个人所受的有效剂量当量，通常很复杂也难以做到。这是由于一般情况下个人剂量计所记录的剂量，只表示体表剂量，并不反映出器官和组织有受照射剂量。实际上，个体的器官或组织的受照射剂量与辐射源之间有着复杂的关系，它不仅与辐射的种类、能量有关，还与人的受照部位、面积、人对辐射源的朝向、个人剂量计的佩戴方式有关。

（3）个人剂量监测结果的基本评价原则

1）当放射工作人员的年受照射剂量小于 5mSv 时，只需要记录个人监测的剂量结果。

2）当放射工作人员的年受照射剂量达到并超过 5mSv 时，除应记录个人监测结果外，还应进行进一步调查。

3）当放射工作人员的年受照射剂量大于 20mSv 时，除记录个人监测结果外，还应估算人员主要受照射器官或组织的当量剂量，必要时还需要估算人员的有效剂量，以进行安全评价，并查明原因，改进防护措施。

但在实际工作中，个人外照射剂量监测是在比一年短得多的时间内进行。为了保证工作人员的安全，进行具体评价时仍可用调查水平的概念。由于调查水平是单项的测量结果，而不是针对一年的累积剂量当量而言，故用年剂量当量限值的 3～10 的某一分数来制订。这个分数等于一次个人剂量监测所覆盖的时刻与全年额定工作时间之比。例如，相当于两周全身外照射水平为 3/10×2/50×50mSv=0.6mSv。考虑到实际容许的测量误差，ICRP 对全身贯穿辐射的调查水平定得低些，即相当于半个月、1 个月或 3 个月的调查水平分别为 0.5mSv、1mSv 和 3mSv，而把相应上述情况下的年剂量当量限值的 1/10 作为记录水平并记录存档，供以后剂量评价参考。对于特殊情况下的个人剂量监测，ICRP 建议以年剂量限值的 1/20 作为调查水平。

（二）工作场所监测

工作场所监测（workplace monitoring）是为工作人员提供工作环境和与其从事的操作规程有关的辐射水平的数据而进行的监测。一般情况下，工作场所的监测包括工作场所 β、γ 射线和中子的外照射水平监测、工作场所的表面污染监测和空气污染监测。特殊监测也应进行包括上述内容的监测。

工作场所监测的目的主要包括：

（1）确认工作环境的安全程度，及时发现辐射安全上的问题和隐患。

（2）评估工作场所的辐射状况，审查控制区和监督区的划分是否得当。

（3）鉴定操作程序及辐射防护大纲的效能是否符合规定要求。

（4）估计个人剂量的上限，为制订个人监测计划提供依据。

（5）为辐射防护管理提供依据，也可为医学诊断提供参考资料。

1. 工作场所外照射监测　任何新的辐射装置交付使用之前或现有装置发生任何改变以后，都需要对工作场所进行综合的引起外照射辐射场的监测，以便为制订常规监测方案提供依据。常规监测的频度取决于辐射环境的预期变化。若辐射场比较稳定，则很少需要对工作场所进行常规监测。假若工作场所的辐射场容易变化，但变化缓慢，且不甚严重，则只需要进行周期性的检查便能充分反映出辐射水平的变化。如果辐射场变化速度较快，而且变化的严重程度又无法预料，那么就需要有一个报警系统，安置在工作场所，或由工作人员佩戴。

工作场所外照射监测的任务是测定放射工作人员所在的位置及非放射工作人员位置的辐射水平，如照射率、吸收剂量率等，进而来判断放射工作人员和非放射工作人员所处的安全程度；检验防护设施的防护效果从而发现问题（如屏蔽缺陷等）。所以它的目的是一种安全防护措施，可以预告在工作场所某处工作可能受到的剂量，或在一预知受照的情况下，允许工作的时间，从而来防止人员超剂量照射事故的发生，而不是测量工作人员的受照射剂量。

工作场所外照射监测所用的仪器通常选择一些便于携带、直接读数的测量照射量率或吸收剂量率的仪器，如电离室巡测计、半导体探测器等。对于固定式监测仪的要求是当辐射水平超过预定值时能自动发出信号报警。为了使测量的值能反映环境的实际水平，应根据辐射的种类、能量、强度选取合适的监测仪器，如测量低能 X 线的照射率时，由于 X 射线的能量低，故应该选择能量响应好、前窗薄、能测量低能光子 X 射线剂量仪；如果测中子剂量，可以选取组织等效雷姆剂量仪等。

在实际具体工作中，通常用监测数据来评价设备及辐射源的屏蔽性能，但很难用来评价工作人员实际所受剂量的大小，这是由于放射工作人员所处的辐射场并不是均匀的，使得接受的剂量率、受照部位随活动的空间和时间而改变，所以很难根据环境辐射场的情况来严格区分和确定放射工作人员组织或器官所受的剂量。

2. 工作场所表面污染监测

（1）主要目的包括：

1）防止污染扩散。

2）检查污染控制是否失效或是否违反操作规程。

3）把表面污染限制在一定的水平内，以防止工作人员受到过量照射，从而为制订个人监测方案、空气污染监测方案及操作规程提供资料。

放射性物质表面污染按辐射的类型可分为 α、β 和 γ 放射性污染。对于可能出现放射性物质缓慢泄漏的工作场所，可以通过检查拖布、吸尘器的过滤袋、控制区出口的工作鞋、手套及衣服等表面的污染水平来实现；对于容易发生放射性污染的场所，为防止工作人员把大量放射性物质带出工作区，必须在更衣室和工作区出口处设置污染监测仪，以便有可能探测出污染事故。

放射性表面污染的监测结果，往往是评定包封容器完好程度和工作场所辐射防护条件优劣的重要手段之一。同时，通过对各种物体表面、人的体表和衣服等进行放射性活度的测量，来判断是否被放射性物质污染及污染的程度，以便及时采取去污措施，寻找和消除污染的原因。另外，放射性表面污染监测可为个人剂量监测和工作场所监测提供有关资料，其主要的目的将是表面污染限制在国家规定的控制水平以下，防止放射工作人员受到内照射的危害。

除常规的放射性表面污染监测外，一旦发现工作场所空气中放射性物质的浓度有所升高，就要及时对设备、地面和工作人员进行表面污染监测，以便及时发现并消除污染源。

（2）放射性表面污染的监测通常采用直接监测法和间接监测法：

1）直接监测法：是通过测量 α 或 β 射线的强度来确定污染表面的放射活度，常用 α、β 探测器进行测量。

2）间接监测法：是先对污染表面进行擦拭取样，然后再对样品进行测量，取样分干法擦拭取样和湿法擦拭取样两种，擦拭取样只能用于监测放射性物质的松散表面污染。

表面污染水平和工作人员的受照射剂量之间关系十分复杂，目前有关表面污染的导出限值多少带有某种程度的任意性。为了评价表面污染的测量结果，必须把他们与表面污染的导出限值联系起来，如果工作场所的表面污染水平比相应的导出限值低或低很多，那么就可以认为没有必要再进行其他形式的污染监测。

3. 工作场所空气污染监测　在操作大量放射性物质或工作场所存在严重污染的场合，应该对空气污染进行监测，借以了解空气污染情况及某些情况下用以估计工作人员可能吸入的放射性物质的数量。最普通的空气污染监测的方式是空气取样器，取样器一般放在能代表工作人员呼吸带的位置上。为了探测意外的空气污染，可能有必要设置连续监测装置，连续地进行取样和测量，并且浓度一旦超过预定值，即发出报警信号。

空气污染监测包括空气中放射性气溶胶测量和放射性气体测量两个方面。

（1）放射性气溶胶测量：放射性气溶胶在空气中的导出浓度很低，因此，通常采用浓集法收集气溶胶。为了测量人工放射性核素的污染，必须把天然放射性核素和人工放射性核素区分开来。为此，目前采用的方法有：①衰变法；②能量甄别法；③假符合法；④α/β值法。其中，衰变法最容易实现，应用也较广泛。

（2）放射性气体测量：加速器机房、反应堆及其周围的空气，由于中子活化会产生放射性气体，因此要监测空气中放射性气体的浓度。放射性气体的测量方法，应根据放射性气体的物理-化学性质决定。

（三）工作场所外环境监测

环境监测是保护环境的重要一环，它既是评价放射性工作对环境影响的依据，又可及时发现事故和隐患。环境监测内容主要包括贯穿辐射及放射性物质对人体产生的辐射剂量，放射性物质对环境介质造成的污染程度。针对核与辐射设施的运行时间顺序，环境监测可分为运行前的环境放射性本底调查、运行中的常规监测和事故情况下的应急监测。

1. 环境放射性本底调查　环境放射性本底调查主要是为了了解核装置运行前周围有害物质的本底水平及它的变化规律，为评价装置运行后对周围环境的影响提供依据。环境监测是在较高的背景下去探查小的附加增量，而环境中较高的放射性背景值主要是天然放射性的贡献。此外，人工放射性核素残留物对环境监测同样产生影响，因此，监测人员不仅要了解天然放射性的来源与水平，还需要知晓人工放射性的来源与水平。

运行前环境放射性本底调查的内容除要调查与核装置设计有关的资料外，对核装置周围的自然环境及社会情况（如居民分布、饮食习惯和"三废"排放情况）等也要做详细调查。环境本底调查的对象主要是环境空气、水、土壤、沉降物和食品等。调查的有害物质包括各种放射性核素种类、浓度、γ辐射场与核装置有关的非放射性物质。针对那些会产生人工放射性核素设施的本底调查，对残余的 Sr 和 Cs 等放射性核素的调查仍是必须关注的环境本底调查，所用的测量方法和仪器设备应具有足够的灵敏度，以保证能够较精确地测量出环境中有害物质的本底水平。核设施运行前放射性水平调查至少要调查运行前连续 2 年的资料，要了解一年内放射性本底的变化情况及年度间的可能变化范围。所采的样品应予以保留以备后用。环境监测中，本底资料是评价常规监测结果的重要依据。

2. 常规监测　其目的主要包括：

（1）了解辐射装置运行中对周围环境的污染程度、污染规律和污染趋向。

（2）估算公众中个人所受剂量当量负担和集体剂量当量负担，评价由于污染可能带来的危害和深远影响。

（3）检验"三废"治理效能，并为改进"三废"治理措施提供科学依据。

3. 应急监测　事故情况下应急监测的目的主要包括：

（1）及时发现有害物质的事故排放量。

（2）迅速获得有关环境污染范围和程度的资料，以便采取应急措施，减少事故危害，估算公众接受的剂量，评价事故对环境和公众的危害。

（3）获取有害排除物质在环境中消散、转移的科学资料。

4. 环境质量评价　是环境保护工作的一个重要内容，同时又是环境管理工作的一个重要手段。环境质量评价是评价环境素质优劣的一个重要手段，其目的在于掌握环境质量变化的规律和鉴别各种环境因素在人类环境中所占的地位和作用，从而为治理"三废"、保护环境提供可靠依据。

一个核装置排放到环境中的放射性物质，对人们的照射途径是多种多样的，在这些途径中，必然有1个或2个途径对人体的照射比其他途径更重要，这样的照射途径称为关键途径。核装置排放到环境中的核素，也必然只有1种或2种核素通过关键途径对人体的危害，比其他核素更重要，这些核素称为关键核素。关键核素通过关键途径对公众产生的剂量当量也是不相同的，其中必有1组公众，由于他们的职业、生活习惯、居住位置、年龄等使他们所接受照射高于其他的公众组，这组公众称为关键居民组。因此，在进行环境质量评价时，必须考虑以上"三关键"。

评价放射性核素排入环境后对环境质量的影响，其主要内容是估算关键居民组中个人平均受到的有效剂量当量和剂量当量负担，并与相应的剂量限值比较，这就需要把放射性核素进入环境后使人体受照的各种途径用一些由合理假设构成的模式表征出来。

环境剂量估算的基本方法有浓集因子法和系统分析法两种。

第二节　辐射事故管理

虽然随着放射性同位素和射线技术在工业、农业、医疗卫生、科研和军事上的广泛应用，从国家各级管理部门到使用者个人都比较重视安全防护工作，但其在给人类带来了巨大的社会效应和经济利益的同时，也对人类造成了前所未有的危害，甚至引发灾难性的后果。从二战时期美国在日本原子弹的使用，到现在"脏弹事件"的威胁、核电站事故的发生等，各种放射突发事件对社会发展、公众心理等产生了不良的影响。因此，对放射突发事件的了解和应急处理是十分必要的。

一、放射事故的分类与分级

放射事故根据在不同应用领域的发生情况，可分为核突发事件、放射突发事件和核恐怖事件3种类型。

（1）核突发事件：是指核电站或其他核设施（如铀富集设施，铀、钍加工工厂与燃料制造设施、反应堆，核燃料后处理厂，放射性废物管理设施等）发生的意外事故，造成放射性物质外泄，致使工作人员、公众受到超过或相当于规定限值的照射，简称核事故，如"切尔诺贝利事件"。

（2）放射突发事件：是指放射性同位素丢失、被盗或者射线装置、放射性同位素失控而导致工作人员或者公众受到意外的、非自愿的异常照射，包括放射源事故与射线装置事故两类。

（3）核恐怖事件：可以由制造放射性扩散装置或袭击核设施或制造核武器而对公众或环境造成放射危害。目前，国际社会更加关注核安全问题。

1995年，公安部、卫生部联合发布了《放射事故管理规定》，将放射性事故分为3类：①人员受超剂量照射事故（表10-2）；②放射性物质污染事故；③丢失放射性物质事故（表10-3）。每类按事故后果的严重程度分为放射事件（又称零级事故）、一级事故、二级事故、三级事故共4个级别。

2001年，卫生部、公安部关发布的《放射事故管理规定》将放射性事故按人体受照射剂量或放射源活度分3级，分别是一般事故、严重事故和重大事故（表10-2，表10-3）。混合放射事故，按其中最高一级判定。

表 10-2　人员受超剂量照射事故分级

受照人员及部位	受照射剂量（Gy）		
	一般事故	严重事故	重大事故
放射工作人员			
全身	≥0.05	≥0.5	≥5
局部或单个器官	≥0.5	≥5	≥20
公众成员			
全身	≥0.005	≥0.05	≥1
局部或单个器官	≥0.05	≥0.5	≥10

注：（1）表中数值不包括天然本底照射及正常情况下的职业照射、公众照射和医疗照射所致剂量；对于放射性工作人员，表中数值包括处理放射性事故的计划照射所致剂量；

（2）表中所列各种剂量均指一次事故，从发生、处理到恢复正常的全过程所导致内外照射剂量之和；

（3）多种人员多部位受超剂量照射事故，级别按最高一级事故确定

表 10-3　丢失放射性物质事故分级

放射性物质形态	放射性活度（Bq）		
	一般事故	严重事故	重大事故
密封型	≥$4×10^6$	≥$4×10^8$	≥$4×10^{11}$
非密封型	≥$4×10^5$	≥$4×10^7$	≥$4×10^{10}$

注：表中各级值应乘以毒性级别修正因子 f

二、放射事故的处理原则

由于放射事故发生原因不同，涉及的对象和引起的后果千差万别，错综复杂，即便是同类型的事故，也会因天时、地利、人和等环境条件和社会因素的不同而表现各异，这样很难提出一个简单统一的通用处理方案。总体来说，放射性事故处理原则包括迅速报告原则，主动抢救原则，生命第一原则，科学施救、控制危险源、防止事故扩大原则，保护现场、收集证据原则。具体处理原则如下：

（1）控制或消除事故源，防止事故蔓延：根据事故发生的原因，迅速而果断地采取有效措施，控制事故的发生源，封闭现场，划出禁区，防止事故危害蔓延和造成更大的事故，当同时危及人员性命和贵重财产时，首先应抢救人员，而不是先抢救财产。

（2）处理及时，迅速采取相应的措施：事故处理得及时，既能减少经济损失，又可缩小影响并能减少辐射剂量。小事故不及时妥善处理，可能会导致严重后果；反之，一个大事故由于及时处理，损失和影响就可能较小。

（3）注意社会影响：放射事故无论其大小、损失如何，都会给工作人员及其附近居民造成精神和心理影响。所以，在处理放射事故的过程中，应本着实事求是的科学态度，所采取的措施和舆论宣传都要恰如其分，不应为了某一目的，而操之过急采取不慎重的行动，其结果只能扩大事故的范围与影响。例如，发生放射性污染事故时，不管对环境的影响程度如何就下令撤离居民；当一个小放射源丢失时，为及时追回，采取向群众盲目地大肆宣传辐射的危害和危险性等手段。这些做法都是不利的，往往是虽然处理了放射事故，但留下了其他后遗症。

做好处理事故中的剂量监测工作，做到在合理达到的范围内尽量减少照射，事故处理的每个成员都不得接受超应急照射限值的照射。

三、放射事故中的部门职责和事故报告

放射事故一旦发生，其后果往往较严重。除了引起人员直接伤亡外，还引起人们的恐惧心理。因此，必须做好放射突发事件的医学应急准备和响应工作，建立应急组织，制订应急计划，并做好应急准备，以应对发生的放射突发事件，最大限度地控制和减轻事故的可能危害，防止事态扩散，保护公众和环境。根据放射防护条例规定，县级以上卫生行政部门会同有关部门处理放射事故，省

级环保部门会同有关部门处理放射性环境污染事故。

根据中华人民共和国《放射事故管理规定》对放射事故实行分级管理和报告、立案制度的原则。发生或者发现放射事故的单位和个人，必须尽快向卫生行政部门、公安机关报告，最迟不得超过2h。放射事故报告卡由事故单位在24h内报出，造成环境放射性污染的还应当同时报告当地环境保护部门。县级卫生行政部门、公安机关在接到报告后，应当立即向有事故管辖权的市级卫生行政部门、公安机关报告。卫生行政部门、公安机关在接到严重事故或者重大事故报告后，应当在24h内逐级上报至卫生健康委员会及公安部。

第三节　职业防护的监督与防护知识培训

职业保健监督（health surveillance）是为保证工作人员参加工作时及参加工作后都能适应他们拟承担的工作任务而进行的医学监督。我国《电离辐射防护与辐射源安全基本标准》（GB 18871—2002）明确指出，注册者、许可证持有者和用人单位应依据审管部门制订的法规，安排相应的保健监护。保健监护内容应以职业医学的一般原则为基础，其目的是评价工作人员对于其预期工作的适任和持续适任的程度，即评价职工的健康状况，监护职工的健康状况，使之在开始就业时和在以后的工作期都能适应他们工作情况，提供原始健康状况的资料，以便在发生事故或职业病时做比较。

一、对放射性工作单位在职业保健方面的要求

根据我国在《放射工作人员的健康要求》（GBZ 98—2020）的规定，放射性工作单位不仅在工作环境方面要符合辐射防护的要求，并且在对职业人员的健康保护方面应该做到：

1. 确保所有的职业性人员都必须经过工作前的医学检查　以便使其适应完成特殊的任务。

（1）人体外形正常，不影响正常操作。

（2）正常的精神状态和稳定的情绪，正常的语言表达和书写能力，正常的神经系统功能。

（3）内科、外科和皮肤科检查正常，不影响正常操作。

（4）正常的听觉功能。

（5）正常的视力，矫正视力不应低于4.9，无红绿色盲。

（6）正常的造血功能，血细胞分析（静脉血仪器检测）各指标均在参考区间内（表10-4）。

表10-4　放射工作人员血细胞分析参考区间

性别	血红蛋白 （g/L）	红细胞数 （10^{12}g/L）	白细胞总数 （10^9g/L）	血小板数 （10^9g/L）
男	120～175	4.0～5.8	4.0～9.5	100～350
女	110～150	3.5～5.1	4.0～9.5	100～350

注：高原地区应参考当地参考区间

（7）甲状腺功能正常。

（8）外周血淋巴细胞染色体畸变率和微核率在本实验室正常参考值范围。

2. 不应从事放射工作的指征

（1）严重的视觉和（或）听力障碍。例如，伴有明显视力障碍的眼晶状体混浊或高度近视、色盲、立体感消失、耳聋等。

（2）严重和反复发作的疾病，使之丧失部分工作能力。例如，严重造血器官疾病、失代偿功能的慢性肺部疾病、未能控制的糖尿病、未能控制的癫痫和暴露部位的严重皮肤疾病等。

3. 放射工作的适任性评价

（1）放射工作的适任性评价，由授权的医疗机构具有资质的执业医师提出，可按《放射工作人

员健康要求及监护规范》（GBZ 98—2020）执行。

（2）放射工作的适任性判断分为以下内容：

1）可以从事放射工作。

2）可继续原放射工作。

3）暂时脱离放射工作。

4）在一定限制条件下可从事放射工作。例如，不可从事需要采取呼吸防护措施的放射工作，不可从事涉及非密封源操作的放射工作。

5）不宜从事放射工作而调整做其他非放射工作。

4. 放射工作人员的职业健康监护　主要包括职业健康检查和评价及职业健康监护档案管理等内容。职业健康检查包括上岗前、在岗期间、离岗时、受到应急照射或者事故照射时的健康检查，以及职业性放射性疾病患者和受到过量照射放射工作人员的医学随访观察。

5. 职业健康监护原则　放射工作人员的职业健康监护应以职业医学的一般原则为基础，主要目的是评价放射工作人员对于其预期工作的适任和持续适任的程度，并为事故照射的医学处理和职业病诊断提供健康本底资料。

6. 考虑到特殊工作条件下的特殊工作情况，可能需要由主管当局提出特殊的健康检查。这些检查不应当成为替代任何剂量监督的理由，也不能用以确定放射防护计划的效能。

7. 放射工作单位应当按照国家有关法规的要求，建立健全本单位放射工作人员的职业健康监护制度，保证职业健康监护工作的实施。放射性工作的单位必须建立职业性个人剂量、工作场所剂量监测结果和医学监护结果的记录档案，即剂量档案和健康档案。个人剂量评价和医学检查的结果，在职业性人员停止工作以后至少保存 30 年，或者保存到主管当局规定的期限。放射工作单位应当在收到职业健康检查报告的 7h 内，如实告知放射工作人员，并将检查结论记录在《放射工作人员证》中。

8. 批准的医生有权得到能影响职业性人员健康的资料，包括详细的职业史，这些资料对确定在职业性人员健康状况和评价工作场所的环境条件是有用的。

9. 放射工作单位对疑似职业性放射性疾病者，应当按规定期限向所在地卫生行政部门报告，并按照职业健康检查机构的要求，安排其进行职业性放射性疾病诊断或者医学观察。

二、对放射性职业人员的医学检查要求

对放射性职业人员医学检查的具体要求如下：

1. 放射性工作单位应当组织从事放射性工作的人员就业前的体检和就业后的定期体检，就业前及就业后的体检和受特殊照射人员的医学观察应当由主管放射卫生防护部门指定的医疗机构进行。

2. 上岗前职业健康检查

（1）放射工作人员上岗前，应当进行上岗前职业健康检查，符合放射工作人员健康标准的，方可参加相应的放射工作，对需要复查确定其放射工作适任性的，应当予以及时安排复查。

（2）放射工作单位不得安排未经上岗前职业健康检查或者不符合放射工作人员健康标准的人员从事放射工作。

（3）上岗前职业健康检查应评价工作人员的健康状况和对预期从事工作的适任性，还应确定哪些工作人员需要在工作过程中采取特别防护措施，应系统、仔细、准确地询问职业史和进行医学检查并详细记录，以便为上岗后定期健康检查或者事故健康检查提供基础信息。

（4）上岗前职业健康检查，需要复查时可根据复查要求增加相应的检查项目。

（5）在上岗前（和上岗后定期）职业健康检查中，需要考虑下列 3 种特殊情况：

1）如果工作需要穿戴呼吸防护装置，工作人员是否适宜。

2）如果工作涉及非密封源，患有严重皮肤病的工作人员是否适宜。

3）对从事放射工作存在心理障碍的工作人员是否适宜。

在确定是否适宜穿戴呼吸防护装置时，应进行肺功能检查。

对于患有皮肤病的工作人员，应根据所患皮肤病的性质、范围和发展情况及工作的性质，来判断其是否适宜。如果放射性活度水平较低，而且采取适当的预防措施（如遮盖住病灶表面），可不必排除患有这类皮肤病的工作人员从事涉及非密封源操作的工作。

对于存在心理障碍的工作人员，判断其适任性时，应特别考虑心理障碍的症状性偶发是否会对该工作人员本人或他人的安全构成威胁。

（6）上岗前职业健康检查中，对受检者的放射工作适任性意见，由主检医师提出下列意见之一：

1）可从事放射工作。

2）在一定限制条件下可从事放射工作（例如，不可从事需要采取呼吸防护措施的放射工作，不可从事涉及非密封源操作的放射工作）。

3）不应（或不宜）从事放射工作。

3. 在岗期间定期职业健康检查

（1）放射工作单位应当组织上岗后的放射工作人员定期进行职业健康检查。

（2）放射工作人员在岗期间职业健康检查的周期为1～2年，不得超过2年。

（3）在岗期间定期职业健康检查，如发现异常，应根据实际情况适当增加检查频度和必要的检查项目，需要复查时可根据复查要求增加相应的检查项目。从事放射工作后的情况，应记录：

1）从事放射工作的工种、起始时间、操作方式和工作量。

2）对放射工作的适任情况。

3）从事放射工作后，患过何种疾病及治疗、转归情况。

4）有无受到医疗照射、过量照射、应急照射、事故照射等情况。

5）上岗后至本次检查期间的累积受照射剂量。

（4）根据放射工作人员的职业史、医学史、症状及体征、放射工作类型、方式及靶器官的不同，在岗期间定期职业健康检查时应适当增加有针对性的检查项目。例如，疑有内污染可能，可根据放射性核素的理化性质和代谢特点进行相关的器官功能检查和核素测定；对于长期吸烟而且在粉尘和（或）放射性气体、微粒暴露环境作业的放射工作人员可进行痰细胞学检查；对于所受辐射照射或者其他危险因素超过相关限值的工作人员应安排特殊检查和评价。

（5）上岗后定期职业健康检查中，对受检者的放射工作适任性意见，由主检医师提出下列意见之一：

1）可继续原放射工作。

2）在一定限制条件下可从事放射工作（例如，不可从事需要采取呼吸防护措施的放射工作，不可从事涉及非密封源操作的放射工作）。

3）暂时脱离放射工作。

4）不宜再做放射工作而调整做其他非放射工作。

对于暂时脱离放射工作的人员，经复查符合放射工作人员健康标准的，主检医师应提出可返回原放射工作岗位的建议；放射工作单位对职业健康检查机构认定不宜继续从事放射工作的人员，应及时调离放射工作岗位，并安排合适的非放射工作岗位；对需要复查和医学观察的放射工作人员，应当及时予以安排。此外，放射工作单位不得安排孕妇参与核或放射应急处理和有可能造成职业性内照射的工作，哺乳期妇女在其哺乳期间应避免接受职业性内照射。

三、放射防护知识培训与管理

放射防护监督部门必须对放射工作人员进行定期的防护知识培训和法规教育，其目的是使放射工作人员进一步认识和了解射线对人体的危害性和可防性，掌握防护基本知识，不断增强防护意识和法治观念，严格执行放射防护法规、规章和标准，积极地进行防护，防止放射事故的发生。

（一）培训依据

《放射性同位素与射线装置安全和防护条例》第28条规定："生产、销售、使用放射性同位素和射线装置的单位，应当对直接从事生产、销售、使用活动的工作人员进行安全和防护知识教育培训，并进行考核，考核不合格的，不得上岗"。因此，各放射工作单位应配合放射防护监督部门做好本单位放射工作人员的培训工作。

（二）培训内容

培训主要内容有放射防护基础知识、射线对人体的损伤及健康管理、放射卫生防护、个人剂量监测、放射事故管理、放射防护标准及法规及应急计划和训练等。

（三）放射工作人员证的管理

按照《放射工作人员健康管理规定》的要求，放射工作人员上岗前，必须由所在单位负责向当地卫生行政部门申请《放射工作人员证》，由省级卫生行政部门审核批准后颁发，工作人员持证后可从事所限定的放射工作。申请《放射工作人员证》的人员，必须具备下列基本条件：

（1）年满18周岁，经健康检查，符合放射工作职业的要求。

（2）遵守放射防护法规和规章制度，接受个人剂量监督。

（3）掌握放射防护知识和有关法规，经培训、考核合格。

（4）具有高中以上文化水平和相应专业技术知识和能力。

《放射工作人员证》每年复核1次，每5年换发1次；超过2年未申请复核的，需要重新办证。《放射工作人员证》的持证者，如需要从事限定范围外放射工作的，必须办理变更手续。

放射工作人员调离放射工作岗位时，应在调离之日起30日内，由所在部位向发证的卫生行政部门办理注销手续，并交回《放射工作人员证》；遗失《放射工作人员证》的，必须在30日内持所在单证明，向卫生行政部门申请补发。

工作单位雇用临时人员从事放射工作及因进修、教学等需要短期从事或接触放射工作的人员，也应申领到《放射工作人员证》后方可从事放射工作。

【思考题】

一、名词解释

1. 辐射监测

2. 个人剂量监测

3. 环境辐射监测

4. 放射事故

5. 职业保健监督

二、单项选择题

1. 辐射防护监测主要分为_____、_____和_____三个方面（　　）

　　A. 个人剂量监测、工作场所监测、工作场所外环境监测

　　B. 外照射监测、体内污染监测、皮肤污染监测

　　C. 外照射监测、表面污染监测、空气污染监测

　　D. 外照射监测、工作场所监测、工作场所外环境监测

2. 佩戴个人剂量计进行常规监测时，一般测量在一段时间内的累积剂量，佩戴周期通常

是_____，最长不超过_____（　　　）

A. 1个月；2个月　　　　　　　　　　　B. 1个月；3个月

C. 2个月；3个月　　　　　　　　　　　D. 3个月；5个月

3. 当工作人员可能已经摄入大量放射性物质时，或者怀疑工作人员可能摄入大量放射性物质时应该进行（　　　）

A. 常规监测　　　　B. 操作监测　　　　C. 特殊监测　　　　D. 工作场所外环境监测

4. 当放射工作人员的年受照射剂量小于_____时，只需要记录个人监测的剂量结果（　　　）

A. 1mSv　　　　　　B. 5mSv　　　　　　C. 10mSv　　　　　　D. 20mSv

5. 最普通的空气污染监测的方式是（　　　）

A. 电离室型个人剂量计　　　　　　　　B. 生物检验法

C. 阈探测器　　　　　　　　　　　　　D. 空气取样器

6. 放射工作单位应当组织上岗后的放射工作人员定期进行职业健康检查，2次检查的时间间隔不应超过_____年（　　　）

A. 2　　　　　　　　B. 3　　　　　　　　C. 4　　　　　　　　D. 1

7. 放射工作单位应当安排本单位的放射工作人员接受个人剂量监测，个人外照射剂量监测周期一般为_____天，最长不应超过_____天（　　　）

A. 30，90　　　　　B. 60，90　　　　　C. 90，90　　　　　D. 60，120

8. 热释光剂量计用于（　　　）

A. 工作场所辐射监测　　　　　　　　　B. 内照射监测

C. 个人剂量监测　　　　　　　　　　　D. A 和 C

9. 辐射作用于人体的方式分为（　　　）

A. 外照射　　　　　　B. 内照射　　　　　　C. 放射性核素体表污染

D. 复合照射　　　　　E. 以上都是

10. 公众照射的剂量限值描述正确（　　　）

A. 年有效剂量不超过 1mSv

B. 眼晶状体的年当量剂量不超过 15mSv

C. 皮肤的年当量剂量不超过 50mSv

D. 以上均是

三、多项选择题

1. 辐射监测的特点包括（　　　）

A. 监测介质的放射性水平很低，要求监测仪器灵敏度高

B. 监测的对象复杂，且干扰因素多

C. 分析测量样品多，且要求速度快

D. 操作简单，容易评价

2. 个人剂量监测的主要目的包括（　　　）

A. 控制工作人员的受照射剂量，使之达到合理的最低水平

B. 通过个人剂量监测，查明防护工作的薄弱环节，以利于采取有效的改善措施

C. 提供事故照射人体剂量的有关资料

D. 个人剂量数据是研究辐射对人体危害的重要参考资料，也是制订和修改防护规定的重要依据

3. 下列有关职业照射剂量限值的说法正确的是（　　　）

A. 连续 5 年内年均有效剂量，20mSv

B. 任何一年中的有效剂量，50mSv

C. 眼晶状体的年当量剂量，150mSv

D. 四肢（手和脚）或皮肤的年当量剂量，150mSv

4. 工作场所表面污染监测的主要目的包括（　　　）

    A. 防止污染扩散

    B. 检查污染控制是否失效或是否违反操作规程

    C. 把表面污染限制在一定的水平内，以防止工作人员受到过量照射

    D. 为制订个人监测方案、空气污染监测方案及操作规程提供资料

5. 放射性物质表面污染按辐射的类型可分为＿＿＿＿、＿＿＿＿和＿＿＿＿放射性污染（　　　）

    A. α   B. β   C. γ   D. X

6. 辐射防护应遵循的三个基本原则（　　　）

    A. 辐射防护的最优化   B. 辐射实践正当化

    C. 个人剂量限制   D. 以上都应予以同时考虑

7. 外照射防护的基本原则（　　　）

    A. 时间   B. 距离   C. 屏蔽   D. 防护

8. 放射工作人员应当具备的基本条件（　　　）

    A. 年满 18 岁

    B. 经职业健康检查，符合放射工作人员的职业健康要求

    C. 遵守放射防护法规和规章制度，接受职业健康监护和个人剂量监测管理

    D. 持有放射工作人员证

    E. 放射防护和有关法律知识培训考核合格

9. 发生辐射事故时，生产、销售、使用放射性同位素和射线的单位应当立即启动本单位应急预案，并向当地＿＿＿＿部门报告（　　　）

    A. 环境保护主管部门   B. 卫生主管部门

    C. 公安部门   D. 安全生产监督管理部门

10. 放射工作单位应当安排本单位的放射工作人员接受个人剂量监测，并遵守以下规定（　　　）

    A. 个人外照射剂量监测周期一般为 30d，最长不超过 90d

    B. 建立并终生保存个人剂量监测档案

    C. 内照射个人剂量监测周期为 30d

    D. 允许放射工作人员查阅、复印本人的个人剂量监测档案

四、简答题

1. 辐射监测中监测与测量有什么不同？辐射监测的主要内容是什么？

2. 试述个人外照射剂量监测的目的与手段。

3. 个人剂量的评价标准。

4. 辐射事故的分类与分级。

5. 对放射性职业人员的医学检查有哪些具体要求？

第十一章　放射病的诊断标准及处理原则

【教学大纲】

熟悉内容：①职业性放射性疾病的分类；②内照射放射病的诊断标准和处理原则。

掌握内容：①职业性放射性疾病的诊断原则；②职业性放射性疾病处理原则；③外照射急性放射病诊断标准及处理原则；④外照射亚急性放射病诊断标准及处理原则；⑤放射性皮肤疾病的诊断标准及处理原则。

了解内容：①外照射放射性骨损伤诊断标准及处理原则；②放射性甲状腺疾病的诊断标准和处理原则；③放射性性腺疾病的诊断标准和处理原则；④放射性肿瘤的处理原则。

第一节　放射性疾病诊断概述

放射性疾病（radiation induced disease）是电离辐射所致损伤或疾病的总称，外照射和内照射都可能发生放射性疾病，以外照射为主。外照射包括核爆炸、医疗事故、医疗照射中所致的疾病。参照《职业性放射性疾病诊断总则》（GBZ 112—2017），本章重点讲述职业性放射性疾病的诊断标准及治疗原则。

一、职业性放射性疾病的分类

职业照射包括除了国家法规、标准所排除的照射及按规定已予以豁免的实践或源产生的照射以外，工作人员在其工作过程中所受到的所有照射。

根据我国 2013 年 12 月修订的《职业病分类和目录》，现行法定的职业性放射性疾病包括以下11 种：

（1）外照射急性放射病。

（2）外照射亚急性放射病。

（3）外照射慢性放射病。

（4）内照射放射病。

（5）放射性皮肤疾病。

（6）放射性肿瘤（含矿工高氡暴露所致肺癌）。

（7）放射性骨损伤。

（8）放射性甲状腺疾病。

（9）放射性性腺疾病。

（10）放射复合伤。

（11）根据《职业性放射性疾病诊断标准（总则）》（GBZ 112—2002）可以诊断的其他放射性损伤。

二、职业性放射性疾病诊断原则

（一）疾病认定原则

1. 疾病是指在病因作用下机体出现自稳调节紊乱，并引发一系列代谢、功能或结构变化的异常状态，其临床表现和相应的辅助检查是判定有无疾病及其严重程度的主要依据。

2. 应遵照循证医学的要求做好诊断与鉴别诊断。

（二）危害因素判定原则

1. 应有职业照射的受照史。

2. 其累积受照射剂量（含剂量率）达到各放射性疾病诊断标准中给出的剂量要求，特别是属于确定性效应的放射性疾病。

3. 职业性放射性疾病的诊断应依据相应的诊断标准。

（三）因果关系判定原则

1. 时序性原则　职业性放射性疾病一定是发生在接触电离辐射之后，并符合放射性疾病的生物学潜隐期的客观规律。

2. 生物学合理性原则　电离辐射与放射性疾病的发生存在生物学上的合理性，即电离辐射的物理学特性、毒理学资料等证实电离辐射可导致相应疾病且疾病的表现与电离辐射生物学效应一致。

3. 生物学梯度原则　确定性效应与电离辐射接触之间存在剂量-效应关系，即接触的电离辐射应达到相应疾病的剂量阈值后才可能引起放射性疾病的发生；累积吸收剂量越大，导致的放射性疾病病情越重。随机性效应与电离辐射接触之间的关系，存在累积吸收剂量越大，发生概率越高，而严重程度与受照射剂量无关。

（四）诊断依据

1. 职业性放射性疾病的诊断应遵循《职业病分类和目录》中的放射性疾病目录。

2. 职业性放射性疾病的诊断应根据劳动者的电离辐射受照史（含射线种类）、受照射剂量（含剂量率）、临床表现、相应的辅助检查结果和与辐射作用有关的特殊实验室检查结果为主要依据，按照循证医学的要求进行综合性分析，并参考既往健康情况，排除其他相关疾病做出诊断结论。

（五）剂量评估原则

1. 短时间（较）大剂量受照的剂量确定，主要依据个人剂量计，对于没有佩戴个人剂量计的受照者可估算剂量（包括生物剂量和物理剂量），及时留取用于估算受照射剂量的物品和生物样品；对于全身均匀受照者可通过早期临床表现和照后 1～2d 淋巴细胞绝对值最低值初步判定受照射剂量的下限值。

2. 小剂量职业照射的剂量资料可来自个人剂量监测档案和辐射防护部门提供的其他剂量资料。

3. 综合分析受照情况和利用各方面收集到的剂量数据，评估受照者的剂量，确定病情，以采取有效的救治措施。

三、职业性放射性疾病处理原则

1. 及时进行正确的现场抢救，特别是对危及生命的损伤，应首先全力抢救生命。

2. 尽快使受照者脱离放射源，洗消放射性沾染，以及采取阻滞放射性核素吸收或促进放射性核素排出的措施。

3. 及时采取综合对症治疗和支持疗法。

4. 对受照者尽早进行心理干预。

5. 对接触电离辐射的工作人员采取有效的防护措施，可防止或延缓职业性放射性疾病的发生；患职业性放射性疾病的劳动者脱离原工作场所后，经积极治疗，疾病可好转、治愈。

6. 将职业性放射性疾病患者纳入医学随访计划。

第二节　外照射急性放射病诊断标准及处理原则

外照射急性放射病（acute radiation sickness from external exposure）是指人体一次或短时间（数日）内分次大剂量电离辐射外照射引起的全身性疾病。外照射引起的急性放射病根据其临床特点和基本病理改变，分为骨髓型（造血型）、肠型和脑型 3 种类型。

《职业性外照射急性放射病诊断》（GBZ 104—2017）适用于放射工作人员在事故照射情况下受到大剂量电离辐射外照射引起的急性放射病的诊断和医学处理。其他非放射工作人员受到事故性外照射后引起的急性放射病亦可参照使用。

诊断原则：应依据职业受照史、受照射剂量（现场个人受照射剂量调查、生物剂量检测结果）、临床表现和实验室相关检查结果，并结合健康档案（含个人剂量档案）进行综合分析，排除其他疾病，对受照射个体是否造成急性放射损伤及伤情的严重程度做出分型、分度诊断。

诊断标准：受照后引起的主要临床症状、病程和实验室检查所见是判断病情的主要依据，其严重程度、症状特点与剂量大小、剂量率、受照部位和范围及个体情况有关。对多次和（或）高度不均匀的全身照射病例，更应注意其临床表现的某些特点。

一、骨髓型急性放射病的诊断标准和治疗原则

骨髓型急性放射病（bone marrow form acute radiation sickness）又称造血型急性放射病（hemogenic form of acute radiation sickness）是以骨髓造血组织损伤为基本病变，以白细胞数减少、感染、出血等为主要临床表现，其病程经过具有初期、假愈期、极期和恢复期 4 个典型阶段性的急性放射病。按其病情的严重程度，可分为轻度、中度、重度和极重度 4 种程度。受照射的剂量范围为 1～10 Gy。

（一）轻度骨髓型急性放射病

轻度骨髓型急性放射病的病情不重，症状轻，临床分期不明显，仅在伤后数天内出现疲乏、头昏、失眠、食欲减退和恶心等症状。稍后上述症状减轻或消失，可能不出现明显的极期而逐渐趋向恢复，一般不发生脱发、出血和感染。

血象改变轻微，伤后 1～2d 白细胞总数可有一过性升高，达 10×10^9/L 左右。升高的组分主要是带状核中性粒细胞。升高的原因是骨髓细胞在照射后早期短暂加速成熟和加快释放，以及循环池和边缘池白细胞的重新分配。以后白细胞总数轻度下降，30d 后可降至（3～4）$\times10^9$/L。淋巴细胞没有早期升高，一开始就下降，伤后 3d 其绝对值可降至 1×10^9/L。50～60d 血象逐渐恢复正常。

轻度骨髓型急性放射病预后良好，一般可在两个月内自行恢复。

（二）中度和重度骨髓型急性放射病

中度和重度骨髓型急性放射病的临床经过基本相似，只是病情轻重不同，各期症状如下：

1. 初期　在照后数十分钟至数小时出现，表现为神经内分泌功能紊乱，特别是自主神经功能紊乱。主要症状为乏力、头昏、恶心、呕吐、食欲减退，还可能出现心悸、出汗、口渴、体温上升、失眠或嗜睡。有的患者还有皮肤红斑、结膜充血、腮腺肿大、口唇肿胀等临床表现。

初期症状出现快慢、症状多少、程度轻重、持续时间长短等都与病情轻重有关。中度骨髓型急性放射病多在照射后数小时出现，有的可早到数十分钟；持续 1～2d。重度骨髓型急性放射病多在照射后数十分钟出现，也可出现在数小时后，持续 1～3d。

血象变化：照射后数小时至 2d，白细胞可升高至 10×10^9/L 以上，然后下降。淋巴细胞绝对值在照后 12～24h 明显降低，其降低程度与照射剂量有关。

2. 假愈期　开始于照射后 2～4d。初期症状基本消失或明显减轻。患者除有疲乏感外，可能无特殊主诉，精神良好，食欲基本正常。但是，病情在继续发展，造血损伤进一步恶化，外周血白细

胞和血小板呈进行性下降，机体免疫功能也开始降低。白细胞下降的速度与病情轻重有关。一般于照射后 10d 左右白细胞下降到第一个最低值，然后出现顿挫回升，这是由于残留的造血干细胞有限地恢复增殖分化所致。回升的峰值与病情有关，照射剂量大者回升峰值低。血小板下降比白细胞缓慢，中度放射病在第 2 周下降至 $60\times10^9/L$ 以下，重度可降至 $30\times10^9/L$ 以下。红细胞由于在外周血中寿命较长，下降较慢，在此期中一般无明显变化。假愈期，部分患者血培养可查到细菌，出现菌血症，细菌多为上呼吸道的革兰氏阳性球菌。

假愈期长短是病情轻重的重要标志之一。中度骨髓型急性放射病为 20~30d，重度骨髓型急性放射病为 15~25d。在假愈期末，外周血白细胞可降至 $2\times10^9/L$ 以下，此时患者出现皮肤黏膜出血和脱发，这被看作是进入极期的先兆。出血多见于口腔黏膜、胸部和腋窝部皮肤。

3. 极期　标志是体温升高、食欲减退、呕吐腹泻和全身衰竭。进入极期，病情急剧恶化，是各种症状的顶峰阶段，治疗不力者多于此期死亡。

（1）造血损伤极其严重：骨髓增生极度低下，各系造血细胞均减少，淋巴细胞和浆细胞比例增高。骨髓细胞体外培养可能无粒细胞单核细胞集落生成单位生长。外周血细胞持续下降到最低值，最低值水平与病情轻重有关。中度骨髓型急性放射病血小板可降至（10~25）$\times10^9/L$，重度骨髓型急性放射病血小板可降至 $10\times10^9/L$。中度骨髓型急性放射病红细胞轻度降低，重度骨髓型急性放射病红细胞可降至 $2.5\times10^{12}/L$ 以下。白细胞分类计数、中性粒细胞比例减少，核右移，并有退行性变化。

（2）感染：照射后机体免疫功能减弱，感染是骨髓型急性放射病的严重并发症，而且往往成为死亡的主要原因。感染的发生与粒细胞缺乏密切相关，粒细胞数越低，感染越重，威胁越大。

口咽部常是最早出现感染灶的部位，如牙龈炎、咽峡炎、扁桃体炎、口腔溃疡、口唇糜烂和溃疡等。口腔感染常有局部疼痛，张口和进食困难。其他如肺部、肠道、尿道和皮肤感染亦多见。

骨髓型急性放射病的感染源有外源性和内源性两种。内源性多为来自上呼吸道和消化道的条件致病菌。早期多为呼吸道的革兰氏阳性杆菌，晚期多为肠道的革兰氏阴性杆菌。

骨髓型急性放射病感染的特点是炎症反应减弱，出血坏死严重。表现为局部红肿，白细胞计数不升高；镜下可见渗出减少，炎细胞浸润很少或缺如（称乏炎细胞性炎症），吞噬现象不明显，肉芽形成少，局部细菌大量繁殖。由于细菌繁殖和毒素的作用，局部出血坏死严重，且很易播散至其他部位，发展为全身感染，如菌血症、败血症、毒血症、脓毒血症等。

重度以上患者还可能并发霉菌和病毒感染。由于长期应用抗生素治疗，体内菌群失调，易并发霉菌感染。感染部位以肺部为多见。霉菌感染常并发组织坏死，并直接向周围组织扩散，或通过血行传播至其他脏器成为致死的原因。

当全身照射 5~6Gy 甚至 6Gy 以上时，机体有可能并发病毒感染，照射剂量越大，病毒感染的发生率越高。病毒感染可以发生于粒细胞缺乏之前，亦可发生于粒细胞回升之后，感染源可为疱疹病毒和巨细胞病毒。病毒感染常是凶险的征兆，可使病情迅速恶化，长期发热不退，从而成为致死的原因。

（3）出血：照射后由于造血器官损伤严重，血小板数明显减少、功能降低，如血小板黏着力减退、凝血因子不足、5-羟色胺含量减少等，加上血管壁的脆性和通透性增加，全身多发性出血也是骨髓型急性放射病的主要病理和临床表现之一，对病情的发展和结局有重要影响。出血在各内脏器官和皮肤黏膜都可发生，一般说内脏出血要早于体表。内脏出血的顺序为骨髓、淋巴结、小肠、胃、大肠、心、肺、肾、膀胱等。出血的程度随照射剂量和治疗情况而异，轻者仅为少数点状出血，严重者成斑块状出血甚至弥漫成片。出血的时间，常与血小板下降程度一致，当血小板低于 $70\times10^9/L$ 时，可见皮肤黏膜点状出血，低于（30~50）$\times10^9/L$ 时，则往往会引起严重出血，大量出血会加重造血障碍和物质代谢紊乱，并促进感染的发生。

患者进入极期前首先出现皮肤和黏膜散在出血点，进入极期后逐渐加重。部分中度患者也可能只有出血倾向，如束臂试验阳性、出凝血时间延长、大便潜血试验阳性等。重度患者常发生严重出血，可有鼻出血、尿血、便血、咯血、呕血等。女性患者可发生子宫出血。在发生感染的部位常伴有严重的出血坏死。大量出血可引起急性贫血，重度脏器出血可成为死亡的原因。

（4）胃肠道症状：进入极期后，患者又出现食欲减退、恶心等症状，重度患者多有呕吐、拒食、腹泻、腹胀、腹痛等，腹泻常伴有鲜血便或柏油样便。重度患者或腹部照射剂量大者，可发生肠套叠、肠梗阻等并发症。

（5）其他症状：极期患者一般表现为衰弱无力、精神淡漠、烦躁等，查体可见腱反射减弱或消失。重度患者常出现物质代谢紊乱、水盐及酸碱平衡失调，如脱水、体重下降、酸中毒、低钾血症等。

（6）实验室检查：生化检查可见二氧化碳结合力降低，血清总蛋白减少。血中非蛋白氮增高，血清谷草转氨酶和谷丙转氨酶不同程度升高，血中凝血因子和 5-羟色胺含量降低。血栓弹力图检查可见 R、K、$R+K$ 值延长，MA 值变小，表明凝血障碍。

极期症状非常严重，但对中、重度骨髓型急性放射病患者来说，仍存在自行恢复的可能。患者在极期末可见骨髓重现造血，只要精心治疗，控制住感染、出血等主要症状的发展，保持患者内环境的稳定，患者能渡过极期进入恢复期。

4. 恢复期 照射后 5～7 周开始进入临床恢复期。发病后 4～5 周骨髓开始恢复造血，1 周后外周血白细胞开始回升。照射后 50～60d 白细胞数可升高至 $5 \times 10^9/L$ 左右，血小板数可基本正常。随着造血功能的恢复，其他症状也逐步好转，出血停止并逐渐吸收，体温恢复正常，精神和食欲开始好转。照射后 2 个月，患者头发开始再生，经过一段时间可恢复至照射前的情况，或者比照射前生长得更稠密。

进入恢复期后，患者免疫功能和贫血恢复较慢，可存在易疲劳等症状和再发生感染的可能。此外，重度骨髓型急性放射病患者进入恢复期后还可能出现某些脏器损伤的症状，常见的有肝损伤和出现黄疸、转氨酶升高、消化不良、腹泻等症状。所以，恢复期的护理和治疗仍不能放松，患者还需要经过 2～4 个月才能基本恢复正常。

在恢复期中，性腺恢复较慢。照射后精子数下降的顶峰在照后 7～10 个月，1～2 年才能恢复。受照射剂量较大者，亦可造成永久性不育。

（三）极重度骨髓型急性放射病

极重度骨髓型急性放射病的病情经过和主要症状与重度骨髓型急性放射病大体相似，其病变发展较快、症状重、极期持续较久、恢复慢。由于造血损伤严重，患者自行恢复的能力减弱。
【特点】

1. 初期症状出现早而重，假愈期短 极重度骨髓型急性放射患者在照射后 1h 内即出现反复呕吐，并可有腹泻，患者呈衰弱状态。初期症状持续 2～3d 后有所减轻，经 7～10d 进入极期。有的病例也可能直接转入极期，没有明显的假愈期。

2. 造血损伤严重，部分患者能自行恢复造血功能 外周血象变化迅速，照后 1 周白细胞可降至 $1 \times 10^9/L$，3d 后淋巴细胞绝对值可降至 $0.25 \times 10^9/L$。极期白细胞、血小板都可降至 0，贫血严重。剂量偏大的极重度骨髓型急性放射患者需要输入外源性造血干细胞支持重建造血。

3. 极期症状重 进入极期后，患者高热、呕吐、腹泻、拒食、出血等症状严重，并呈现全身衰竭。腹泻可呈水泻样或血便，脱水和电解质紊乱严重。胸部受到大于 8Gy 照射者可并发间质性肺炎，霉菌和病毒感染发生率高。

间质性肺炎是受大剂量照射后的严重并发症，其发生原因不完全清楚，一般认为与肺部放射损伤和病毒（如巨细胞病毒）感染有关。间质性肺炎的病理变化主要为肺间质水肿、炎细胞浸润，肺泡纤维蛋白渗出和透明膜形成。晚期可见肺纤维化、肺泡壁增厚、气体交换障碍。临床表现为轻到中度咳嗽、干咳或有少量非脓性痰、呼吸急促或进行性呼吸困难、发绀等，多数患者有发热和肺部啰音。治疗困难，一般在发病后 10～15d 死亡。

4. 治疗难度大，预后严重 此类患者虽经积极治疗，恢复较慢，目前治疗水平只能救活部分患者，并发间质性肺炎和霉菌、病毒感染者预后严重。

【诊断标准】

1. 一次或短时间（数日）内分次接受 1～10Gy 均匀或比较均匀的全身照射。受照射剂量的确定除依据物理方法测定的剂量外，尚应参考外周血象（中性粒细胞和淋巴细胞）和淋巴细胞染色体检查结果估算的剂量值。对受中子照射的人员还应测量感生放射性估算剂量。必要时安排事故模拟。

2. 早期可参照表 11-1 和图 11-1 做出初步的分度诊断。

表 11-1 骨髓型急性放射病初期临床反应及受照射剂量范围参考值

分度	初期表现	照射后 1～2d 淋巴细胞绝对数最低值（×10⁹/L）	受照射剂量范围参考值（Gy）
轻度	乏力、不适、食欲减退	1.2	1.0～2.0
中度	头昏、乏力、食欲减退、恶心、1～2 h 后呕吐、白细胞数短暂上升后下降	0.9	2.0～4.0
重度	1h 后多次呕吐，可有腹泻、腮腺肿大、白细胞数明显下降	0.6	4.0～6.0
极重度	1h 内多次呕吐和腹泻、休克、腮腺肿大、白细胞数急剧下降	0.3	6.0～10.0

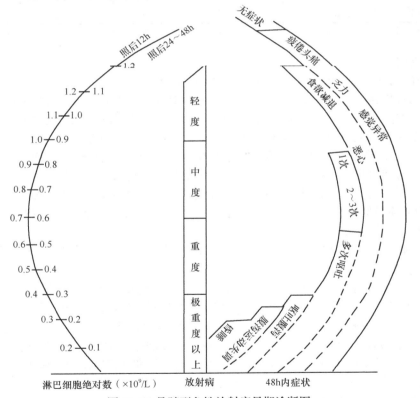

图 11-1 骨髓型急性放射病早期诊断图

图 11-1 左侧弯柱上的数值为受照后 12～48h 外周血淋巴细胞绝对值，右侧的弯柱为受照后 48h 内各种临床症状，中央柱上的刻度为骨髓型急性放射病程度。使用方法：将照射后 12h 或 24～48h 检测得出的淋巴细胞绝对值与该时间内患者出现过的最重症状（对准图右弯柱内侧实线下角）作一连线通过中央柱，依据柱内所标志的程度做出早期初步诊断；如在照射后 6h 对患者进行诊断时，则仅根据患者出现过的最重症状（选准图右弯柱内侧实线上缘）作一水平线横至中央柱，依中央柱

内所示的程度给予初步判断，但其误差较照射后 24～48h 判断时大。第一次淋巴细胞检查最好在使用肾上腺皮质激素或辐射损伤防治药物前进行。

3. 依据病情发展的过程做出临床确诊。可参照表 11-2 进行综合分析，确定临床分度诊断。

表 11-2 骨髓型急性放射病临床诊断依据

	临床征象	轻度	中度	重度	极重度
初期	呕吐	−	+	++	+++
	腹泻	−	−	−～+	+～++
极期	口咽炎	−	+	++	++～+++
	体温（℃）	<38	38～39	>39	>39
	脱发	−	+～++	+++	+～+++
	出血	−	+～++	+++	−～+++
	柏油样便	−	−	++	+++
	腹泻	−	−	++	+++
	拒食	−	−	−～+	+
	衰竭	−	−	++	+++
	白细胞数最低值（×10⁹/L）	>2.0	1.0～2.0	0.2～1.0	<0.2
	极期开始出现时间（d）	不明显	20～30	15～25	<10

注：−表示不出现该临床征象；+表示出现该临床征象为轻度；++表示出现该临床征象为中度；+++表示出现该临床征象为严重

【处理原则】

根据病情程度和各期不同特点，尽早采取中西医综合治疗措施。

1. 以造血损伤为中心进行综合治疗 中度和重度骨髓型急性放射病的主要矛盾是造血组织损伤。因此，围绕这一中心，一方面要设法减轻和延缓造血器官损伤的发展，促进损伤的恢复；另一方面要大力防治由造血损伤引起感染和出血等并发症。另外，由于骨髓型急性放射病的损伤涉及全身各器官，所以仍以综合治疗为主，达到保持机体内环境的平衡，安全度过极期。

2. 分度、分期治疗 各程度骨髓型急性放射病的治疗措施基本是一致的，但略有差别。做到"狠抓早期、主攻造血、着眼极期"有利于提高治愈率。要针对各期不同的矛盾进行治疗。

（1）轻度：简易保护性隔离，住院严密观察，一般不需要特殊治疗，可采取对症处理，防止感染，加强营养，注意休息。

（2）中度和重度：尽早住院治疗，根据病情采取不同的保护性隔离措施，并针对各期不同临床表现，制订相应的治疗方案。

1）初期：主要针对初期症状对症治疗，并根据病变特点采取减轻损伤的措施。①保持患者安静休息和情绪稳定；②早期给抗放射药；③镇静、止吐等对症治疗，如予地西泮、甲氧氯普胺等；④有眼结合膜充血、皮肤潮红等症状者，给予苯海拉明、异丙嗪等脱敏药；⑤改善微循环；⑥重度以上骨髓型急性放射病患者早期给肠道灭菌药，并做好消毒隔离；⑦尽早使用造血生长因子及辐射损伤防治药物；⑧严重的极重度骨髓型急性放射病患者应早期进行造血干细胞移植。

2）假愈期：重点是保护造血功能、预防感染和预防出血。

A. 加强护理，注意观察病情变化。鼓励患者多进食，给高热量、高蛋白、高维生素易消化食物，极重度骨髓型急性放射病患者可用静脉保留导管补充营养。

B. 保护造血功能，延缓和减轻造血损伤。有感染指征的患者预防性使用抗生素，选择针对杆菌兼顾球菌的广谱抗菌和抗病毒药物。重度骨髓型急性放射病患者可少量输血。

C. 预防感染和预防出血，必要时可输注经 20Gy γ 射线照射的新鲜全血或血小板悬液。

D. 需要移植造血干细胞的极重度骨髓型急性放射病患者，初期时应根据需要补充钾离子和碱性药物，进入本期后应尽早移植。

3）极期：抗感染和抗出血是这一期治疗的关键问题，同时要采取有力的支持治疗，供应充分营养，保持水电解质平衡，纠正酸中毒，促进造血功能恢复。

A. 患者绝对卧床休息，纠正水电解质紊乱，控制输液速度，注意防治肺水肿，注意观察病情变化。

B. 根据细菌学检查结果或对感染源的预测，积极采取有效的抗感染措施，包括抗真菌和抗病毒的预防措施。消毒隔离措施要严密，根据需要和可能使用层流洁净病室。控制出血，减轻造血损伤，输注经 20Gy γ 射线照射的新鲜全血或血小板悬液。

C. 促进造血功能恢复，给予维生素 B_4、维生素 B_6、维生素 B_{12}、叶酸和 DNA 制剂，可应用造血因子及补益和调理气血的中药。

D. 供应充分营养（包括静脉补给）的同量合剂。

4）恢复期：加强营养支持治疗，逐渐增加体能训练，促进机体恢复。

A. 加强护理，防止患者过劳，预防感冒和再感染，注意营养摄入和观察各种并发症的发生。

B. 继续促进造血功能恢复，贫血患者可给予铁剂、补益调理气血的中药或少量输血。

C. 有消化不良等症状者，应对症处理。

D. 临床恢复期过后，应继续休息，调养一段时间，脱离射线工作。经体检鉴定后，可适当恢复工作。

（3）极重度骨髓型急性的放射病：可参考重度骨髓型急性放射病的治疗原则。但要特别注意尽早采取抗感染、抗出血等措施。及早使用造血生长因子。注意纠正水电解质紊乱，可保留 Hickman 导管插管，持续输液，积极缓解胃肠和神经系统症状，注意防治肠套叠。在大剂量应用抗菌药物的同时，要注意霉菌和病毒感染的防治。一般对受照 7～12Gy 的患者，有人类白细胞抗原相合的合适供者时，可考虑同种骨髓移植，注意抗宿主病的防治。

二、肠型急性放射病的诊断标准和治疗原则

肠型急性放射病（intestinal form of acute radiation sickness）是以胃肠道损伤为基本病变，以频繁呕吐、严重腹泻及水电解质代谢紊乱为主要临床表现，是具有初期、假愈期和极期三阶段病程的严重的急性放射病。受照射剂量范围为 10～50 Gy。机体受肠型剂量照射后，造血器官损伤比骨髓型更为严重。但因病程短，造血器官的损伤尚未发展，小肠黏膜已发生了广泛坏死脱落，因此肠道病变是肠型急性放射病的主要病理特点。

因为小肠黏膜上皮细胞的更新周期为 5～6d，所以肠型放射病在 1 周左右即出现小肠危象，小肠黏膜上皮广泛坏死脱落。肠黏膜上皮广泛坏死脱落并出现畸形细胞，是肠型急性放射病的病理特征。在小肠黏膜上皮变化的同时，黏膜固有层和黏膜下层血管充血、间质水肿、有少量粒细胞和圆细胞浸润。

肠型急性放射病病情重、发展快、病程短，临床分期不如骨髓型明显，临床表现有以下主要特点：

■ （一）初期症状重，假愈期不明显

在照射后 20min 至 4h 出现症状，主要表现为反复呕吐、全身衰竭、血压轻度下降、有时有腹泻。症状持续 2～3d 稍有缓解。经过 3～5d 假愈期，在照射后 1 周即转入极期，或不出现假愈期直接转入极期。

■ （二）极期突出表现为胃肠道症状

进入极期后，患者出现反复呕吐，呕吐物多含胆汁或血性液体。严重腹泻是极期的突出表现，每天可达 20～30 次。腹泻以血水便为特征，血水便中含肠黏膜脱落物。腹泻伴有腹胀、腹痛。由于肠蠕动功能紊乱，肠套叠、肠梗阻、肠麻痹等发生率较高。

（三）造血损伤严重

肠型急性放射病造血器官损伤比骨髓型急性放射病重，外周血象变化快，数天内白细胞可降至 1×10^9/L 以下。照射剂量接近肠型急性放射病剂量下限者，经大力救治若渡过肠型死亡期，即表现出严重的骨髓衰竭，一般都不能自行恢复造血功能。死亡早者，出血不及重度骨髓型急性放射病严重，若经治疗而延长生存期者，亦可发生严重出血。

（四）感染发生早

由于造血损伤严重，免疫功能低下，肠道失去障碍，致使体液和电解质大量丢失，肠腔内细菌、毒素和有害分解产物侵入血液，很快造成脱水、电解质代谢紊乱、毒血症、菌血症等并发症，成为死亡的原因。肠型急性放射病后期常出现坏死性肠炎、腹膜炎和坏死性扁桃体炎、败血症等。临终前机体衰竭，体温可骤然降低。

（五）治疗可延长生存期

患者进入极期后，病情迅速恶化，血压下降、虚汗、四肢厥冷、发绀、寒战、谵妄、昏迷，很快濒临死亡。死亡高峰在 10d 前后，治疗可延长生存期，但迄今尚无治活的先例。

【诊断标准】

1. 一次或短时间（数日）内分次接受总剂量为 10～50Gy 的均匀或比较均匀的电离辐射照射。

2. 轻度肠型急性放射病：受照射剂量为 10～20Gy。受照射后 1 h 内出现严重恶心、呕吐，1～3d 出现腹泻稀便、血水便，并可有腮腺肿痛，经 3～6d 假愈期后上述症状加重，此极期开始，可伴有水样便或血水便、发热。

3. 重度肠型急性放射病：受照射剂量为 20～50Gy。受照后 1d 内出现频繁呕吐、难以忍受的腹痛、严重血水便、脱水、全身衰竭、体温低。继之剧烈呕吐胆汁或咖啡样物，严重者第二周在血水便或便中混有脱落的肠黏膜组织、大便失禁、高热。

4. 受照后因严重呕吐和腹泻，如伤后 2～5d 血红蛋白上升至 110%以上，应注意肠型急性放射病的发生。

【处理原则】

根据病情程度，采取积极综合对症的支持治疗，特别注意早期的妥善处理。

1. 对轻度肠型急性放射病患者尽早无菌隔离，纠正脱水和电解质及酸碱失衡，改善微循环障碍和自主神经系统功能紊乱，限制食物摄入，保护胃肠屏障功能，积极抗感染、抗出血，有条件时应及早进行造血干细胞移植。

2. 重度肠型急性放射病患者应对症治疗，以减轻患者痛苦。

三、脑型急性放射病的诊断标准和治疗原则

脑型急性放射病（cerebral form of acute radiation sickness）是以脑组织损伤为基本病变，以意识障碍、定向力丧失、共济失调、肌张力增强、抽搐、震颤等中枢神经系统症状为主要临床表现，具有初期和极期两阶段病程的极其严重的急性放射病。其受照射剂量>50Gy。

脑型急性放射病是以中枢神经系统损伤为特征的极其严重的急性放射病，发病很快，病情凶险，多在 1～2d 死亡。脑型急性放射病显然造血器官和肠道的损伤更加严重。但由于病程很短，造血器官和肠道损伤未充分显露，主要病变在中枢神经系统。损伤遍及中枢神经系统各部位，尤以小脑、基底核、丘脑和大脑皮质为显著。小脑的辐射敏感性高于其他部位，尤其是颗粒层细胞变化显著，细胞减少，细胞核固缩或肿胀。上述病变很快引起急性颅内压增高、脑缺氧及运动、意识等一系列神经活动障碍，导致患者在 1d 左右死亡。死亡原因主要为脑性昏迷衰竭。

【诊断标准】

1. 一次或短时间（数日）内接受大于 50Gy 的均匀或比较均匀的电离辐射照射。偶见于特大核

事故，及核战争条件下瞬时受到特大剂量照射的人员。

2. 受照射剂量为 50～100Gy，病程为 2d 左右，受照后出现站立不稳、步态蹒跚等共济失调，定向力和判断力障碍，肢体或眼球震颤，强直抽搐，角弓反张等征象。若受照射剂量＞100Gy，则受照后意识丧失、瞳孔散大、大小便失禁、血压下降、休克、昏迷，患者很快死亡，病程仅数小时。

【处理原则】

脑型急性放射病多死于发病后 1～2d。治疗目的是减轻患者痛苦，延长患者存活时间。急救的要点镇静、止痉、抗休克和综合对症治疗。快速给予脱水剂保护大脑，发生抽搐时，用苯巴比妥、氯丙嗪等加以控制；呕吐、腹泻时，应予以止吐、止泻；针对休克，应予补液、输血浆，应用去甲肾上腺素、间羟胺、美芬丁胺等升压药。使用肾上腺糖皮质激素等综合对症治疗。

第三节 外照射亚急性放射病诊断标准及治疗原则

《外照射亚急性放射病诊断标准》（GBZ 99—2002）适用于事故性照射下较长时间受到连续或间断较大剂量外照射的职业性放射工作人员。非放射工作人员意外受照后引起亚急性放射病者，也可参照此标准进行诊断和治疗，放射工作人员或非放射工作人员确系因公受照导致本病，其待遇和处理应按国家有关规定办理。

一、诊 断 原 则

必须依据受照史、受照射剂量、临床表现和实验室检查所见，并结合健康档案综合分析，排除其他疾病，做出正确诊断。

二、诊 断 标 准

1. 在较长时间（数周～数月）内连续或间断累积接受大于全身均匀剂量 1Gy 的外照射。

2. 全血细胞减少及其有关症状。

3. 淋巴细胞染色体畸变中既有近期受照射诱发的非稳定性畸变，同时又有早期受照残存的稳定性畸变，二者均增高。

4. 骨髓检查增生减低，如增生活跃须有巨核细胞明显减少及淋巴细胞增多。

5. 能除外其他引起全血细胞减少的疾病，如阵发性睡眠性血红蛋白尿、骨髓增生异常综合征中的难治性贫血、急性造血功能停滞、骨髓纤维化、急性白血病、恶性组织细胞病等。

6. 一般抗贫血药物治疗无效。

7. 可伴有下列检查的异常：

（1）微循环障碍。

（2）免疫功能低下。

（3）凝血机制障碍。

（4）生殖功能低下。

三、分 度 标 准

（一）轻度亚急性放射病

1. 发病缓慢 贫血、感染、出血较轻。血象下降较慢，骨髓有一定程度损伤。

2. 血象 血红蛋白 男＜120g/L，女＜100g/L，白细胞计数＜4.0×10⁹/L，血小板计数＜80×10⁹/L。早期可能仅出现其中 1～2 项异常。

3. 骨髓象 骨髓粒、红、巨核系中两系或三系减少，至少有一个部位增生不良，巨核细胞明显减少。

4. 脱离射线，充分治疗后，可望恢复。

（二）重度亚急性放射病

1. 发病较急，贫血进行性加剧，常伴感染、出血。

2. 血象　血红蛋白<80g/L，网织红细胞<0.5%，白细胞<1.0×10^9/L，中性粒细胞绝对值<0.5×10^9/L，血小板<20×10^9/L。

3. 骨髓象　多部位增生减弱，粒、红、巨核三系造血细胞明显减少，如增生活跃须有淋巴细胞增多。

4. 脱离射线，充分治疗后，恢复缓慢，或不能阻止病情恶化，有转化为骨髓增生异常综合征或白血病的可能，预后差。

四、治 疗 原 则

根据病情轻重及临床特点运用以下各项原则。

1. 脱离射线接触，禁用不利于造血的药物。

2. 保护并促进造血功能的恢复，可联合应用男性激素或蛋白同化激素与改善微循环功能的药物，如山莨菪碱等。

3. 纠正贫血，补充各种血液有形成分以防治造血功能障碍所引起的并发症。

4. 增强机体抵抗力，肌内注射丙种球蛋白，较重病例有免疫功能低下者，可静脉输注免疫球蛋白，或应用增强剂。

5. 白细胞<1.0×10^9/L 时，实行保护性隔离。

6. 其他抗感染、抗出血等对症治疗。

7. 注意休息，加强营养，注意心理护理。

五、处 理 原 则

病情稳定后进行严密的医学随访观察和定期健康检查。注意可能出现的远期效应，并做相应处理，根据恢复情况，可疗养、休息或安排适当非放射性工作，恢复不全面影响生活或工作能力者，按国家有关规定评定伤残等级并依法享受国家规定的相应待遇。

第四节　外照射慢性放射病诊断标准及处理原则

外照射慢性放射病（chronic radiation sickness from external exposure）是指放射工作人员在较长时间内连续或间断受到较高年剂量的外照射，达到一定累积剂量后引起的以造血组织损伤为主并伴有其他系统改变的全身性疾病。

《职业性外照射慢性放射病诊断》（GBZ 105—2017）适用于职业性放射工作人员，非职业性受照人员也可参照本标准诊断和治疗。

一、诊 断 原 则

外照射慢性放射病目前尚无特异性诊断指标，必须根据职业受照史、受照射剂量、临床表现和实验室检查、结合职业健康档案进行综合分析，排除其他原因所致的类似疾病，方可做出诊断。

二、分度诊断标准

（一）Ⅰ度

具备以下各项者可诊断为Ⅰ度。

1. 有长期连续或间断超剂量限值照射史，法定个人剂量记录显示平均年剂量在 0.15Gy 以上，或最大年剂量在 0.25Gy 以上（含 0.25Gy），累积剂量达到或超过 1.5Gy。

2. 接触射线前体检合格，接触数年后出现明显的乏力、易疲劳、睡眠障碍、肌肉酸痛等神经衰弱症状或出血倾向。

3. 接触射线以前造血功能正常，接触数年后，血象经多次动态观察证明造血功能异常（采血部位应固定，以便自身对照）。

（1）白细胞总数自身对照有进行性降低，并较长时间（6～12 个月）内多次检查（10 次以上）持续在 $3.5×10^9$/L 以下，可伴有血小板数长期低于 $80×10^9$/L，红细胞数减少（男性低于 $3.5×10^{12}$/L，女性低于 $3.0×10^{12}$/L）和血红蛋白量降低（男性低于 110g/L；女性低于 100g/L）。

（2）骨髓增生活跃或偏低下，或某一系列细胞生成不良或成熟障碍。

4. 可伴有下列一个系统客观检查异常

（1）免疫力降低

1）具备下列一项异常者

A. 体液免疫降低。

B. 细胞免疫降低。

C. 淋巴细胞转化功能降低。

2）易感染，全身抵抗力下降。

（2）生殖功能降低

1）男性：具备下列 3 项中任何一项者。

A. 3 次精液检查中 2 次精子数少于 $20×10^9$/L（$2×10^7$/ml）；或无一次超过 $40×10^9$/L（$4×10^7$/ml）。

B. 3 次精液检查中有 2 次活精子百分率低于 60%。

C. 3 次精液检查中有 2 次正常形态的精子数低于 60%。

2）女性：主要检查卵巢功能，了解卵巢有无排卵和黄体功能情况，如检查基础体温、阴道脱落细胞、宫颈黏液检查等进行综合判定。

（3）肾上腺皮质功能降低

1）具备下列两项异常者

A. 血浆皮质醇降低。

B. 24h 尿 17-羟类固醇（17-OHCS）和 17-酮类固醇（17-KS）降低。

2）可有皮肤、黏膜色素沉着。

（4）甲状腺功能降低：血清 3, 5, 3′-三碘甲腺原氨酸（T_3）、甲状腺素（T_4）经数次检查低于正常；促甲状腺激素高于正常。

（5）物质代谢紊乱：主要检查蛋白质和糖代谢功能。

5. 脱离射线和积极治疗后病情可减轻或恢复。

（二）Ⅱ度

除具备Ⅰ度第 1 条外，有下列各项者可诊断为Ⅱ度。

1. 有较顽固的自觉症状，有明显的出血倾向。

2. 白细胞数持续在 $3.0×10^9$/L 以下；白细胞数持续在 $3.0×10^9$～$4.0×10^9$/L 兼有血小板数和（或）血红蛋白量持续减少。

3. 骨髓增生不良。

4. 具有免疫、性腺、甲状腺、神经、心血管及消化一个系统或一个系统以上异常。

5. 脱离射线及积极治疗后恢复缓慢。

三、鉴 别 诊 断

1. 白细胞减少症　化学毒物、药物、物理、感染、肿瘤等因素均可导致白细胞减少,如苯及其化合物、氯霉素、磺胺类、氨基比林、硫氧嘧啶等多种化合物或药物和病毒感染所致的白细胞减少症等,且大多难以确定其准确病因。可根据职业受照史、受照射剂量、临床发病过程和实验室检查与白细胞减少症鉴别诊断。

2. 再生障碍性贫血　为多种因素所致的造血功能障碍,以全血细胞减少为主要表现的一组综合征。Ⅱ度职业性外照射慢性放射病应与原发性和其他继发性再生障碍性贫血相鉴别,除职业照射史和受照射剂量外,其外照射慢性放射病病程进展缓慢,首先以白细胞计数减少为主,病情逐渐进展出现血小板计数减少,可根据临床发病特点鉴别诊断。

3. 骨髓增生异常综合征　骨髓增生异常综合征是起源于造血干细胞的一组异质性髓系克隆性疾病,特点是髓系细胞分化及发育异常,表现为无效造血、难治性血细胞减少、造血功能衰竭,临床表现以贫血为主。可合并感染和出血倾向,外周血表现一系、两系或三系血细胞减少,骨髓大多增生活跃,少数病例增生不良,有两系或三系病态造血。骨髓增生异常综合征高风险向急性髓系白血病转化,故曾命名为白血病前期。

4. 脾功能亢进　是一种综合征,引起脾大原因有多种,包括感染性疾病、免疫性疾病、淤血性疾病、血液系统疾病及各类急慢性白血病、淋巴瘤、骨髓增生性疾病等所致的浸润性脾大、脾的疾病和不明原因的原发性脾大。临床表现为脾大、血细胞减少,可出现贫血、感染和出血倾向。脾切除后血象正常或接近正常,症状缓解。

四、处 理 原 则

（一）Ⅰ度

脱离射线,对症治疗,加强营养,每年复诊,根据健康状况可参加非放射性工作。恢复后继续观察1年,临床确认治愈则不再按外照射慢性放射病Ⅰ度诊断。

（二）Ⅱ度

脱离射线,对症治疗,定期随访,每年复诊。根据恢复情况可安排合适的非放射性工作。待遇和处理办法按国家关于职业病的有关规定办理。

第五节　内照射放射病的诊断标准和处理原则

《内照射放射病诊断标准》(GBZ 96—2011)适用于事故照射、应急照射后受到内照射的放射工作人员。在医疗照射及核战争等情况下的受照人员,也可参照此标准进行诊断和处理。

一、诊 断 依 据

（一）诊断原则

放射性核素一次或较短时间(数日)内进入人体,或在相当长的时间内,放射性核素多次、大量进入人体,体外直接测量(全身计数器)器官、组织或间接测量(由测量尿、粪、空气和其他环境样品分析推算)证实,放射性核素摄入量达到或超过阈值摄入量。

（二）临床表现

内照射放射病的临床表现,以与外照射急性或亚急性放射病相似的全身性表现为主;因放射性核素动力学特征不同而往往伴有以该放射性核素靶器官和源器官的损害,并具有放射性核素初始入体部位和经过的代谢途径（如肺、肠道和肾脏）的损伤表现。

1. 内照射放射病初期反应症状不明显或延迟，恶心、呕吐和腹泻仍为其主要临床表现。但放射性核素以吸入途径进入人体时，一般无腹泻出现。呕吐出现时间和严重程度与放射性核素摄入量密切相关。

2. 均匀或比较均匀地分布于全身的放射性核素（如 ^3H、^{137}Cs）引起的内照射放射病，其临床表现和实验室检查所见与急性或亚急性外照射放射病相似，以造血障碍、骨髓功能低下为主要临床表现。极期发生较晚，病程迁延。

3. 选择性分布的放射性核素引起的内照射放射病呈现造血功能障碍等急性或亚急性外照射放射病相似的全身性表现，还伴有以靶器官及（或）源器官的损害为特征性临床表现。源器官和靶器官的损害因放射性核素种类、清除速率和入体途径而异。

（1）吸入 M 和 S 类放射性核素多出现放射性肺炎的症状。食入 M 和 S 类放射性核素多出现肠道损伤的症状。

（2）稀土类放射性核素及在体内形成胶体的核素易诱发单核吞噬细胞系统（如肝、脾和肾等器官）的损伤。

（3）镭和锶是碱土族元素的代表，均匀沉积于骨骼，导致骨质疏松、骨坏死、病理性骨折、贫血和骨髓功能障碍。

（4）放射性碘因在甲状腺的高度选择性分布，引起甲状腺功能低下、甲状腺炎等甲状腺病变。

（5）吸入钚、镅、锫等锕系放射性核素可出现肺部损伤的症状。核素吸收入血，则主要沉积于骨表面，引起骨质改变和造血功能障碍。

（6）放射性锌则主要聚集于胰腺，易引起胰腺损伤。

（三）鉴别诊断

以全血细胞减少、胃肠功能紊乱、脱发、多器官损伤和全身衰弱为主的其他疾病应除外。例如，急性传染病，胃肠道感染，药物、重金属和细胞毒剂中毒，系统性红斑狼疮，再生障碍性贫血等。

（四）实验室检查

1. 常规检查包括血常规、淋巴细胞微核率核染色体畸变率检查等。

2. 放射性核素检测包括体外测量和生物样品分析。

3. 针对放射性核素在体内选择性蓄积的脏器，做相应的脏器功能检查。

二、处 理 原 则

1. 对有过量放射性核素进入体内的人员进行及时、正确的初期医学处理。特别是要在第一时间进行鼻咽腔含漱、催吐、洗胃和及时服用阻碍放射性核素吸收药物。

2. 怀疑超过放射性核素阈值摄入量的人员，主动征得辐射防护人员的配合，及时留取用于放射性核素摄入量估算的生物样品，并尽快做出内污染放射性核素种类和受照射剂量的初步估算，以指导医疗救治工作。

3. 对受照人员进行特殊处理；加强营养，注意休息，注意心理护理。特别要注意是否有恶心、呕吐和腹泻的症状和出现时间，综合对症治疗。

4. 对怀疑放射性核素摄入可能达到阈值摄入量的人员，除短寿命放射性核素外，要尽早开始放射性核素加速排出治疗。

5. 内照射放射病患者康复后，应进行长期的医学追踪检查。

6. 放射性核素内污染和内照射放射病的处理，在应急计划中，应根据各单位具体情况，针对性处理。

第六节　放射性皮肤疾病的诊断标准及处理原则

《职业性放射性皮肤损伤诊断》（GBZ 106—2016）适用于因职业性电离辐射所致皮肤损伤的放射工作人员。非职业性受照人员也可参照本标准诊断和治疗。

一、基本概念

1. 急性放射性皮肤损伤（acute radiation injury of skin）　身体局部受到一次或短时间（数日）内多次大剂量（X、γ及β射线等）外照射所引起的急性放射性皮炎及放射性皮肤溃疡。

2. 慢性放射性皮肤损伤（chronic radiation injury of skin）　由急性放射性皮肤损伤迁延而来或由小剂量射线长期照射（职业性或医源性）后引起的慢性放射性皮炎及慢性放射性皮肤溃疡。

3. 放射性皮肤癌（radiation induced skin cancer）　在电离辐射所致皮肤放射性损害的基础上发生的皮肤癌。

二、急性放射性皮肤损伤的诊断标准及处理原则

（一）诊断标准

1. 根据患者的职业史、受照史、受照射剂量，参考辅助检查，排除其他因素所致的类似皮肤疾病，综合分析做出诊断。

2. 皮肤受照后的主要临床表现和预后，因射线种类、照射剂量、剂量率、射线能量、受照部位、受照面积和身体情况等而异。依据表 11-3 做出分度诊断。

表 11-3　急性放射性皮肤损伤分度诊断标准

分度	初期反应期	假愈期	临床症状明显期	参考剂量（Gy）
Ⅰ度	—	—	毛囊丘疹、暂时脱毛	≥3
Ⅱ度	红斑	2~6 周	脱毛、红斑	≥5
Ⅲ度	红斑、烧灼感	1~3 周	二次红斑、水疱	≥10
Ⅳ度	红斑、麻木、瘙痒、水肿、刺痛	数小时~10d	二次红斑、水疱、坏死、溃疡	≥20

3. 最后诊断，应以临床症状明显的皮肤表现为主，并参考照射剂量值。

（二）处理原则

1. 脱离辐射源或防止被照区皮肤再次受到照射或刺激。疑有放射性核素沾染皮肤时应及时予以洗消去污处理。对危及生命的损害（如休克、外伤和大出血），应首先给予抢救处理。

2. 全身治疗　皮肤损伤面积较大、较深时，不论是否合并全身外照射，均应卧床休息，给予全身治疗。

（1）加强营养，给予高蛋白和富含维生素及微量元素的饮食。

（2）加强抗感染措施，应用有效的抗生素类药物。

（3）给予维生素类药物，如维生素 C、维生素 E、维生素 A 及 B 族维生素。

（4）给予镇静止痛药物。疼痛严重时，可使用哌替啶类药物，但要防止成瘾。

（5）注意水、电解质和酸碱平衡，必要时可输入新鲜血液。

（6）根据病情需要，可使用各种蛋白水解酶抑制剂，自由基清除剂和增加机体免疫功能的药物，如超氧化物歧化酶、α_2-巨球蛋白、丙种球蛋白制剂等。

（7）必要时，可使用活血化瘀，改善微循环的药物，如复方丹参、低分子右旋糖酐等。

（8）如合并内污染时，应使用络合剂促排。

3. 局部保守治疗

（1）Ⅰ、Ⅱ度放射性皮肤损伤或Ⅲ度放射性皮肤损伤在皮肤出现水疱之前，注意保护局部皮肤。必要时可用抗组胺类或皮质类固醇类药物。

（2）Ⅲ、Ⅳ度放射性皮肤损伤出现水疱时，可在严密消毒下抽去水疱液，可用维斯克溶液湿敷创面，加压包扎，预防感染。

（3）疱皮有放射性核素沾污时，应先行去污，再剪去疱皮。

（4）Ⅳ度放射性皮肤损伤，水疱破溃形成浅表溃疡，可使用维斯克溶液外敷，预防创面感染。如创面继发感染，可根据创面细菌培养的结果，采用敏感的抗生素药物湿敷。进入恢复期后适时手术。

4. 手术治疗

（1）急性期应尽量避免手术治疗，因此时病变尚在进展，难以确定手术的病变范围。必要时可进行简单的坏死组织切除及生物辅料和游离皮片覆盖术。注意保护局部功能。待恢复期后再施行完善的手术治疗。

（2）位于功能部位的Ⅳ度放射性皮肤损伤或损伤面积大于 25cm² 的溃疡，应进行早期手术治疗。

三、慢性放射性皮肤损伤的诊断标准及处理原则

（一）诊断标准

1. 局部皮肤长期受到超过剂量限值的照射，累积剂量（或分割照射剂量）大于 15Gy，受照数年后皮肤及其附件出现慢性病变，亦可由急性放射性皮肤损伤迁延而来（剂量大于 5Gy）。应结合健康档案，排除其他皮肤疾病，进行综合分析做出诊断。

2. 慢性放射性皮肤损伤可依据表 11-4 做出分度诊断。

表 11-4　慢性放射性皮肤损伤分度诊断标准

分度	临床表现（必备条件）	参考剂量（Gy）	
		急性迁延	累积照射
Ⅰ度	皮肤色素沉着或脱失、粗糙，指甲灰暗或纵嵴色条甲	≥5	≥15
Ⅱ度	皮肤角化过度、皲裂或萎缩变薄，毛细血管扩张，指甲增厚变形	≥10	≥30
Ⅲ度	坏死溃疡，角质突起，指端角化融合，肌腱挛缩，关节变形，功能障碍（具备其中一项即可）	≥20	≥45

（二）处理原则

1. 对于职业性放射性工作人员，Ⅰ度慢性放射性皮肤损伤患者，应妥善保护局部皮肤避免外伤及过量照射，并长期观察；Ⅱ度损伤者，应视皮肤损伤面积的大小和轻重程度，减少射线接触或脱离放射性工作，并给予积极治疗；Ⅲ度损伤者，应脱离放射性工作，并及时给予局部和全身治疗。对经久不愈的溃疡或严重的皮肤组织增生或萎缩性病变，应尽早手术治疗。

2. 局部保守治疗

（1）Ⅰ度损伤不需要特殊治疗，可用润肤霜、膏保护皮肤。

（2）Ⅱ度损伤具有角质增生、脱屑、皲裂，使用含有尿素类药物的霜或膏软化角化组织或使用刺激性小的霜膏保护皮肤。

（3）Ⅲ度损伤早期或伴有小面积溃疡，局部可使用含维生素 B_{12} 的溶液或含有超氧化物歧化酶、表皮生长因子、成纤维细胞生长因子、锌的抗生素类霜或膏，促使创面加速愈合。创面出现长期不愈合或反复溃疡者，应及时手术治疗。

3. 手术治疗指征

对严重放射性皮肤损伤的创面，应适时施行彻底的局部扩大切除手术，再用皮片或皮瓣等组织移植，做创面修复。手术治疗的指征如下：

（1）局部皮肤损伤伴有恶性变时按照《职业性放射性皮肤疾病诊断》（GBZ 106—2020）进行处理。

（2）皮肤有严重角化、增生、萎缩、皲裂、疣状突起或破溃者。

（3）皮肤瘢痕畸形有碍肢体功能者。

（4）经久不愈的溃疡，其面积较大较深，周围组织纤维化，血供较差者。

四、放射性皮肤癌的诊断标准与处理原则

（一）诊断标准

1. 必须是在原放射性损伤的部位上发生的皮肤癌。

2. 癌变前表现为射线所致的角化过度或长期不愈的放射性溃疡。

3. 凡不是发生在皮肤受放射性损害部位的皮肤癌，均不能诊断为放射性皮肤癌。

4. 发生在手部的放射性皮肤癌其细胞类型多为鳞状上皮细胞癌。

（二）处理原则

1. 对于放射性皮肤癌，应尽早彻底手术切除。

2. 放射性皮肤癌局部应严格避免接触射线，一般不宜放射治疗。

3. 放射性皮肤癌，因切除肿瘤而需要做截指（肢）手术时，应慎重考虑。

第七节　放射性肿瘤的诊断标准及处理原则

放射性肿瘤（radiogenic neoplasm）是指接受电离辐射照射后，经一定潜伏期后发生的与所受该照射具有一定程度病因学联系的恶性肿瘤。

《职业性放射性肿瘤判断规范》（GBZ 97—2017）适用于对职业性照射后发生的肿瘤进行病因学诊断，自愿接受医疗照射后发生的恶性肿瘤的病因判断不属于本标准适用范围。

一、判断原则

1. 受照后，经一定潜伏期后发生，并且得到临床确诊的原发性恶性肿瘤。

2. 据患者性别、受照时年龄、发病潜伏期和受照射剂量、按照射诱发恶性肿瘤病因概率的计算和病因概率的计算方法所列方法计算所患恶性肿瘤起因于所受照射的病因概率（probability of causation，PC）。

3. 计算所得95%可信上限的PC≥50%者，可判断为职业性放射性肿瘤。

二、放射致癌病因概率的计算

1. 为计算病因概率，用人单位需要提供下列资料：

（1）患者的姓名、性别、年龄、癌症诊断（包括原发部位和细胞学类型）、癌症诊断依据、诊断日期和诊断单位。

（2）由个人剂量档案或有关记载获得的该人接受射线的种类、照射条件、开始受照时间和照射延续时间，估算或重建受到有关照射的靶器官吸收剂量。

（3）兼有化学致癌物质职业性暴露时，应对致癌物的种类、暴露水平和暴露时间加以说明。

2. 根据上述资料，利用病因概率的计算方法所提供的计算方法和参数，求出所患癌症起因于

既往所受照射的病因概率。

三、放射性肿瘤的处理原则

根据恶性肿瘤的种类、类型和发展阶段采取与同类一般肿瘤相同的方法进行积极治疗与处理。

第八节　外照射放射性骨损伤诊断标准及处理原则

《外照射放射性骨损伤诊断》（GBZ 100—2010）适用于职业性或事故性照射所致骨损伤的人员，非职业性照射后所致的骨损伤也可参照本标准进行诊断和治疗。

一、基本概念

1. 放射性骨损伤（radiation bone injury）　人体全身或局部受到一次或短时间内分次大剂量外照射，或长期多次受到超过剂量当量限值的外照射所致骨组织的一系列代谢和临床病理变化。按其病理改变，分为骨质疏松、骨髓炎、病理骨折、骨坏死和骨发育障碍。

2. 放射性骨质疏松（radiation osteoporosis）　骨组织受电离辐射以后骨细胞变性坏死，产生以骨密度降低为主的一系列病理变化过程。

3. 放射性骨髓炎（osteoradiomyelitis）　骨组织受到一定剂量电离辐射以后在骨质疏松的基础上继发细菌感染而产生的炎性改变。

4. 放射性骨折（radiation pathological fracture）　骨组织在骨质疏松、骨髓炎病变的基础上产生的骨的连续性破坏。

5. 放射性骨坏死（osteoradionecrosis）　骨组织受到电离辐射以后骨细胞或骨营养血管损伤，血循环障碍而产生的骨块或骨片的坏死。

6. 放射性骨发育障碍（radiation dysostosis）　骨骺软骨受到电离辐射以后骨的生长发育障碍，使骨的长度和周径都小于正常发育的骨组织。

二、诊断原则

应根据职业史、职业健康监护档案、受照射史、受照射剂量、剂量率、临床表现和 X 线等影像学特征，进行综合分析，并排除其他原因造成的骨疾病，方能诊断。

三、分类诊断依据

身体局部受到一次或短时间（数日）内分次大剂量外照射所引起的受照范围内（或照射野内）骨骼损伤，骨损伤剂量参考阈值为 20Gy；长期接触射线所引起的骨损伤，累积受照射剂量参考阈值为 50Gy。

（一）放射性骨质疏松

1. 多伴有局部皮肤的放射性皮炎改变。

2. X 线征象为轻者骨小梁稀疏、粗糙；重者骨小梁网眼稀疏，有斑片状透光区，骨皮质显著增厚呈层板状或皮质白线消失。

（二）放射性骨髓炎

1. 多伴有局部皮肤及软组织或深达骨质的溃疡，常伴有不同程度的细菌感染。局部疼痛明显，呈连续性。

2. X 线征象为骨皮质密度降低、变薄、表面不光滑、有不规则破坏伴附近骨质疏松，并可见不规则的斑片状透光区，偶尔也伴有骨质增生或死骨形成。

（三）放射性骨折

1. 此类骨折为继发于放射性骨损伤（骨质疏松、骨髓炎、骨坏死）的病理性骨折。

2. 局部皮肤有放射性皮炎或溃疡存在。

3. 骨折发生前一般有程度不同的活动过度、外力作用等诱因，但有时诱因不明显。

4. 骨折多发生在承重骨（椎体、股骨颈、桡骨头、胫腓骨、锁骨和肋骨等）。

5. X 线征象为在骨质疏松的基础上，骨连续性破坏，两断端有骨质疏松改变，骨折线一般较整齐。

（四）放射性骨坏死

1. 多在骨萎缩、骨髓炎或骨折的基础上发生。

2. 伴有局部皮肤及软组织的重度放射性损伤。局部疼痛明显，呈连续性。

3. X 线征象为在骨质疏松区内或骨折断端附近出现不规则的片状致密阴影，夹杂一些透光区。

（五）放射性骨发育障碍

1. 多见于受照射时骨骺呈活跃增生的儿童（约 6 岁前或青春期儿童）。

2. 局部皮肤可无明显放射损伤改变，或伴轻度放射性皮炎改变。

3. X 线征象为骨与软骨生长发育迟缓甚至停滞。长骨纵向及横向生长皆有障碍，长度变短，骨干变细，皮质变薄。

四、处 理 原 则

1. 对已确定局部受照射剂量超过骨损伤的参考阈值，无论有无骨损伤的临床或 X 线表现，均应脱离射线，凡出现骨损伤者，更应脱离放射线，或视全身情况改为非放射性工作。

2. 伴有放射性皮肤病者按《职业性放射性皮肤疾病诊断》（GBZ 106—2020）处理。

3. 给予富含钙和蛋白质的饮食，注意适当运动。

4. 有条件者尽早应用高压氧进行预防和治疗。

5. 应用改善微循环、益气活血的中药制剂或方剂。

6. 应用促进骨组织修复、再生的药物，如复方丹参、谷胱甘肽、抗坏血酸、降钙素、维生素 A、维生素 D、司坦唑醇等蛋白同化激素，以及含钙制剂药物。

7. 注意避免骨损伤部位遭受外力打击、外伤或感染，避免组织活检，皮肤出现明显萎缩或溃疡时应及时处理并采取手术治疗，用血循环良好的皮瓣或肌皮瓣覆盖，以改善局部的血液循环，消除创面。

8. 发生骨髓炎时，给予积极抗感染治疗，合理使用各类抗生素。并及时采取手术治疗，彻底清除坏死骨组织，以带血管蒂的肌皮瓣充填腔穴和修复创面。

9. 单个指骨或趾骨出现骨髓炎时，应及时截指（趾），如累积多个指（趾）而保留剩余个别指（趾）已无功能时，可慎重考虑截肢。截肢高度应超过损伤的近端 3～5cm。

第九节　放射性甲状腺疾病的诊断标准和处理原则

放射性甲状腺疾病（radiation thyroid disease）是指电离辐射以内照射和（或）外照射方式作用于甲状腺和（或）机体其他组织，所引起的原发或继发性甲状腺功能和（或）器质性改变。

本节包括了慢性放射性甲状腺炎、放射性甲状腺功能减退症和放射性甲状腺良性结节和放射性甲状腺癌的诊断及处理原则。

《放射性甲状腺疾病诊断标准》（GBZ 101—2020）适用于职业性受到电离辐射照射的工作人员，

非职业性受照人员也可参照本标准进行诊断和治疗。

一、慢性放射性甲状腺炎

慢性放射性甲状腺炎（chronic radiation thyroiditis）是指甲状腺一次或短时间（数周）内多次或长期受电离辐射照射后导致的自身免疫性甲状腺损伤。

（一）诊断标准

应同时符合下述 4 项：

1. 有明确的射线接触史，甲状腺累积吸收剂量≥0.3Gy。

2. 潜伏期在 1 年以上。

3. 甲状腺肿大，质地坚硬。

4. 甲状腺微粒体抗体和（或）甲状腺球蛋白抗体阳性，促甲状腺激素增高。

出现甲状腺功能减退症对诊断有参考意义。

（二）鉴别诊断

1. 原发性慢性淋巴细胞性甲状腺炎。

2. 单纯性甲状腺肿。

3. 甲状腺癌等。

（三）处理原则

1. 脱离射线，补充甲状腺制剂，必要时可加用皮质激素。

2. 合并甲状腺功能减退症者按放射性甲状腺功能减退症处理。

二、放射性甲状腺功能减退症

放射性甲状腺功能减退症（radiation hypothyroidism）是指甲状腺局部一次或短时间（数周）内多次大剂量受照或长期超剂量限值的全身照射所引起的甲状腺功能低下。

（一）诊断及分型

1. 亚临床型放射性甲状腺功能减退症　应同时符合下述 4 项。

（1）有明确的射线接触史，甲状腺受到≥10Gy 的一次外照射或分次照射累积剂量≥25Gy 或≥20Gy 的一次内照射。

（2）潜伏期为受照后数月、数年甚至数十年。

（3）血清 T_3、T_4 正常，促甲状腺激素升高。

（4）无明显的临床症状和体征。

2. 临床型放射性甲状腺功能减退症　在具备亚临床型放射性甲状腺功能减退症诊断中的（1）和（2）的基础上，应同时符合下述两项。

（1）血清 T_3、T_4 降低，促甲状腺激素增高（原发性）或降低（继发性）。有明显的甲状腺功能减退的症状与体征。

（2）出现甲状腺摄 ^{131}I 率降低和（或）外周血淋巴细胞染色体畸变率增高对诊断有参考意义。

（二）鉴别诊断

1. 碘缺乏性甲状腺功能减退症。

2. 其他因素引起的甲状腺功能减退症。

3. 低 T_3、T_4 综合征。

（三）处理原则

1. 亚临床型甲状腺功能减退症 密切观察病情，每年复查一次（禁用核素显像检查），促甲状腺激素及血脂持续升高者给予甲状腺制剂替代治疗，并暂时脱离射线，恢复后可继续从事放射性工作。

2. 临床型甲状腺功能减退症 脱离射线，甲状腺制剂替代及辅助治疗，每年定期复查，恢复后可继续从事射线工作，持续不恢复者终身替代治疗。

三、放射性甲状腺良性结节

放射性甲状腺良性结节（radiation benign thyroid nodule）是指甲状腺一次或短时间（数周）内多次或长期受电离辐射照射后诱发的非恶性结节性病变。

（一）诊断标准

诊断应同时符合下述 3 项：

1. 明确的射线接触史，甲状腺吸收剂量为 0.2Gy 以上。

2. 潜伏期 10 年以上。

3. 经物理学、甲状腺细针抽吸细胞学和临床实验室检查综合判定为良性结节。

出现外周血淋巴细胞染色体畸变率增高对诊断有参考意义。

（二）鉴别诊断

1. 缺碘性甲状腺结节。

2. 其他因素引起的甲状腺结节。

3. 甲状腺癌。

（三）处理原则

1. 脱离射线，甲状腺制剂治疗，每年复查一次（禁用核素显像检查）；癌变者手术切除，按放射性甲状腺癌处理。

2. 合并甲状腺功能减退症者按放射性甲状腺功能减退症处理。

四、放射性甲状腺癌

放射性甲状腺癌（radiation thyroid cancer）是指甲状腺接受电离辐射照射后发生的与所受辐射照射具有一定程度病因学联系的恶性肿瘤。

（一）诊断标准

应同时符合下述 4 项：

1. 有明确的全身或甲状腺受照史。

2. 潜伏期 4 年以上。

3. 临床确诊甲状腺癌。

4. 放射性甲状腺癌病因概率（PC）计算，95%可信上限的 PC≥50%。

（二）处理原则

采用手术为主、放化疗为辅的综合治疗。

第十节　放射性性腺疾病的诊断标准和处理原则

性腺是电离辐射高度敏感器官之一，在辐射事故及职业性照射条件下常常引起不孕症及月经失调，故本节主要内容包括放射性不孕症及放射性闭经的定义、诊断标准及处理原则。

《职业性放射性性腺疾病诊断》（GBZ 107—2015）适用于职业性照射所致性腺损伤的放射工作人员，非职业性受照人员亦可参照本标准诊断和治疗。本标准不适用子宫内照射所致的放射性不育症（包括流产、早产、死胎）。

一、放射性不孕症

性腺受一定剂量电离辐射照射后所致的不孕称为放射性不孕症（radiation induced infertility）。其可分为暂时性不孕症及永久性不孕症。

（一）诊断原则

放射性不孕症，必须根据职业受照史、受照射剂量（有个人剂量档案、工作场所监测资料）、临床表现和辅助检查结果进行综合分析，排除其他因素和疾病做出诊断。

（二）诊断标准

1. 剂量阈值　不同照射条件导致放射性不孕症的剂量阈值，参照表 11-5。

表 11-5　放射性不孕症剂量阈值

照射类型	受照器官	剂量阈值	
		暂时性	永久性
急性照射（Gy）	睾丸	0.15	3.5～6.0
	卵巢	0.65	2.5～6.0
慢性照射（Gy/年）	睾丸	0.4	2.0
	卵巢	>0.2	>0.2

2. 临床表现　夫妇同居 1 年以上未怀孕。受照射后晚期男性可出现睾丸萎缩、变软。女性可出现卵巢、子宫、输卵管、阴道、乳房萎缩变小。辐射致女性不孕的同时可引起闭经，从而可影响到第二性征，出现类更年期综合征临床表现。

3. 实验室检查

（1）精液检查：急性照射后应及时检查精液作为患者精液的本底值；在照后 1～2 个月复查。慢性照射可根据诊断需要随时检查。每次检查间隔时间不应少于 1 周，至少进行 3 次。在收集精液时，应注意：收集前的 3～5d 避免房事，将精液直接收集于清洁、干燥的玻璃瓶内，保持和体温一致并在 1h 内送检。

1）3 次精液检查中有 2 次精子数<15×10⁹/L。

2）3 次精液检查中有 2 次活精子百分率<58%。

3）3 次精液检查中有 2 次正常形态的精子百分率<4%。

（2）卵巢功能检查：性腺受照后基础体温测定为单相，阴道脱落细胞中底层细胞占 20 %以上及子宫颈黏液少、黏稠、无结晶形成，B 超监测卵巢功能显示卵巢无排卵。

（3）内分泌激素测定

1）垂体促卵泡激素：性腺受照后基础促卵泡激素水平随精子减少或卵巢功能降低而升高。

2）垂体促黄体激素：受照后变化规律同促卵泡激素，但较促卵泡激素对性腺激素反馈调控反应弱，敏感性差。

3）男性受照后睾酮含量可能减少；女性受照后可出现雌激素及孕激素水平降低。

4）抗米勒管激素：女性受照射后基础抗米勒管激素水平降低。

（4）睾丸活组织检查：精子计数低于 25×10⁹/L 即可做睾丸活组织检查，对阻塞性无精子症的鉴别及不孕症预后的判断有一定参考价值。

（三）处理原则

1. 暂时性放射性不孕症，暂时脱离射线，加强营养，每年复查，各项检查正常后可逐渐恢复射线工作。

2. 永久性放射性不孕症，应脱离射线，进行中西医结合治疗，加强营养定期随访，每 1～2 年复查 1 次。

3. 男性受照在精子检查结果未恢复正常前避免生育。

二、放射性闭经

电离辐射所致卵巢功能损伤或合并子宫内膜破坏、萎缩、停经 6 个月或 3 个月经周期（专指月经稀发患者）以上称为放射性闭经（radiation induced amenorrhea）。

放射性闭经亦分为暂时性及永久性闭经（绝经），长期闭经可合并生殖器官萎缩及第二性征改变。为了进一步判断闭经是否伴有子宫内膜病变，可做治疗性试验。采用孕激素或雌激素治疗，观察停药后 2～7d 是否有撤药性出血，如果试验 3 次皆无出血，说明伴有子宫内膜受损；如有出血，说明子宫内膜无明显损伤。进一步判断卵巢器官功能状态，做相关激素测定。

放射性闭经照射剂量阈值、激素检查与诊断及处理原则参照前文放射性不孕症的诊断标准中有关条文执行。

【思考题】

一、名词解释

1. 外照射急性放射病
2. 外照射慢性放射病
3. 急性放射性皮肤损伤
4. 放射性骨损伤
5. 放射性不孕症

二、选择题

1. 电离辐射所致卵巢功能损伤或合并子宫内膜破坏、萎缩、停经 6 个月或_____个月经周期（专指月经稀发患者）以上称为放射性闭经（　　　　）
   A. 1　　　　　　　　　B. 2　　　　　　　　　C. 3　　　　　　　　　D. 4
2. 长期接触射线所引起的骨损伤，累积受照射剂量参考阈值为（　　　　）
   A. 40Gy　　　　　　　B. 50Gy　　　　　　　C. 30Gy　　　　　　　D. 60Gy
3. 位于功能部位的Ⅳ度放射性皮肤损伤或损伤面积大于_____的溃疡，应进行早期手术治疗
   （　　　　）
   A. 25cm²　　　　　　　B. 30cm²　　　　　　　C. 35cm²　　　　　　　D. 40cm²
4. _____长短是骨髓型急性放射病病情轻重的重要标志之一（　　　　）
   A. 初期　　　　　　　B. 假愈期　　　　　　　C. 极期　　　　　　　D. 恢复期
5. 肠型急性放射病受照射剂量范围为（　　　　）
   A. 1～10Gy　　　　　　B. 10～60Gy　　　　　C. 20～60Gy　　　　　D. 10～50Gy
6. 外照射引起的急性放射病根据其临床特点和基本病理改变，分为_____、_____和_____ 3 种类型（　　　　）
   A. 骨髓型　　　　　　B. 肺型　　　　　　　C. 肠型　　　　　　　D. 脑型
7. 骨髓造血组织损伤为基本病变，以_____、_____、_____等为主要临床表现（　　　　）
   A. 乏力　　　　　　　B. 白细胞数减少　　　　C. 感染　　　　　　　D. 出血
8. 脑型放射病损伤遍及中枢神经系统各部位，尤以_____、_____、_____和大脑皮质为

　显著（　　）

　　A. 小脑　　　　　　　　B. 基底核　　　　　　　C. 丘脑　　　　　　　　D. 脑干

9. 放射性骨损伤按其病理改变，分为＿＿＿＿、＿＿＿＿、＿＿＿＿和骨发育障碍（　　）

　　A. 骨质疏松　　　　　　B. 骨髓炎　　　　　　　C. 病理骨折　　　　　　D. 骨坏死

10. 肠型急性放射病具有＿＿＿＿、＿＿＿＿和＿＿＿＿三阶段病程（　　）

　　A. 初期　　　　　　　　B. 假愈期　　　　　　　C. 恢复期　　　　　　　D. 极期

三、简答题

1. 简述肠型急性放射病的诊断标准。

2. 简述外照射慢性放射病的处理原则。

3. 简述放射性皮肤疾病的全身治疗原则。

4. 简述放射性骨折诊断依据。

5. 简述放射性不孕症的临床表现。

参 考 文 献

安艳, 陈如松, 2007. 国内外核与放射突发事故和医学应急体系及对我们的启示[J]. 中国辐射卫生, 16(3): 373-376.

蔡国鑫, 张晓璇, 蔡惠, 等, 2011. PET/CT 安装的准备与要求[J/OL]. [2022-8-17]. http://www.nirp.cn/.

傅小强, 2016. 从全球治理角度认识国际核安全问题[J]. 现代国际关系, (3): 1-4.

葛均波, 徐永健, 王辰, 2019. 内科学[M]. 9 版. 北京: 人民卫生出版社.

耿建华, 陈英茂, 陈盛祖, 等, 2011. PET/CT 正电子药物中心的建设之二——场地选址与布局设计[J]. 中国医学装备, 8(9): 10-13.

耿建华, 陈英茂, 陈盛祖, 等, 2013. PET/CT 中心建设之三——场地选址与布局设计[J]. 中国医学装备, 10(6): 1-4.

洪洋, 谢晋东, 2018. 医用放射防护学[M]. 2 版. 北京: 人民卫生出版社.

姜德智, 2004. 放射卫生学[M]. 苏州: 苏州大学出版社.

李昂, 沈君妹, 郭辉, 等, 2016. PET-CT 中心建设实施方案的合理性及科学性探讨[J]. 中国医疗设备, 31(1): 143-145.

李少林, 2003. 核医学与放射防护[M]. 北京: 人民卫生出版社.

李十俊, 2008. 电离辐射计量学基础[M]. 苏州: 苏州大学出版社.

李文建, 2005. 质子与重离子肿瘤治疗的进展[J]. 原子核物理评论, 22(1): 39-43.

李闻欣, 2015. 皮革环保工程概论[M]. 北京: 中国轻工业出版社.

李晔雄, 2018. 肿瘤放射治疗学. 5 版. 北京: 中国协和医科大学出版社.

刘世耀, 2016. 质子和重离子治疗及其装置[M]. 北京: 科学出版社, 169-170.

刘树铮, 2009. 医学放射生物学[M]. 北京: 原子能出版社.

刘珠磊, 王孝娃, 任炜, 2018. 上海市质子重离子医院临床实践中放射治疗师的职业照射水平评估[J]. 中华放射医学与防护杂志, 38(11): 851-854.

涂彧, 周菊英, 2010. 医学放射防护学[M]. 北京: 原子能出版社.

王凤英, 2015. 电离辐射防护与安全基础知识[M]. 南京: 江苏人民出版社.

王鹏程, 2016. 放射物理与辐射防护[M]. 北京: 人民卫生出版社.

谢凯, 2001. 放射防护学[M]. 北京: 人民卫生出版社.

张起虹, 2015. 医用电离辐射防护与安全[M]. 南京: 江苏人民出版社.

中国抗癌协会肿瘤微创治疗专业委员会粒子治疗分会, 2017. 放射性 ^{125}I 粒子病房辐射防护管理标准专家共识[J]. 中华医学杂志, 97(19): 1455-1456.

中华人民共和国国家和卫生计划生育委员会. 职业性放射性疾病诊断总则: GBZ112-2017 [S/OL]. [2017-05-18]. http://www.nhc.gov.cn/wjw/pcrb/201706/f3d8a3bb4db342ddb647761ce914ed0d.shtml.

中华人民共和国国家和卫生计划生育委员会, 职业性放射性皮肤疾病诊断: GBZ106-2020[S/OL]. [2020-04-03]. http://www.nhc.gov.cn/wjw/pcrb/202004/341291617ad84e6d841f5626501a59ac.shtml.

中华人民共和国国家和卫生计划生育委员会, 职业性放射性性腺疾病诊断: GBZ107-2015[S/OL]. [2015-12-11]. http://www.nhc.gov.cn/ewebeditor/uploadfile/2015/12/20151218162449157.pdf.

中华人民共和国国家和卫生计划生育委员会, 职业性放射性肿瘤判断规范: GBZ97-2017 [S/OL]. [2017-05-18]. http://www.nhc.gov.cn/wjw/pcrb/201706/7a1f314cd0de4abdafe94446f593e329.shtml.

中华人民共和国国家和卫生计划生育委员会, 职业性外照射急性放射病诊断: GBZ104-2017[S/OL]. [2017-10-27]. http://www.nhc.gov.cn/ewebeditor/uploadfile/2017/11/20171116154152464.pdf.

中华人民共和国国家和卫生计划生育委员会, 职业性外照射慢性放射病诊断: GBZ105-2017 [S/OL]. [2017-10-27]. http://www.nhc.gov.cn/wjw/pcrb/201712/4c745891829341de937164b8bc0b605a.shtml.

中华人民共和国国家和卫生计划生育委员会, 放射性甲状腺疾病诊断标准: GBZ 101-2020 [S/OL]. [2020-10-26]. http://www.nhc.gov.cn/wjw/pcrb/202101/1646dad606b84c01a128ffe2de83ff5c.shtml.

中华人民共和国卫生部, 内照射放射病诊断标准: GBZ 96-2011[S/OL]. [2011-11-23]. http://www.nhc.gov.cn/wjw/pcrb/201112/53526.shtml.

中华人民共和国卫生部, 外照射放射性骨损伤诊断: GBZ 100-2010[S/OL]. [2010-09-19]. http://www.nhc.gov.cn/wjw/pcrb/201009/2805ac80ca28454b8cfb35f644d8ef83.Shtml.

中华人民共和国卫生部, 外照射亚急性放射病诊断标准: GBZ 99-2002[S/OL]. [2002-04-08]. http://www.nhc.gov.cn/wjw/pcrb/201212/34619.shtml.

周丹, 傅深, 李萍, 等, 2016. 前列腺癌质子碳离子治疗设备成像系统应用研究[J]. 中华放射肿瘤学杂志, 25(2): 164-167.

Faulkner K, Vano E, 2001. Deterministic effects in interventional radiology[J]. Radiation Protection Dosimetry, 94(1-2): 95-98.

Furuse M, Nonoguchi N, Kawabata S, et al, 2015. Delayed brain radiation necrosis: pathological review and new molecular targets for treatment[J]. Med Mol Morphol, 48: 183-190.

Israels ED, Israels LG, 2001. The cell cycle [J]. Stem Cells, 19(1): 88-91.

Koukourakis MI, Mitrakas AG, Giatromanolaki A, 2016. The rapeutic interactions of autophagy with radiation and temozolomide in glioblastoma: evidence and issues to resolve[J]. Br J Cancer, 114: 485-496.

Lorimore SA, Wright EG, 2003. Radiation-induced genomic instability and bystander effects: related inflammatory-type responses to radiation-induced stress and injury? a review[J]. Int J Radiat Biol, 79(1): 15-25.

Matt S, Hofmann TG, 2016. The DNA damage-induced cell death response: a roadmap to kill cancer cells[J]. Cell Mol Life Sci, 73(15): 2829-2850.

Nascimento FJA, Bradshaw C, 2016. Direct and indirect effects of ionizing radiation on grazer-phytoplankton interactions[J]. J Environ

Radioact, 155-156: 63-70.

Radman M, 2007. Protein damage, radiation sensitivity and aging[J]. DNA Repair(Amst), 44: 186-192.

Schulz-Ertner D, Tsujii H, 2007. Particle radiation therapy using proton and heavier ion beams[J]. J Clin Oncol, 25(8): 953-964.

Shanthirabalan S, Chomilier J, Carpentier M, 2018. Structural effects of point mutations in proteins[J]. Proteins, 86(8): 853-867.

Sheetz MP, Koppel DE, 1979. Membrane damage caused by irradiation of fluorescent concanavalin A[J]. Proc Natl Acad Sci USA, 76(7): 3314-3317.

Sophie Le Caër, 2011. Water radiolvsis: influence of oxide surfaces on H_2 production under ionizing radiation [J]. Water, 3(1): 235-253.

Straub JM, New J, Hamilton CD, et al, 2015. Radiation-induced fibrosis: mechanisms and implications for therapy[J]. J Cancer Res Clin Oncol, 141(11): 1985-1994.

Tujii H, Akagi T, Akahane K, et al, 2009. Research on radiation protection in the application of new technologies for proton and heavy ion radiotherapy[J]. Igaku Butsuri, 28(4): 172-206.

Wang H, Mu X, He H, et al, 2018. Cancer radiosensitizers[J]. Trends Pharmacol Sci, 39(1): 24-48.

Weeden CE, Asselin-Labat ML, 2018. Mechanisms of DNA damage repair in adult stem cells and implications for cancer formation[J]. Biochim Biophvs Acta Mol Basis Dis, 1864(1): 89-101.

Zhang D, Tang B, Xie X, et al, 2015. The interplay between DNA repair and autophagy in cancer therapy[J]. Cancer Biol Ther, 16(7): 1005-1013.

Zhang D, Wang HB, Brinkman KL, et al, 2012. Strategies for targeting the DNA damage response for cancer therapeutics[J]. Chin J Cancer, 31(8): 359-363.